■担当編集委員
宗田　大
東京医科歯科大学名誉教授
国立病院機構災害医療センター院長

■編集委員
宗田　大
東京医科歯科大学名誉教授
国立病院機構災害医療センター院長

中村　茂
帝京大学医学部附属溝口病院整形外科教授

岩崎倫政
北海道大学大学院医学研究院
整形外科学教授

西良浩一
徳島大学大学院医歯薬学研究部
運動機能外科学教授

15

OS
ORTHOPAEDIC SURGERY

N-EXUS
オーエス・ネクサス

膝関節手術の落とし穴
陥らないためのテクニック

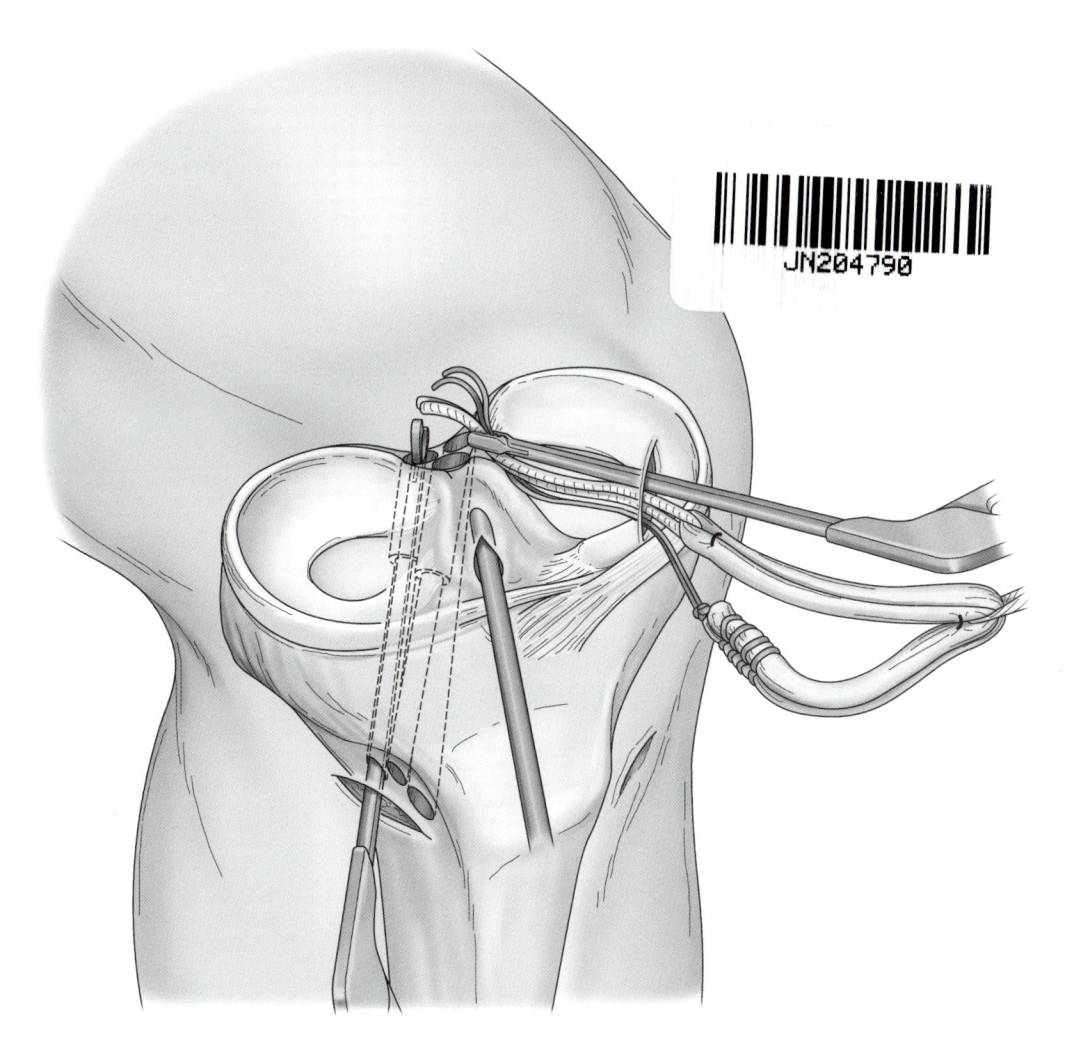

JN204790

MEDICAL VIEW

OS NEXUS No.15

Pitfalls in current knee surgical technique - Tips for avoiding fall into a pit

（ISBN 978-4-7583-1394-0 C3347）

Editor：TAKESHI MUNETA

2018.8.10　1st　ed

ⓒMEDICAL VIEW, 2018
Printed and Bound in Japan

Medical View Co., Ltd.
2-30 Ichigayahonmuracho, Shinjyukuku, Tokyo, 162-0845, Japan
E-mail　ed＠medicalview.co.jp

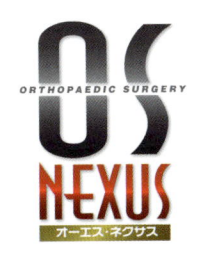

序 文

　『OS NEXUS』No.15はテーマを「膝関節手術の落とし穴」として，膝関節で数多く行われている手技，また昨今注目を浴びていて今後手術数が伸びるであろう術式を対象に取り上げ，メッセージ性の強い手術書の作成を目指した。それぞれの手術で理にかなった意義のある術式を成功させるためには，手術で陥りやすい誤りや失敗を回避することが必要である。3つの大きな柱，「靭帯」，「半月板」，「骨切り」を取り上げて16の項目に分け，そのエキスパートの先生方に細かなこだわりやコツについて，手術の「落とし穴」に陥らないための細かいテクニックや留意点を紹介していただいた。

　1つ目の柱，世界的に関節鏡視下手術の代表である前十字靭帯再建術においては移植腱の固定法について，関節外でのsuspension固定法やinterference fit screwを用いた移植腱固定について，コツを紹介していただいた。また代表的な大腿骨骨孔作製手技について3つの方法を比較し，それぞれの術式の特徴について紹介し，その選択やコツについてもまとめていただいた。数は多くないものの，大切な術式である後十字靭帯再建術においても，数多くの経験をもつスペシャリストに改めてこだわりの手術手技の詳細とコツを解説していただいた。

　2つ目の柱，"save-the-meniscus"を実践するため，修復困難な半月板損傷の機能再建法にフォーカスを絞って具体的な手術手技を紹介していただいた。変性した半月板でもhoop機能を取り戻し，半月板の荷重分担能を再建できれば，関節機能の温存を低侵襲に実現できる可能性がある。それぞれチャレンジングな試みであるが，しっかりとした手術を施行し，長期的な有効性や限界について検討を加えていくべき時代であろう。

　最後に3つ目の柱，高度変形膝に対する種々の骨切り術の詳細を紹介していただいた。近年，骨切り専用の安定したロッキングプレート開発により，世界的に膝の変形に対する矯正手術が流行になっている。したがって高度な変形に対しても安定した手術器械の開発により，より安全確実に骨切り術を遂行でき，試みられるようになっている。しかし大きな矯正を必要とする変形に対しては，いろいろ解決しなければならない術式の考え方，術式の工夫，手技の限界，留意すべき点が数多く存在する。それらについて失敗をしない具体的な手術の進め方を，落とし穴に陥らないコツとともに詳細に解説していただいた。

　『OS NEXUS』No.15は，今後10年かけてその有効性と限界について，新しい膝関節手術の可能性を探る意味で意義深い企画だと思っている。若い医師には，良い手術を行って，しっかり長期間評価し，さらに新たな時代を築いていただきたい。

2018年6月

東京医科歯科大学名誉教授
国立病院機構災害医療センター院長

宗田　大

膝関節手術の落とし穴
陥らないためのテクニック

CONTENTS

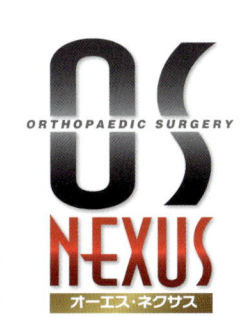

No.15

執筆者一覧

担当編集委員

宗田　大　　東京医科歯科大学名誉教授,
　　　　　　国立病院機構災害医療センター院長

執筆者 (掲載順)

木村　由佳　　弘前大学大学院医学研究科整形外科学

石橋　恭之　　弘前大学大学院医学研究科整形外科学教授

堀江　雅史　　東京医科歯科大学大学院医歯学総合研究科運動器外科学,
　　　　　　　公益財団法人佐々木研究所附属杏雲堂病院整形外科科長

星野　祐一　　神戸大学大学院医学研究科整形外科学

松下　雄彦　　神戸大学大学院医学研究科整形外科学講師

黒田　良祐　　神戸大学大学院医学研究科整形外科学教授

石川　大樹　　日本鋼管病院副院長・整形外科統括部長・スポーツ整形外科センター長

前　　達雄　　大阪大学大学院医学系研究科器官制御外科学 (整形外科) 講師

史野　根生　　行岡病院スポーツ整形外科センター長

古松　毅之　　岡山大学大学院医歯薬学総合研究科生体機能再生・再建学 (整形外科) 講師

副島　崇　　　久留米大学人間健康学部スポーツ医科学科教授,
　　　　　　　JCHO久留米総合病院ひざ・スポーツ専門外来

岡崎　賢　　　東京女子医科大学整形外科学教授

萩原　敬一　　善衆会病院群馬スポーツ医学研究所所長

木村　雅史　　善衆会病院群馬スポーツ医学研究所理事長・病院長

柳澤　真也　　善衆会病院群馬スポーツ医学研究所副所長

古賀　英之　　東京医科歯科大学大学院医歯学総合研究科運動器外科学准教授

野崎　正浩　　名古屋市立大学大学院医学研究科整形外科学

石川　正和　　広島大学大学院医歯薬保健学研究科整形外科学

安達　伸生　　広島大学大学院医歯薬保健学研究科整形外科学教授

赤松　泰　　　横浜市立大学大学院医学研究科運動器病態学准教授

齋藤　知行　　横浜市立脳卒中・神経脊椎センター病院長

中村　立一　　春江病院整形外科　関節温存・スポーツ整形外科センター長

近藤　英司　　北海道大学大学院医学研究院スポーツ先端治療開発医学分野特任教授

安田　和則　　八木整形外科病院名誉院長兼附属スポーツ医学・関節鏡センター長

竹内　良平　　横須賀市立市民病院関節外科・人工関節センター診療部長

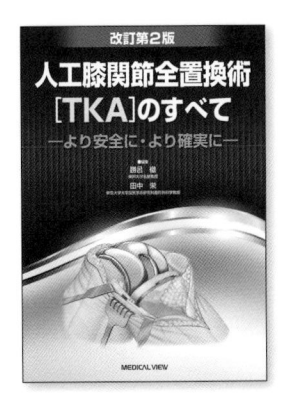
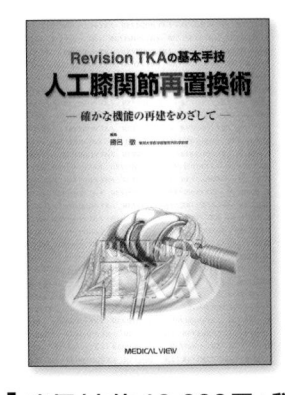
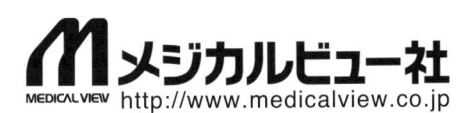

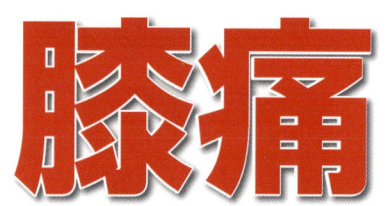
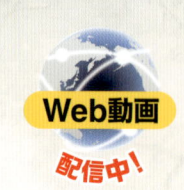
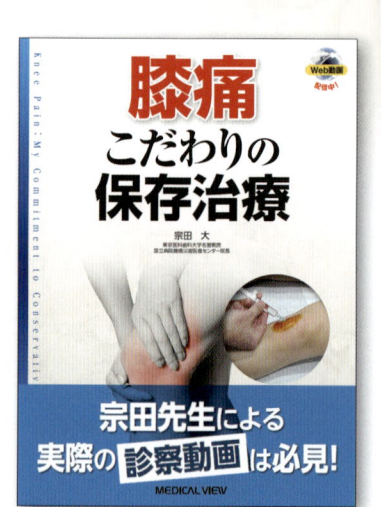

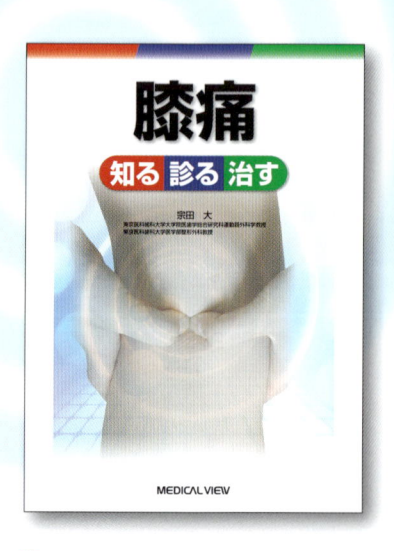
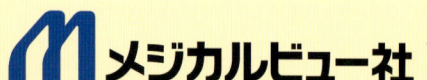

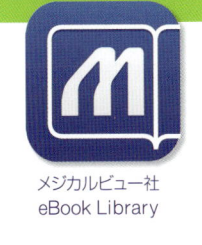

4　コンテンツの端末へのダウンロード

❶ 端末のビューアーアプリを起動してください。

❷ 書棚画面上部メニュー右側の ⚙ アイコンを押すと，ユーザー情報設定画面が表示されます。

（Android版 , Windows 版 は表示されるメニューから「ユーザー情報設定」を選択）

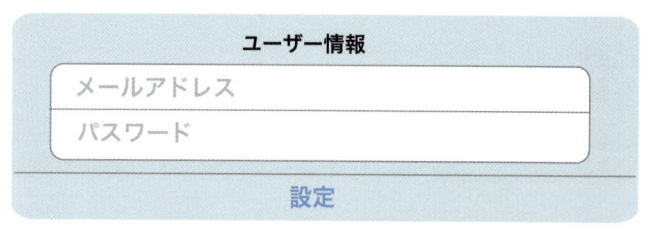

ユーザー情報

メールアドレス

パスワード

設定

※画面やアイコンは変更となる場合がございます。

ここでは，**1** の手順で会員登録したメールアドレスとパスワードを入力して「設定」を押してください。

この手順により端末にコンテンツのダウンロードが可能になります。会員登録と違うメールアドレス，パスワードを設定するとコンテンツのダウンロードができませんのでご注意ください 。

❸ 書棚画面上部メニューの ➕ アイコンを押すとダウンロード可能なコンテンツが表示されますので，選択してダウンロードしてください。

ダウンロードしたコンテンツが書棚に並び閲覧可能な状態になります。選択して起動してください。

※PCとタブレットなど2台までの端末にコンテンツをダウンロードできます。

5　コンテンツの端末からの削除

端末の容量の問題等でコンテンツを削除したい場合は下記の手順で行ってください。

❶ 書棚画面上部メニューの ➖ アイコンを押すと，端末内のコンテンツが一覧表示されます。コンテンツ左側の削除ボタンを押すことで削除できます。

※コンテンツは **4** の **❸** の手順で再ダウンロード可能です。

※端末の変更等でご使用にならなくなる場合，コンテンツを端末から削除してください。コンテンツをダウンロードした端末が2台あり，削除しないで端末を変更した場合は新たな端末でコンテンツのダウンロードができませんのでご注意ください 。

ビューアーの動作環境　※2018年7月1日時点での動作環境です。バージョンアップ等で変更になる場合がございますので当社ウェブサイトでご確認ください。

iOS
iOS 8.3 以降をインストールできる iOS 端末

Windows PC　※Macintosh PCには対応していません。
Windows 7/Windows 8.1/Windows10 を搭載のPC
（CPU：Core i3 以上， メモリ：4GB 以上，
ディスプレイ：1,024 x 768 以上の画面解像度）

Android
RAM を 1GB 以上搭載した， Android OS 4.0 以降をインストールできる端末
※Kindle Fire には対応しておりません。恐れ入りますが他の端末をご利用ください。

靱帯縫合・再建法

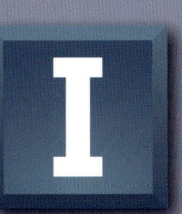

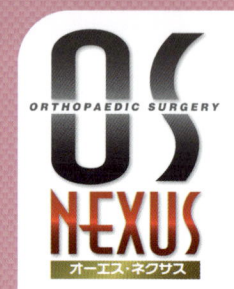

I．靱帯縫合・再建法

ハムストリングを用いたACL再建におけるTightRope®, ENDOBUTTON◇固定の落とし穴

弘前大学大学院医学研究科整形外科学　木村　由佳
弘前大学大学院医学研究科整形外科学　石橋　恭之

Introduction

　ハムストリング腱を用いた膝前十字靱帯（anterior cruciate ligament；ACL）再建術は，術後の深屈曲時の膝蓋大腿関節の愁訴やkneeling painが少なく，伸展可動域が優れているとされ，広く行われている。大腿骨側の固定はsuspensionシステム 図1 によって行われることが多く，大腿骨側の外側に切開を行わずに固定できるというメリットがある。これまでENDOBUTTON◇ CL（Smith & Nephew社）などのfixed loopシステムが広く使用されてきたが，これは骨孔作製の際に骨孔内腱移植長に加えて7～8mmのソケットを作製する必要がある。そのため，膝の屈伸により移植腱が伸張するbungee cord motionや，大腿骨関節内開口部で異常可動性を生じるwind-shield wiper motionにより，骨孔拡大や移植腱と骨孔の癒合不全を生じる可能性が指摘されてきた。このような現象は物理的には長い骨孔より短い骨孔のほうが生じにくいと考えられ，これらの問題点を解決するため，骨孔に移植腱を間隙なく固定することが可能であるadjustable loop fixationシステムが開発された。Suspensionシステムの多くは簡便であるが，ブラインドの操作であるため不確実な部分があり，注意を要する。

　ここではハムストリング腱を用いたACL再建における大腿骨側の固定であるTightRope®（Arthrex社），ENDOBUTTON◇（Smith & Nephew社）固定の基本手技とピットフォール，そして固定不良の際の対処法について述べる。

術前情報

●適応

　当院では，remnant（遺残組織）が残存していると考えられる受傷後，比較的早期の症例にハムストリング腱を用いた二重束再建術を行っている[1]。また，骨端線の残存を認める症例にもハムストリング腱を選択している。

　半腱様筋腱（semitendinosus；ST）と薄筋腱（gracilis；G）の2腱の採取は膝屈曲筋力低下に影響することから，Gは可能な限り温存し，STを用いた再建を行う。しかし，STの長さは身長に比例しサイズには個人差があるため，体格が小柄な患者や骨端線閉鎖前の若年者では，Gの採取を要する場合がある。

　現在，当科ではハムストリング腱を用いたACL再建の大腿骨側の固定にはTightRope® RT（Arthrex社）を使用している。

手術進行

1. Graftの採取・作製
   ・Graftの採取
   ・Graftの作製
2. 大腿骨孔・脛骨骨孔の作製
3. Graftの誘導と大腿骨側の固定
   ・Graftのマーキング
   ・Graftの誘導
   ・大腿骨側ボタンの固定（フリップ）
   ・ループのアジャスト
   ・フリップされないときの対処法
4. 脛骨側の固定
5. 術後の合併症と成績
   ・大腿骨側ボタンのmigration
   ・大腿骨側ボタンに間隙が生じている例
   ・大腿骨側ボタンが大腿骨外顆に近い場所にある場合

●麻酔

手術は全身麻酔または腰椎麻酔で行っている。全身麻酔の場合には術後の疼痛対策として大腿神経ブロックを併用している。

●手術体位

仰臥位でレッグホルダーを用いて患肢を下垂する場合と，患肢を手術台に乗せる場合 **図2** の2つがある。駆血帯はあらかじめ巻いておくが，大腿骨作製の際，または骨孔内に移植腱を誘導する糸を通す際に，ガイドワイヤーが当たらないように十分近位に巻く。

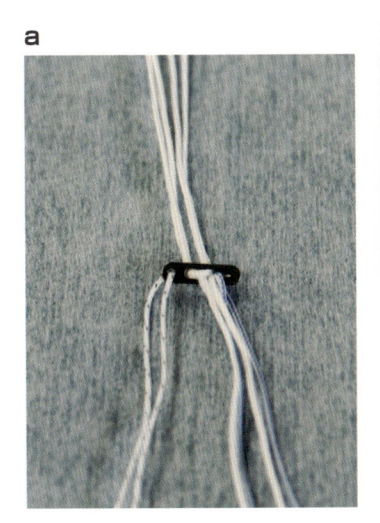 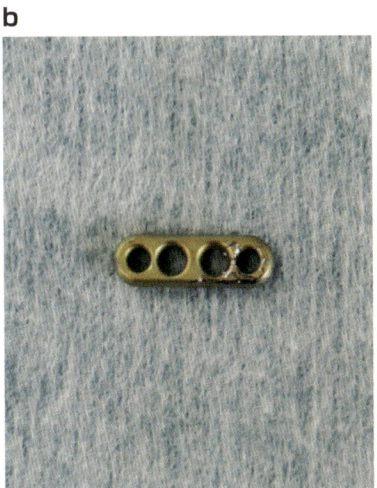 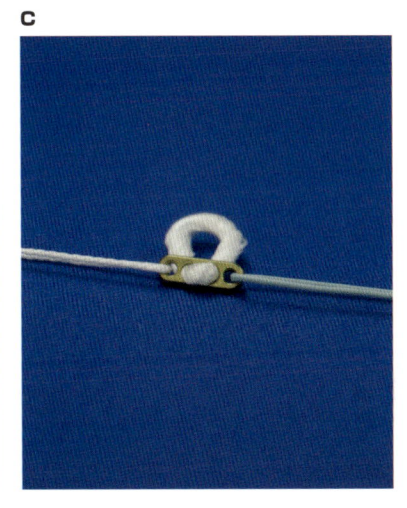

図1 Suspensionシステムの大腿骨側ボタン

a：TightRope® RT（Arthrex社）
b：Suture mini plate®（Aesculap社）
c：ENDOBUTTON◇ CL（Smith & Nephew社）

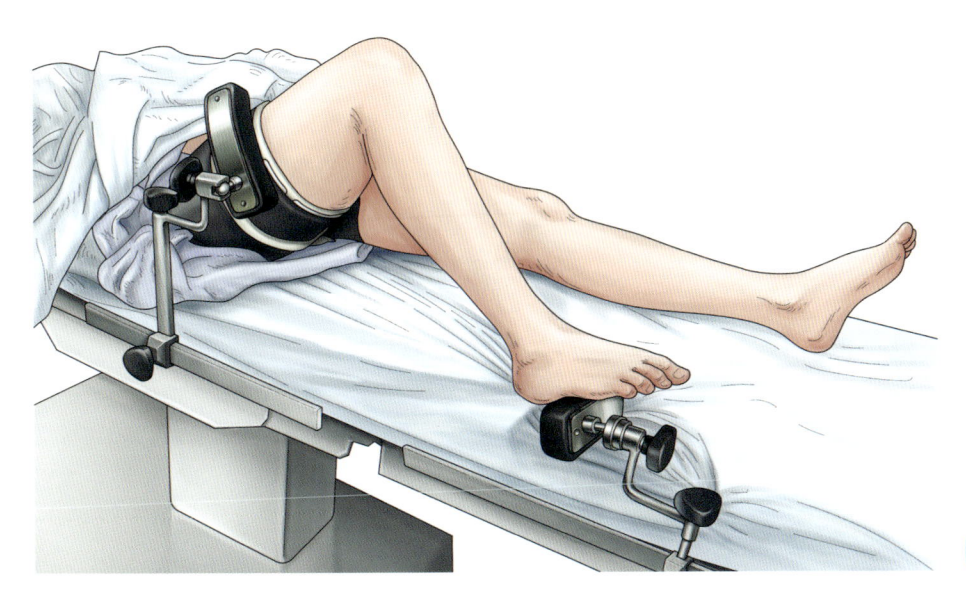

図2 手術体位

Fast **C**heck ❶Suspensionシステムを用いた大腿骨側固定の基本的な手術手技とコツを理解する。
❷Suspensionシステムのトラブルとその対処法を理解する。

3

1 Graftの採取・作製

Graftの採取

鵞足上に約2～3cmの縦皮切を加え，皮下を展開する **図3**。縫工筋腱膜を線維方向に切開してGとSTを同定し，通常はSTのみ採取する。長さが十分でない場合（20cm以下）やgraft径が十分でない場合（5mm未満）には，Gも追加で採取する。

Graftの作製

採取したSTは遠位を前内側線維（anteromedial：AM）束，近位を後外側線維（posterolateral：PL）束とし，AM束のほうがやや長くなるようにして2分する（AM束は12～14cm，PL束は11～12cmを目安とする）。それぞれを2つ折りとしてTightRope® RTに連結し，断端はまとめてFiberWire®（Arthrex社）を用いて縫合を行う **図4**。それぞれのgraftの大腿骨側と脛骨側の径を計測する。縫合をかけた部分は緩みや引き抜けることがないか，十分に緊張をかけて確認する。Graft tensionerを用いて移植時までgraftにpretensionをかけておく。

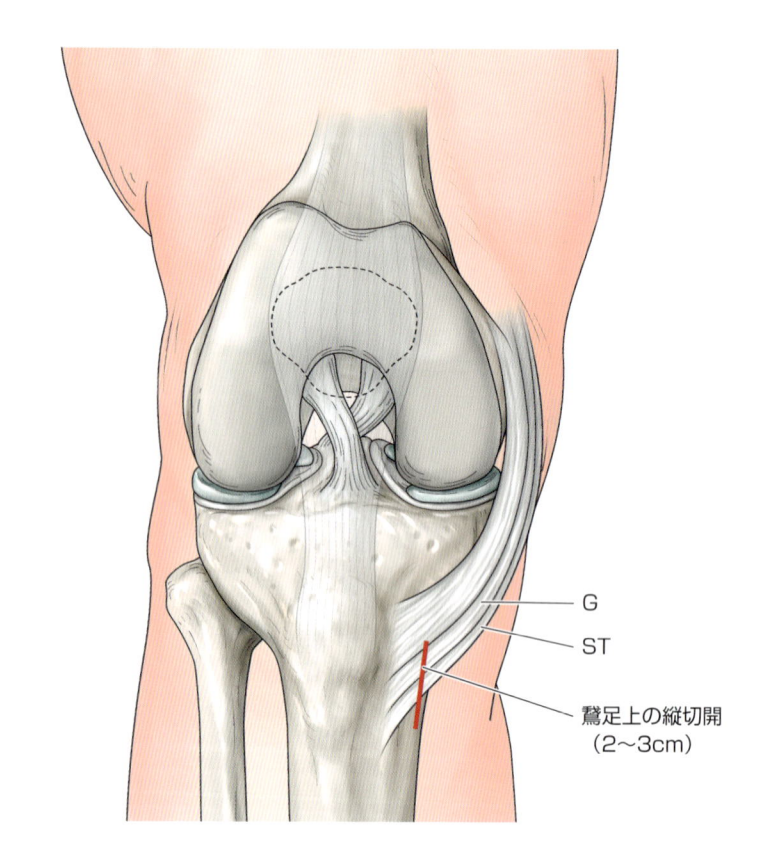

G
ST
鵞足上の縦切開
（2～3cm）

図3 Graft採取のための縦皮切

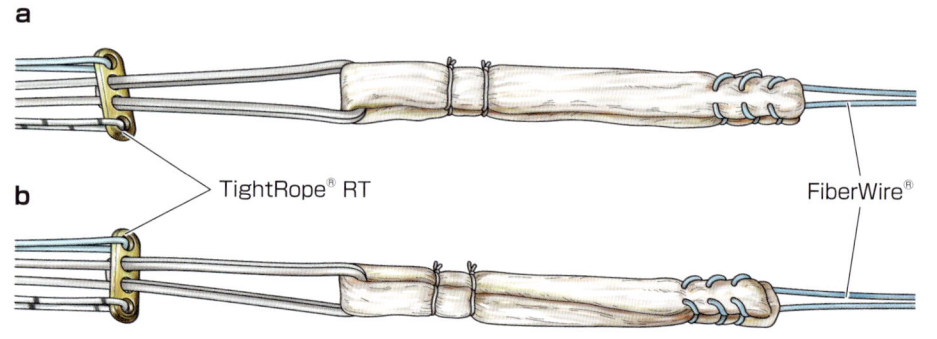

a

b

TightRope® RT

FiberWire®

図4 Graftの作製

a：AM束。12～14cmを目安にする。
b：PL束。11～12cmを目安にする。

2 大腿骨孔・脛骨骨孔の作製

　脛骨側および実質部は可及的にremnantを温存し，大腿骨側付着部のremnantはシェーバーを用いて郭清し，付着部が十分確認できるようにする。

　二重束で再建を行う場合には，まず前内側膝蓋下ポータルからステップオフガイドを用いて，AM骨孔を作製する。ガイドピン刺入後に，graft径に合わせたドリリングを行う。通常，15mmを目安にソケットを作製するが，graftの長さに応じて適宜調整を行う。ソケット作製後に4.5mm径のドリルを用いて骨孔を作製する。

　PL骨孔は前内側膝蓋下ポータルの内下方のポータル（far anteromedial portal）からガイドピンを刺入し，同様に骨孔を作製する。

　デプスゲージを用いて，AM骨孔，PL骨孔の順に骨孔長を計測する。脛骨骨孔はtibia guideを用いてAM骨孔より作製する。Graft径に合わせて逆行性にドリリングを行い，PL骨孔はダイバージェンスガイド（Arthrex社）を用いて作製する 図5 。

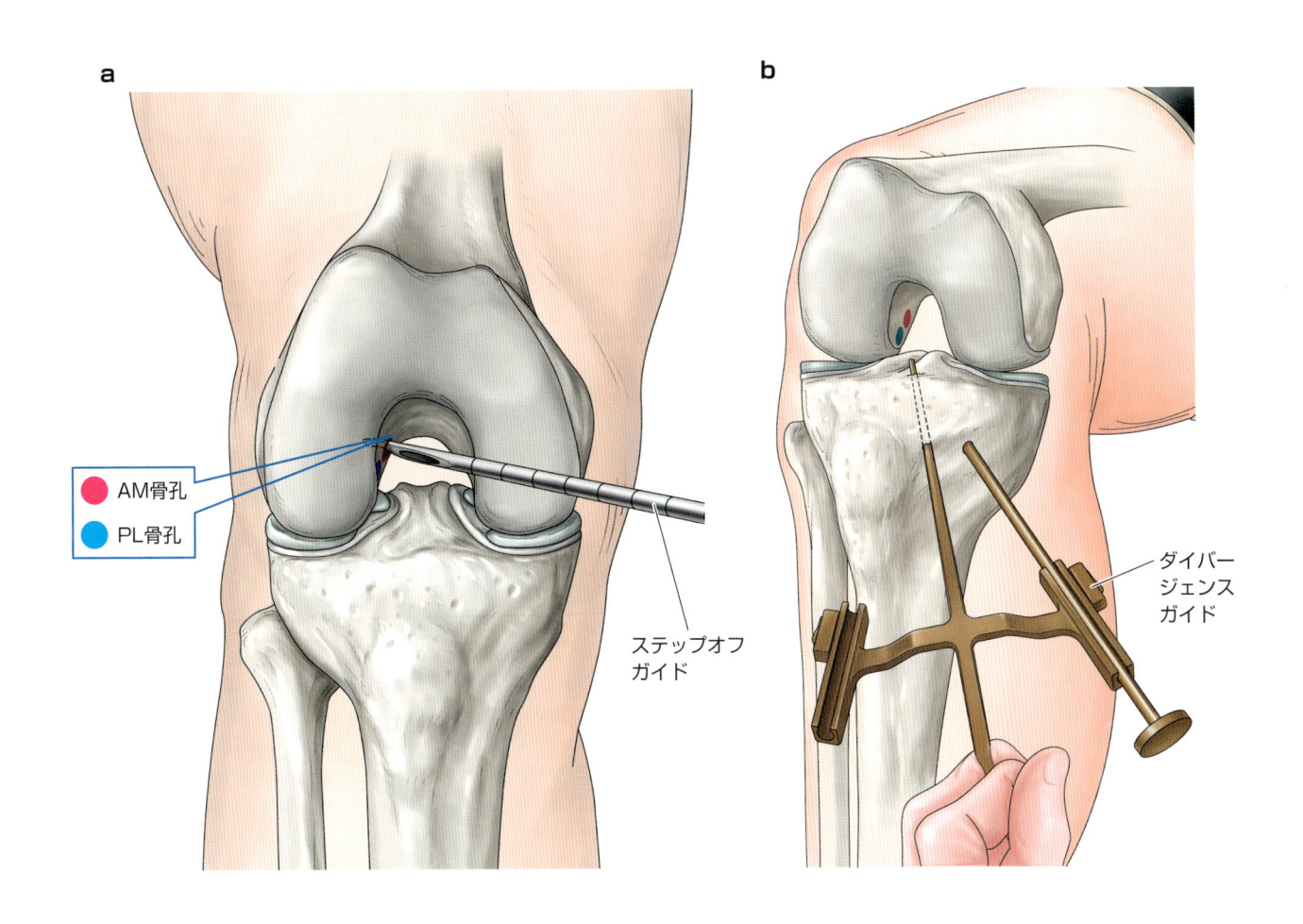

a

● AM骨孔
● PL骨孔

ステップオフ
ガイド

b

ダイバー
ジェンス
ガイド

図5 　骨孔の作製

a：大腿骨骨孔の作製
b：脛骨骨孔の作製

3 Graftの誘導と大腿骨側の固定

Graftのマーキング

Graftの大腿骨孔の誘導の際に，あらかじめgraftに数箇所のマーキングを行っておくと，挿入の際の目安になる。まず，TightRope®のボタンからgraftの先端までの距離を大腿骨骨孔長と一致するように白のアジャスト糸を引いて長さを合わせ，graftの先端から7mmの位置（フリップポイント）にマーキングを行う。さらに15mm（骨孔内へ挿入する長さ）の部分と25mmの部分に糸でマーキングをして，引き上げの際の目安とする 図6 。

> **コツ&注意 NEXUS view**
>
> ボタンから大腿骨孔長と，大腿骨孔長＋7mmのアジャスト糸部分にフリップポイントのマーキングを行う方法もある[2]。TightRope®では，開封時の状態ではループ部分が長く，ボタンを軟部組織まで引いてしまう場合や，リード糸がボタンの中央寄りにあるためフリップの手応えが得られにくい場合がある。そのため，挿入前のマーキングと誘導中の確認は非常に重要である。

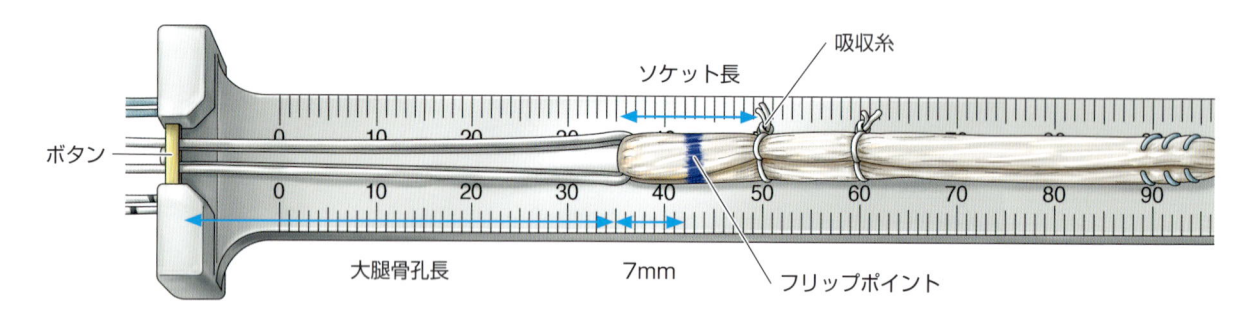

図6 Graftのマーキング

ボタンからgraftの先端までを大腿骨長とし，graft先端から7mmの位置にフリップポイントをマーキングする。ソケットの長さに合わせてgraftに吸収糸でマーキングする。

Graftの誘導

　PL束，AM束の順に脛骨骨孔から大腿骨骨孔までgraftを誘導するため，2号または5号 ETHIBOND®（Ethicon社）糸をあらかじめ通しておく。このとき，ETHIBOND®糸 がremnantに引っかかっているとgraft誘導の妨げになるため，鏡視で確認しながら糸 を通す。

　Graftの誘導はPL束から行い，まず青色のリード糸，白黒のフリップ糸，白色のテ ンショニング糸を大腿骨骨孔に通す。青のリード糸を引いてボタンを縦にした状態 でgraftを骨孔内に挿入する 図7 。このとき，ボタンに白黒のフリップ糸や白のテン ショニング糸が絡んでいないこと，糸が緩んで束になっていないことを確認する。

> **コツ&注意　NEXUS view**
>
> フリップ糸やテンショニング糸にテンションがかかりすぎないように注意する。
> graftを挿入しすぎないように脛骨側の縫合糸には軽く緊張をかけて引いておく。

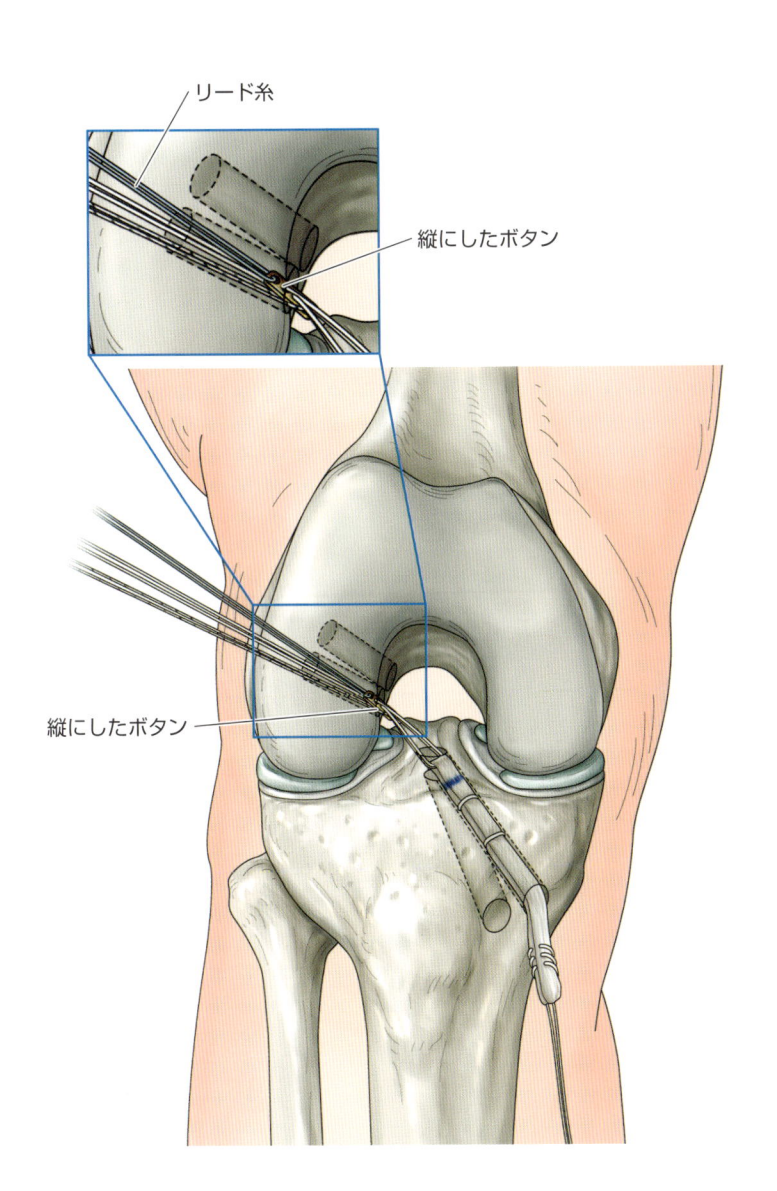

リード糸

縦にしたボタン

縦にしたボタン

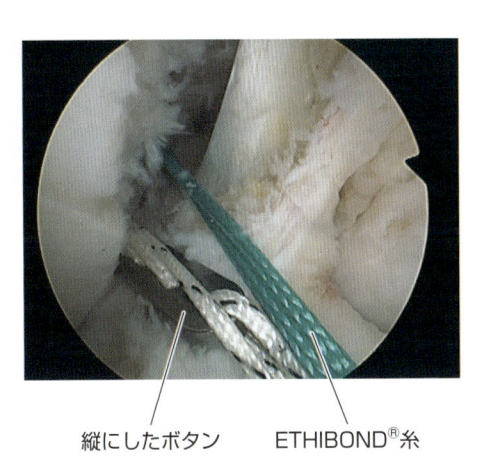

縦にしたボタン　　　ETHIBOND®糸

図7 Graftの誘導
ボタンが縦になるようにリード
糸を引いて骨孔に挿入する。

大腿骨側ボタンの固定（フリップ）

　マーキングしておいたフリップポイントまで引き上げたら，白黒のフリップ糸を軽く引いてボタンを大腿骨の外側壁にフリップして固定させる **図8**。

　フリップさせた後に脛骨側の縫合糸を強く引いて，graftの近位端が関節内の骨孔開口部にあること（固定後にはフリップのマーキングが関節内に引き戻されるため，マーキングも確認できる），青のリード糸（2本）と白黒のリード糸（2本）を交互に軽く引いてボタンが動かないことを確認する。さらに脛骨側の縫合糸にかけていたテンションを緩めて，再度同様にリード糸とフリップ糸を交互に動かしてボタンが軽く動くと，フリップされていることが確認できる。

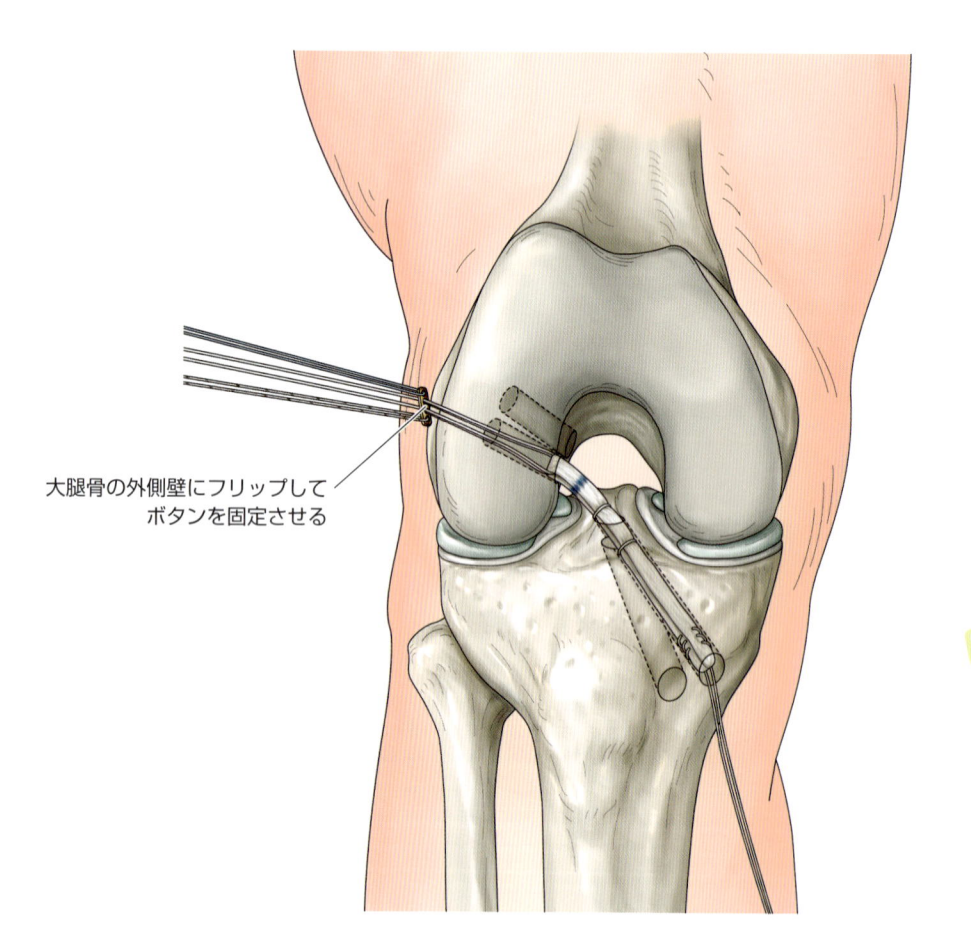

大腿骨の外側壁にフリップして
ボタンを固定させる

落とし穴 NEXUS view ///

Remnantを温存している場合には，remnantに隠れてgraftやマーキングを確認しづらい場合があるため，プローブを用いて確認しながら誘導する。

図8 大腿骨側ボタンの固定

マーキングしておいたフリップポイントまで引き上げたら，白黒のフリップ糸を軽く引いてボタンを大腿骨の外側壁に固定させる。

ループのアジャスト

　フリップが確認されたら，白のテンショニング糸を約5mmずつ交互に均等に引いてループ部分をアジャストさせ，graftをソケットの近位まで挿入する 図9a 。このとき，ボタンが浮き上がるのを防ぐため，脛骨側の縫合糸には軽く緊張をかけておく。

　マーキングされている部分を目安に，骨孔のソケット内にgraftを挿入したら，再度，脛骨側の縫合糸を強く引いて固定されていることを確認する。同様に，AM束のgraftを誘導する 図9b 。

　AM束の誘導やアジャスト時には，PL束が引き込まれないようにPL束の脛骨側縫合糸には常に緊張を加えておく。Graftに緊張をかけながら5～10回程度passiveに膝の屈曲・伸展を行い，大腿骨側ボタンの固定を確認する。さらに術中X線像で，大腿骨側ボタンが確実に皮質骨外にあり，軟部組織内でないことを確認する。

　フリップを行っている者や脛骨側の縫合糸を引いている者は，フリップやループのアジャストといった一連の操作を手応えで感じることができる。各メーカーのボタンホールの位置が少しずつ異なるため，手応えには多少の違いがある。

　ブラインドの操作であるため，マーキングとのミスマッチが生じた場合や，手応えに不安を感じた場合などではX線像や透視を用いて確認を行うことを推奨する。

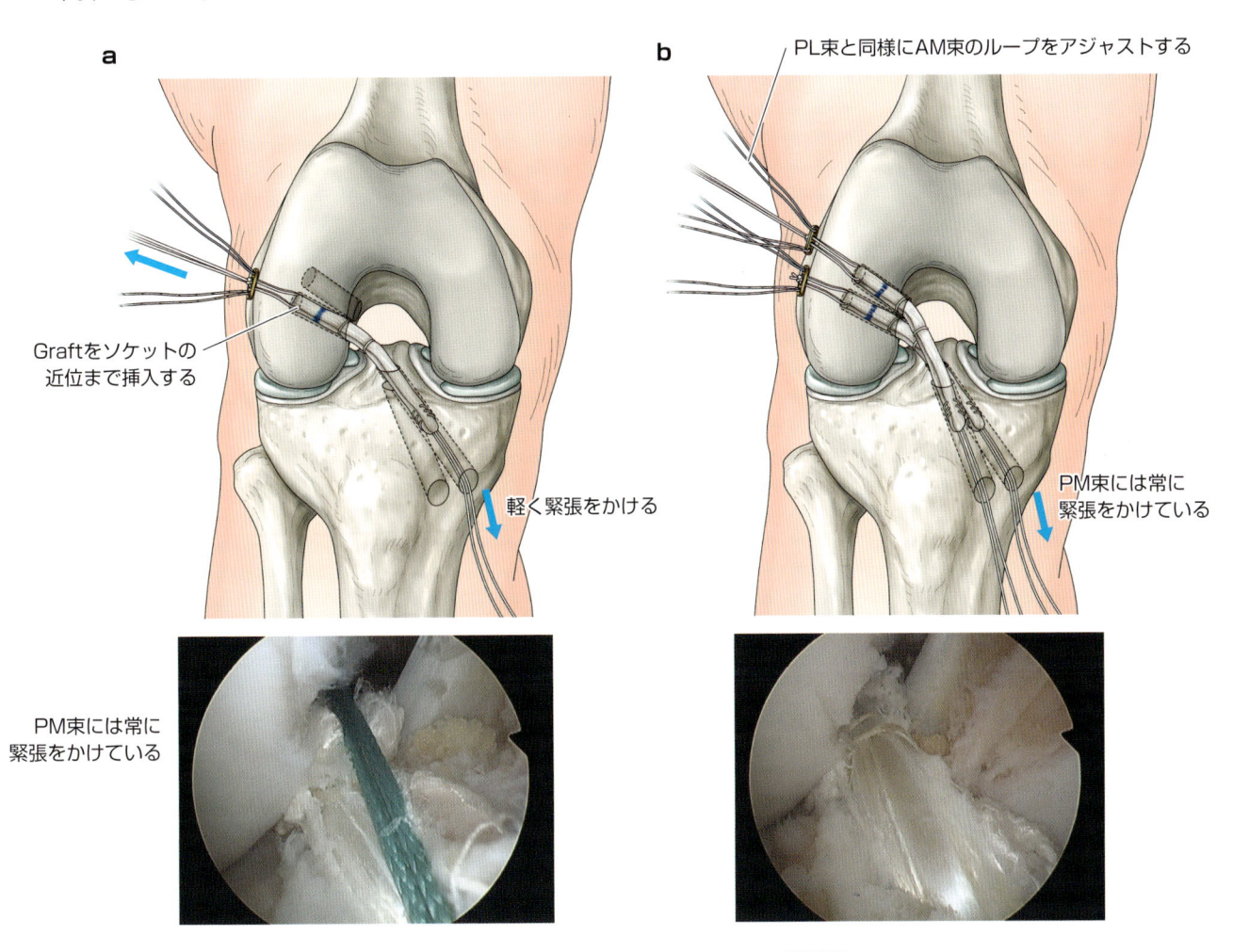

a

Graftをソケットの
近位まで挿入する

軽く緊張をかける

PM束には常に
緊張をかけている

b PL束と同様にAM束のループをアジャストする

PM束には常に
緊張をかけている

図9 ループのアジャスト

Graftをソケットの近位に当たるまで挿入する。
a：PL束の誘導
b：AM束の誘導

フリップされないときの対処法 図10

①透視下に大腿骨側ボタンの位置と向きを確認する。

②Graftを抜去する。この際，ボタンが骨孔内で横になって引っかからないように，リード糸を軽く引いた状態で，脛骨側の縫合糸を引く。

③TightRope®のループ長を確認する。

④大腿骨長（場合によりソケット長）を再度計測する。

⑤再度graftを誘導する。

落とし穴 NEXUS view

再々建術の場合には前回の再建で用いて遺残した糸にボタンが引っかかっていたり，骨孔の外側壁でボタンが重なっていたりする場合があるので注意を要する。

骨端線温存の場合は骨孔の角度や開口部が通常の再建と異なるため，フリップの感触がわかりにくいことがある。

落とし穴 NEXUS view

ボタンと骨皮質の間に軟部組織の介在がある 図11

脛骨側の縫合糸に緊張をかけながら膝をpassiveに屈伸させることで，ボタンが移動する場合がある。極端に離れている場合や，腸脛靱帯上にある場合にはボタンを展開して軟部組織を除去する。

TightRope®のループを縮めてしまった

ループの部分の根元はチャイニーズフィンガートラップになっているため，ボタンを軽く押さえて，フィンガートラップ内を通っている側のスーチャーを引いてループを拡大する。アジャスト糸の長さを揃え，ループ内に指を入れてたるみをとる。

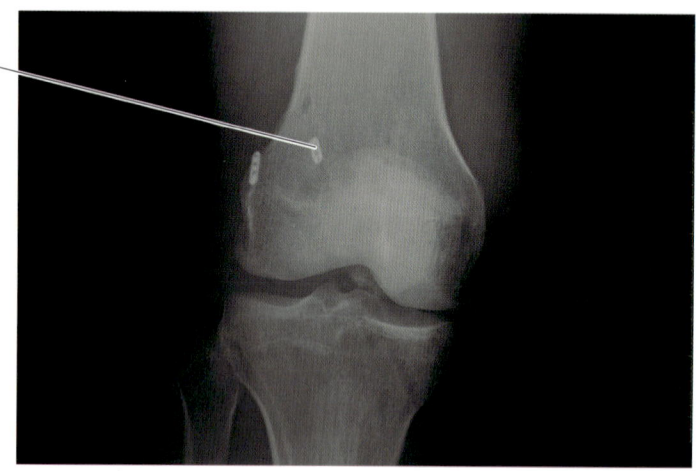

骨孔内にある
AM束のボタン

コツ&注意 NEXUS view

ボタンが骨孔内にあるままフリップ糸を強く引くと，骨孔内にボタンが引っかかってしまうので，フリップ糸は無理に引かないようにする。

図10 大腿骨側ボタンの設置不良例

AM束のボタンが骨孔内にある。

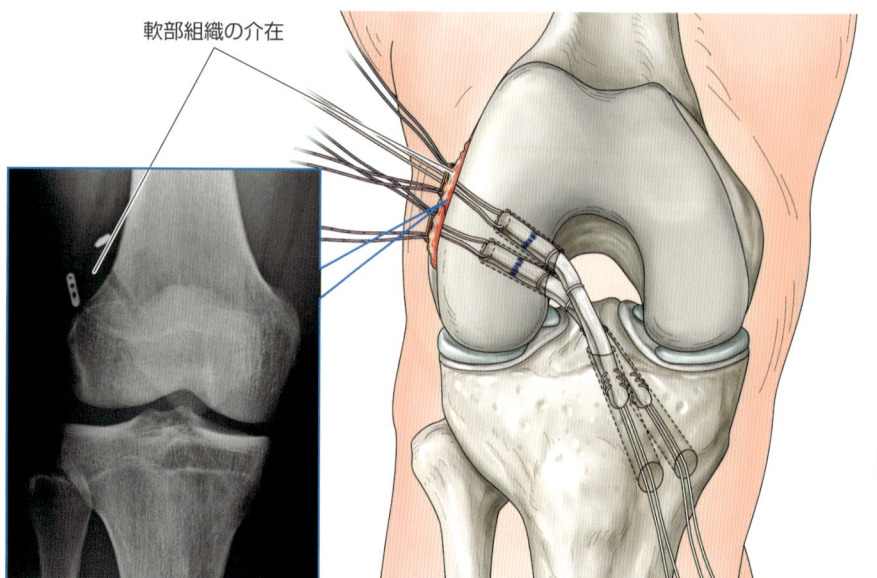

軟部組織の介在

図11 大腿骨側ボタンの設置不良例

軟部組織の介在によりボタンが大腿骨外側骨皮質から離れている。

4 | 脛骨側の固定

　PL束，AM束とも膝関節屈曲約20°として，graft脛骨側の縫合糸にSuture mini disc®（Aesculap社）を通してmanual maxのtensionで固定する 図12a 。すべての固定が終わった後に，TightRope®のリード糸，フリップ糸を1本ずつ引き抜き，アジャスト糸は皮膚上に出てこないようになるべく短くカットする。術後は必ず正面・側面の2方向のX線像でボタンの位置を確認する 図12b 。

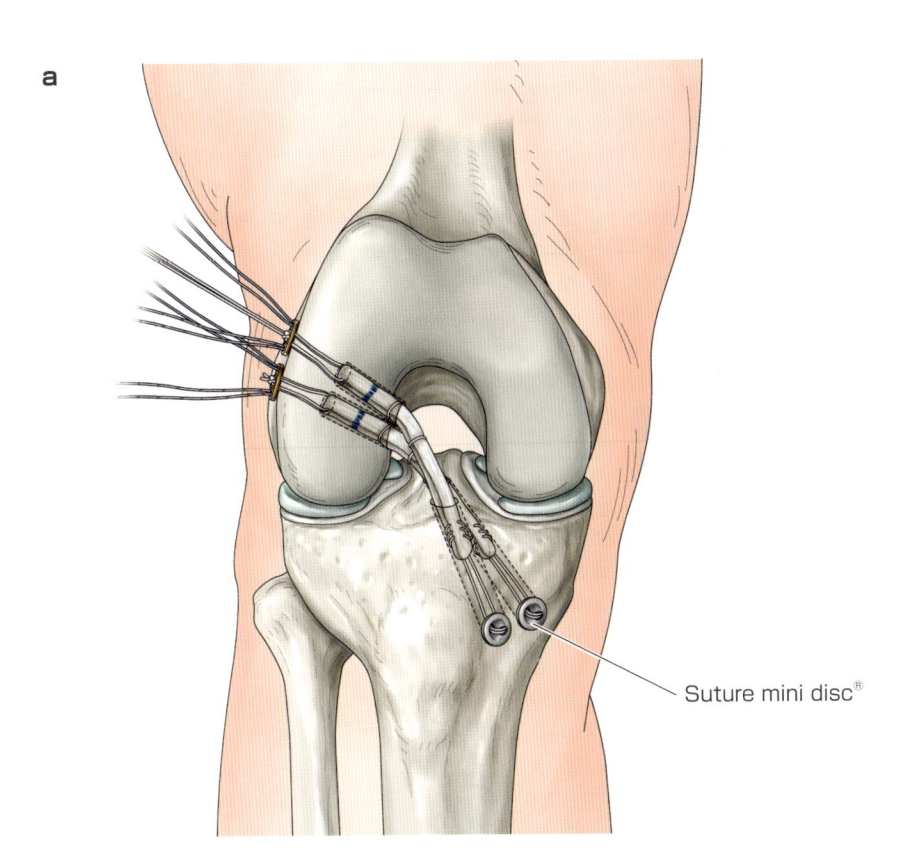

Suture mini disc®

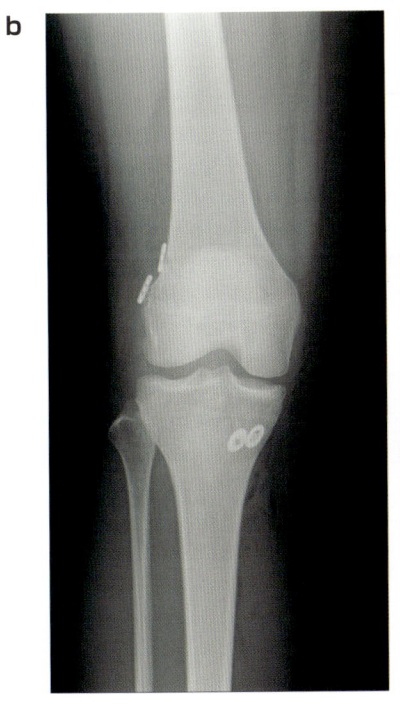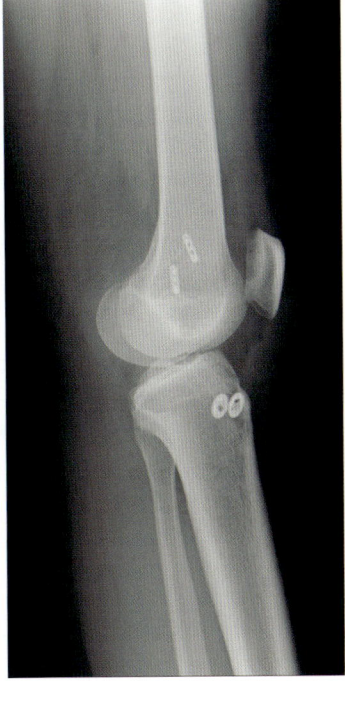

図12 脛骨側固定後

a：PL束，AM束とも膝関節屈曲約20°として，graft脛骨側の縫合糸にSuture mini disc®（Aesculap社）を通してmanual maxのtensionで固定する。
b：術後X線像。大腿骨側のボタンは大腿骨外側骨皮質に密着している。

11

症例1

　18歳，男子。ST腱を用いて二重束再建を施行したが，PL束の大腿骨側ボタンがフリップされておらず，関節内にある **図13**。

症例2

　10歳，女子。ST腱を用いてoutside-in法による骨端線温存一束再建術を施行した。術後X線像で大腿骨側ボタンがフリップされておらず，関節内に脱落していた。再度固定を行った **図14**。

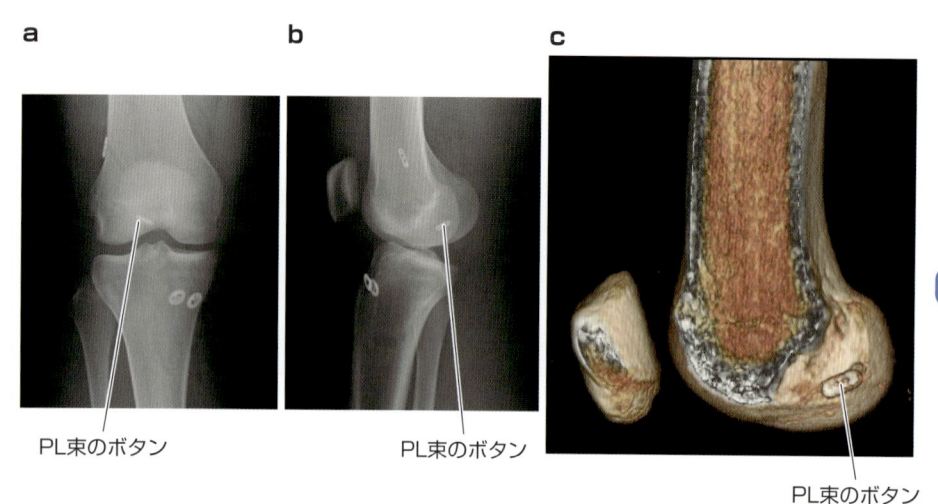

図13 大腿骨側ボタンの設置不良例

18歳，男子。ST腱を用いて二重束再建術を施行した。術後X線像（**a**：正面像，**b**：側面像），CT（**c**）にてPL束の大腿骨側ボタンが関節内にある。

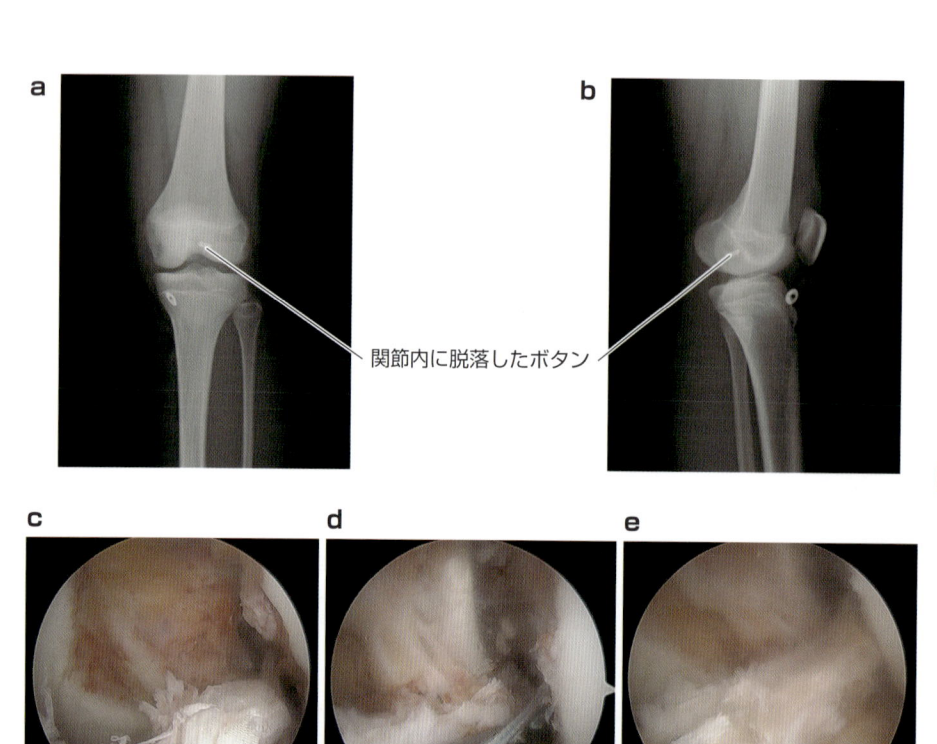

図14 大腿骨側ボタンの設置不良例

10歳，女子。ST腱を用いて骨端線温存法で一束再建術を施行した。術後X線像（**a**：正面像，**b**：側面像）で大腿骨側のボタンがフリップされておらず，関節内にあった。再び鏡視を行ったところ，再建靱帯は弛緩しており（**c**）容易に抜去可能であった。Graftを一度抜去した後に，再度固定を行った（**d**, **e**）。

5 術後の合併症と成績

　Suspensionシステムの固定に関する合併症の発生率は低いとされているが，いくつかの注意点がある。

大腿骨側ボタンのmigration

　大腿骨側ボタンの骨孔内や関節内への移動（migration）が報告されている。通常，大腿骨外側骨皮質に適切にフリップされている場合では，migrationの可能性は低いと考えられるが，関節内でフリップされている場合には，関節内へ脱落することがあるため注意が必要である[3,4]。

　Bruckerら[5]は，transtibial法による二重束再建術後にPL束の大腿骨側ボタンが外側皮質の骨折により関節内に脱落し，除去した症例を報告している。また，Akaokaら[6]はoutside-in法による二重束ACL再建術後1週間で，PL束の大腿骨側ボタンが骨皮質の破損なく骨孔内へmigrationし，再固定を要した症例を報告している。当科ではoutside-in法により骨端線温存の二重束再建術を施行した12例中3例で，PL束の大腿骨側ボタンが関節内へ脱落していた[7] 図15。術後長期間経過して関節内へ脱落した症例では，自覚症状や不安定性の出現は認めていなかったが，脱落したボタンは軟骨損傷のリスクがあるため摘出が必要である。

　Outside-in法で順行性に骨孔を作製する場合は，inside-out法に比較して開口部の径が大きくなるため，FlipCutter®（Arthrex社）などを使用してソケットを作製するなどの工夫により，骨孔内へのmigrationのリスクを低減できる可能性が考えられる。

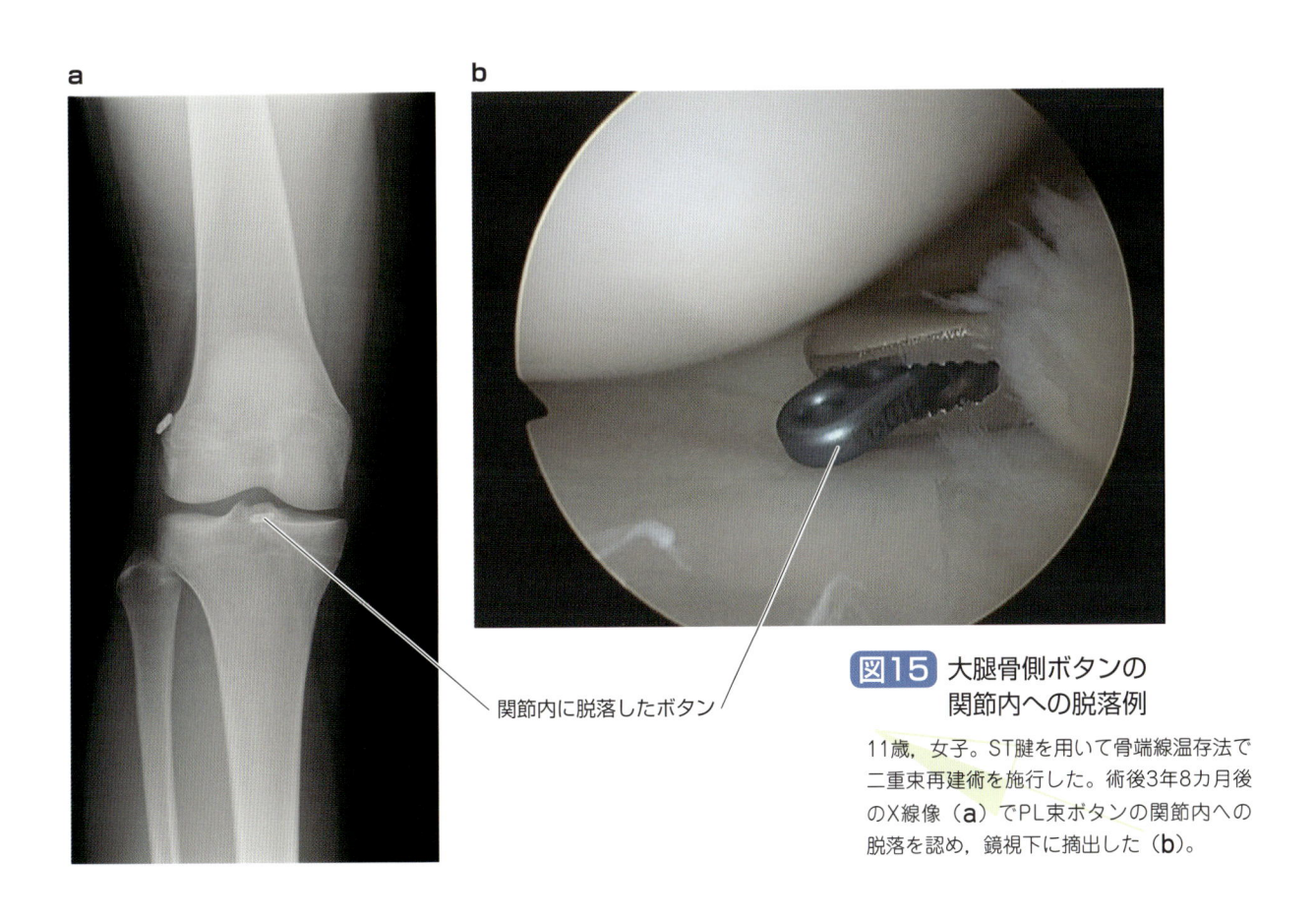

関節内に脱落したボタン

図15 大腿骨側ボタンの
関節内への脱落例

11歳，女子。ST腱を用いて骨端線温存法で
二重束再建術を施行した。術後3年8カ月後
のX線像（a）でPL束ボタンの関節内への
脱落を認め，鏡視下に摘出した（b）。

骨端線温存法では作製する骨孔の角度により，関節内でボタンがフリップされているため，身長の増加を考慮して適切な時期に抜釘を行うことが推奨される。また，成長期では関節内に落下しなくても，身長増加に伴い，大腿骨側ボタンが骨内に嵌入することがある 図16 。大腿骨側ボタンのmigrationはMRIでは発見が難しいこともあり，特に成長期の症例では，術後に定期的にX線像を撮影し，ボタンが適切な位置にあるか確認を行う必要がある。

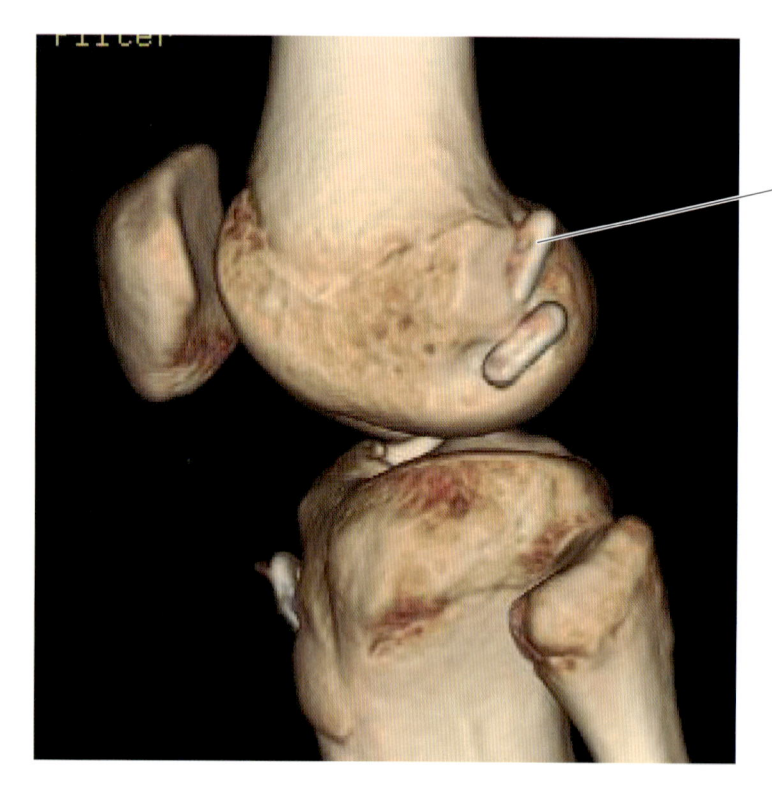

骨内に嵌入したボタン

図16 大腿骨側ボタンの骨皮質への嵌入例

15歳，男性。ST腱を用いて骨端線温存法で二重束再建術を施行した。術後身長の増加を認め，AM束のTightRope®の大腿骨側ボタンが骨皮質内へ嵌入し，抜釘が困難であった。

大腿骨側ボタンに間隙が生じている例

　大腿骨側ボタンは大腿骨外側皮質に密着して設置されていることが望ましいが，ときに間隙が生じていることがある。Maeら[8]は術直後のX線像で，AM束の15.8%，PL束の34.7%でENDOBUTTON◇と大腿骨外側骨皮質との間に1mm以上の間隙を認めていたと報告している。さらにその多くは1年以内にボタンの移動を認めているが，臨床成績には関連なかったと報告している。

　当科で2012年1月〜2014年8月にST腱を用いて初回ACL再建を行った99例のAM束，PL束の大腿骨側ボタンと術後2年でのKT-1000患・健側差を調査したところ，術直後のX線像で大腿骨外側骨皮質と大腿骨側ボタンに1mm以上の間隙を生じていたものは，AM束で15%，PL束で11%であった。AM束，PL束の両方，またはいずれかの間隙が1mm以上で固定位置不良であった21例と，いずれも固定位置が良好であった78例のKT-1000患側差を比較すると0.5±0.8mm，0.6±0.7mmであり，両群で統計学的な有意差を認めなかった。しかし，多くの症例ではボタンとの間隙は1〜2mmであり，それ以上の間隙がある場合には，軟部組織の除去が推奨される。

大腿骨側ボタンが大腿骨外顆に近い場所にある場合

　大腿骨側ボタンが大腿骨外顆に近い場所にあると，腸脛靱帯のirritationが生じて，疼痛の原因になることがある[9]。対策としては，特にPL束の骨孔を作製するときに，開口部が大腿骨外顆上に向かわないように方向を考慮する。ボタンによるfriction syndromeが生じた場合には，大腿骨側のボタンを抜去することで症状の改善が得られる。発生頻度は1.4%（142例中2例）と報告されているが[9]，特にハイレベルのアスリートでは疼痛が生じるケースが多く，注意が必要である。

文献

1) Naraoka T, Kimura Y, Tsuda E, et al. Is remnant preservation truly beneficial to anterior cruciate ligament reconstruction healing? clinical and magnetic resonance imaging evaluations of remnant-preserved reconstruction. Am J Sports Med 2017；45：1049-58.
2) Harato K, Niki Y, Toyoda T, et al. Self-flip Technique of the TightRope RT Button for soft-tissue anterior cruciate ligament reconstruction. Arthrosc Tech 2016；5：e391-5.
3) Muneta T, Yagishita K, Kurihara Y, et al. Intra-articular detachment of the Endobutton more than 18 months after anterior cruciate ligament reconstruction. Arthroscopy 1999；15：775-8.
4) Ho SW, Lee KT. A Rare Case of Intra-Articular Displacement of EndoButton following anterior cruciate ligament reconstruction. Clin Orthop Surg 2017；9：534-6.
5) Brucker PU, Zelle BA, Fu FH, et al. Intraarticular EndoButton displacement in anatomic anterior cruciate ligament double-bundle reconstruction：A case report. Oper Tech Orthop 2005；15：154-7.
6) Akaoka Y, Tensho K, Shimodaira H, et al. Early postoperative intratunnel migration of an EndoButton after anatomic double-bundle anterior cruciate ligament reconstruction：A Case Report. JBJS Case Connect 2014；4：e111.
7) 木村由佳, 山本祐司, 奈良岡琢哉, ほか. All-physeal sparing 法による膝前十字靱帯再建術後に大腿骨側ボタンが関節内に脱落した3例. スポーツ傷害 2017；22.
8) Mae T, Kuroda S, Matsumoto N, et al. Migration of EndoButton after anatomic double-bundle anterior cruciate ligament reconstruction. Arthroscopy 2011；27：1528-35.
9) Taketomi S, Inui H, Hirota J, et al. Iliotibial band irritation caused by the EndoButton after anatomic double-bundle anterior cruciate ligament reconstruction：report of two cases. Knee 2013；20：291-4.

◇Trademark of Smith & Nephew

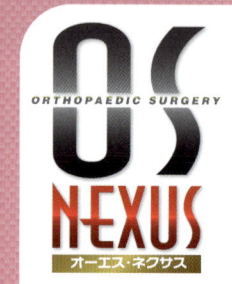

Ⅰ. 靱帯縫合・再建法

ACL再建術 －3つの代表的アプローチの落とし穴

東京医科歯科大学大学院医歯学総合研究科運動器外科学，公益財団法人佐々木研究所附属杏雲堂病院整形外科　堀江　雅史

Introduction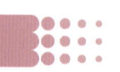

　前十字靱帯（anterior cruciate ligament；ACL）再建術において，大腿骨および脛骨の骨孔位置は術後成績に大きく影響する。大腿骨側の骨孔作製法には，①outside-in（OI）法，②transportal（TP）法，③transtibial（TT）法の3つの代表的アプローチがあり，各法にはそれぞれ利点と欠点がある[1] **表1**。

　当科にてACL損傷98例をOI法，TP法，TT法の3群に無作為に振り分け2重束再建術を施行し，その骨孔位置についてCT解析を行った検討では，OI法では大腿骨骨孔の位置のばらつきは3群で最も少なかった。また，TP法ではTT法・OI法と比べて大腿骨骨孔長が短くなり，骨孔出口が後方となっていた。TT法ではTP法・OI法と比べて脛骨骨孔は浅くなり，大腿骨骨孔の位置のばらつきは3群で最も大きかった。

　いずれのアプローチでも骨孔作製は可能であるが，解剖学的位置に，安全に，正確に，再現性の高い方法で骨孔を作製することが重要であり，術者の最も慣れた得意とする方法で行うことが望ましいが，骨孔作製が困難な場合は1つのアプローチに固執することなく，他のアプローチに切り替える柔軟性もときに必要である。

　ここでは，現在当科での標準的術式となっている4つ折り半腱様筋腱を用いたbehind-remnant approach（前内側ポータルからACL遺残組織の大腿骨付着部を関節面側から鏡視するアプローチ）[2]による遺残組織温存解剖学的2重束ACL再建術の術式について，3つのアプローチの共通点や相違点を比較しながら解説を行う。

術前情報

●ACL再建術の適応と大腿骨骨孔のアプローチ法の選択

　ACL機能障害により生じる膝関節不安定性のために，日常生活，あるいはスポーツ活動において支障をきたしている例がACL再建術の適応となる。また修復術適応となる半月板損傷の合併が認められる場合には，半月板のみを修復しても破綻をきたす場合が多く，半月板修復に加えACL再建術の適応となる。

　大腿骨骨孔の作製法の選択については，術者の最も得意とするアプローチ法を第一選択としてよいが，膝屈曲制限のある例ではTP法は避けるべきである。また大腿骨骨孔の位置が脛骨骨孔の走行に依存するTT法については難度が高く，術中に大腿骨側の至適位置に骨孔を作製することが困難な場合もあることから，他のアプローチに変更できる準備もあらかじめしておくとよい。当科では膝深屈曲を必要とせず良好な視野が得られるOI法を基本としている。

●麻酔

　当科では腰椎麻酔での手術を基本としているが，全身麻酔で行うことも可能である。

手術進行

1. 半腱様筋の採取
2. 移植腱の作製
3. 関節鏡視
4. 骨孔の作製
   - OI法での大腿骨骨孔の作製
   - TP法での大腿骨骨孔の作製
   - OI法，TP法での脛骨骨孔の作製
   - TT法での脛骨骨孔の作製
   - TT法での大腿骨骨孔の作製
5. 移植腱の導入
   - OI法での移植腱の導入
   - TP法での移植腱の導入
   - TT法での移植腱の導入
6. 移植腱の脛骨側の固定

●手術体位

　手術台に仰臥位として，脛骨側の操作の際には患側下肢を下垂する。大腿骨側の操作の際には手術台に患側下肢を乗せ，あぐら座位として行う。手術台は患側がやや高くなるようにローテーションしておく。駆血帯の装着はしておくが，通常は術中に駆血する機会はほとんどない。

	利点	欠点
Outside-in(OI)法	・大腿骨骨孔位置は脛骨骨孔位置に依存せず自由度が高く，入射角が任意に設定できるため十分な骨孔長を確保可能 ・大腿骨骨孔出口の位置，骨孔角度が任意 ・骨孔作製時に膝深屈曲を要しないため，良好な視野が得られやすい ・骨端線未閉鎖例にも応用可能	・大腿骨外側に追加皮切を要する ・ガイドの精度に依存する ・高コスト ・習熟した助手の介助を要する
Transportal(TP)法	・大腿骨骨孔位置は脛骨骨孔位置に依存せず，自由度が高い	・膝前内側に追加皮切を要する ・大腿骨骨孔長が短くなる ・大腿骨骨孔出口が後方になる ・膝深屈曲を要し，良好な視野が得られにくい ・大腿骨後壁破損や大腿骨内側顆の軟骨損傷の危険性がある
Transtibial(TT)法	・追加皮切を要さない ・脛骨骨孔と大腿骨骨孔が一直線となり，移植腱の導入がスムーズ	・大腿骨骨孔位置は脛骨骨孔位置に依存するため，自由度が低い（高い位置になりやすい） ・脛骨骨孔の走行角度が浅くなり，脛骨内側関節面を損傷する危険性がある ・難度が高い

表1 各アプローチの利点と欠点

Fast Check

❶大腿骨側の骨孔作製法には3つの代表的アプローチ（OI法，TP法，TT法）があり，各法にはそれぞれ利点と欠点があることを理解する。

❷各アプローチにより手術手技の共通点や相違点があることを理解する。

❸解剖学的位置に，安全に，正確に骨孔を作製することを最優先すべきであり，1つのアプローチに固執しない。

1 半腱様筋の採取

　脛骨前内側，鵞足の上縁に沿って3〜4cmの斜め皮切を加える。内側近位の皮切の高さは脛骨粗面隆起を目安とする。TT法では脛骨骨孔を浅く近位に作製する必要があるため，OI法，TP法と比較してやや近位の皮切とする 図1 。

　皮下を展開し，鵞足の上縁を同定する。縫工筋膜を縦方向に切開し剥離する。単鈍鈎にて薄筋腱，半腱様筋腱を一塊としてすくい上げ引き出す。両腱を同定し，薄筋腱の遠位深層にある半腱様筋腱を引き出す 図2a 。

　膝を深屈曲させ，引き出した腱を近位方向に剥離していく。半腱様筋腱は2〜3本の分枝があり，それらを切離して単離する。さらに近位まで筋腱移行部をエレバトリウムや指でできるだけ剥離しておく。テンドンストリッパーを半腱様筋腱にかけ，単鈍鈎で腱を遠位に牽引しながら，テンドンストリッパーを慎重に近位まで進めて近位部の筋腱を切離する 図2b 。

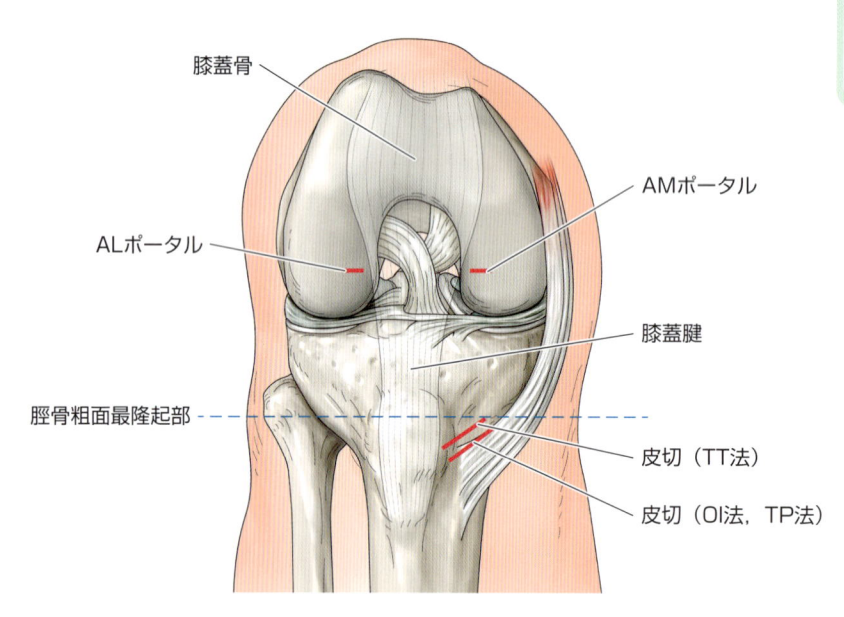

膝蓋骨

AMポータル

ALポータル

膝蓋腱

脛骨粗面最隆起部

皮切（TT法）

皮切（OI法，TP法）

図1 皮切

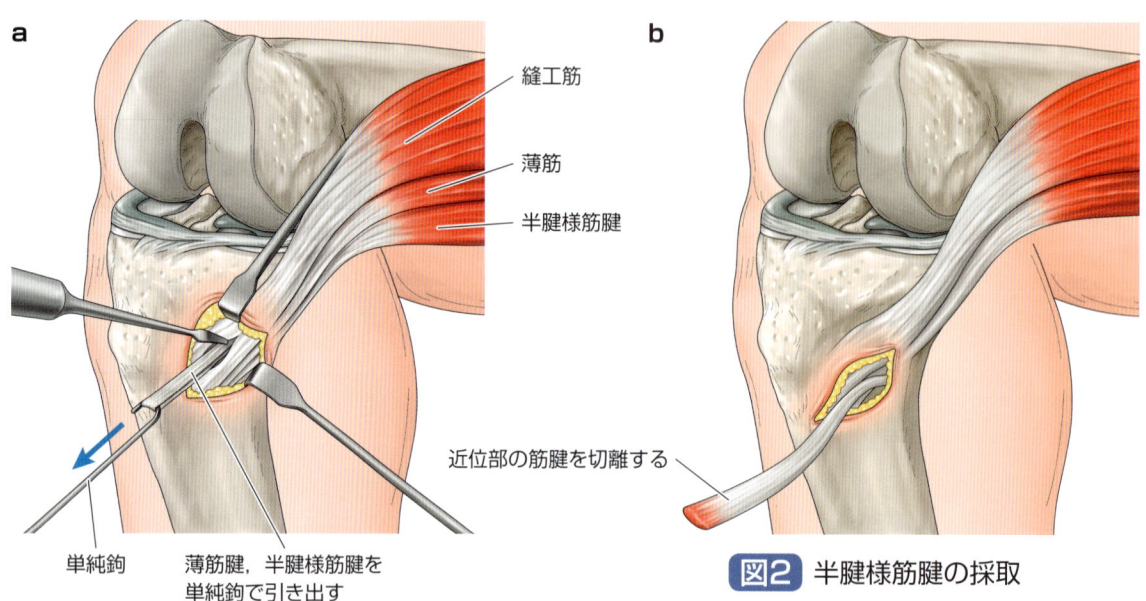

a

縫工筋

薄筋

半腱様筋腱

単純鈎　薄筋腱，半腱様筋腱を単純鈎で引き出す

b

近位部の筋腱を切離する

図2 半腱様筋腱の採取

半腱様筋腱の下腿筋膜への腱分枝を同定し，腱遠位を十分に周囲より剥離することが重要である。

2 移植腱の作製

　移植腱の作製にはACUFEX◇ GRAFTMASTER◇ Ⅲ（Smith & Nephew社）を用いる。採取した半腱様筋腱の筋肉部分や弱い筋膜を切除し，腱性部24cm長を基準として選択しこれを二分する。それぞれを2つ折りとし，開いた断端を2号strong sutureを用いてKrackow縫合2本で閉鎖し，さらにBunnell縫合1本をかける 図3a 。それぞれの移植腱の長さと両端の直径を計測してからpretensionをかけ，乾燥しないようにガーゼで覆っておく。

　大腿骨骨孔の長さが決定したら，それに応じたENDOBUTTON◇ CL BTB（Smith & Nephew社）を取り付ける。移植腱に3-0吸収糸を用いて骨孔長の部分と8mm中央側にマーキングしておく。ENDOBUTTON◇の一方の穴にリード糸として5号テフデッサー2本，他方の穴にフリップ糸として5号テフデッサー1本を通しておく 図3b 。

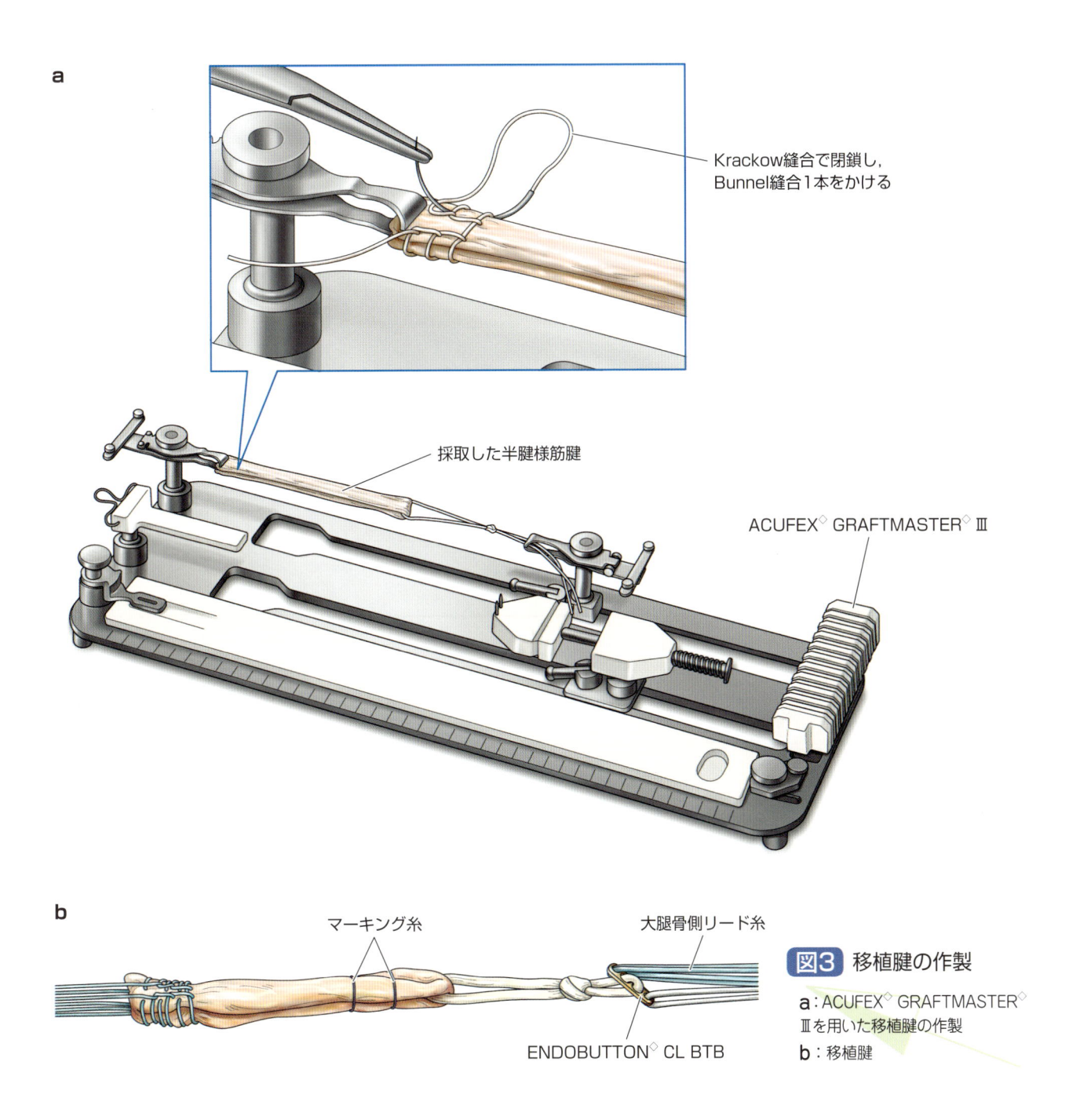

a

Krackow縫合で閉鎖し，
Bunnel縫合1本をかける

採取した半腱様筋腱

ACUFEX◇ GRAFTMASTER◇ Ⅲ

b

マーキング糸

大腿骨側リード糸

ENDOBUTTON◇ CL BTB

図3 移植腱の作製

a：ACUFEX◇ GRAFTMASTER◇ Ⅲを用いた移植腱の作製
b：移植腱

3 関節鏡視

　前内側（anteromedial；AM）ポータル，前外側（anterolateral；AL）ポータルを用いて，30°斜視鏡で関節内の評価を行う。合併する半月板損傷や軟骨損傷についての評価を行い，それぞれの病態に応じて処置を施行する。

　ACLについては，著者らはまず下垂位，前外側鏡視にて脛骨側付着部，実質部，大腿骨側付着部に分けて遺残組織量を評価し，前内側線維束（anteromedial bundle；AMB）と後外側（posterolateral bundle；PLB）に分けて遺残靭帯の緊張の評価を行い，次にあぐら座位，前内側鏡視にて遺残組織の大腿骨付着部を関節面側から鏡視（behind-remnant approach）し，mid-substance fiber付着部（direct insertion），fan-like extension付着部（indirect insertion）の評価を行っている 図4 [2]。

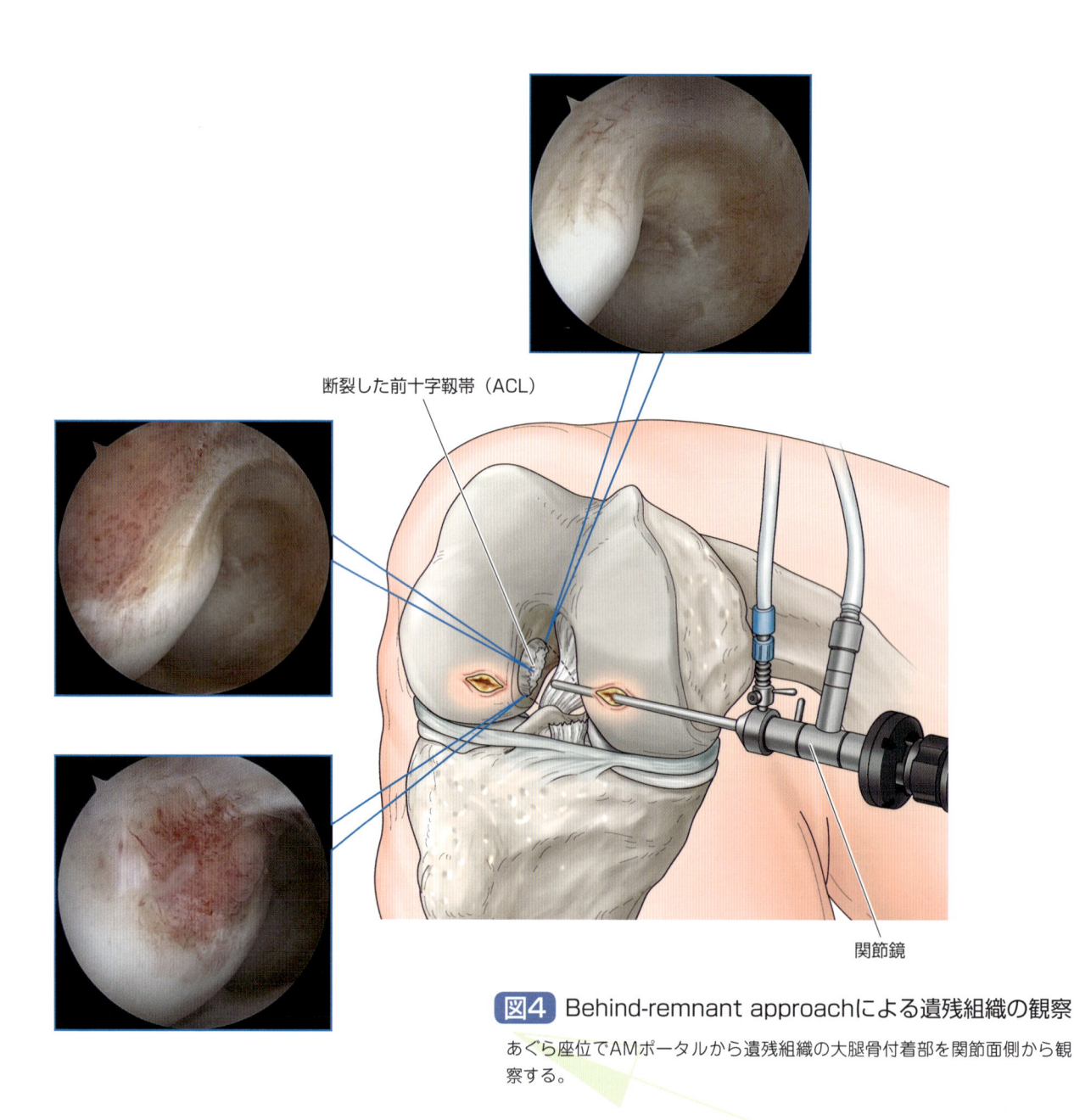

断裂した前十字靭帯（ACL）

関節鏡

図4 Behind-remnant approachによる遺残組織の観察
あぐら座位でAMポータルから遺残組織の大腿骨付着部を関節面側から観察する。

4 骨孔の作製

・大腿骨骨孔の作製について

大腿骨骨孔の作製は，いずれのアプローチでもあぐら座位として操作を行う。前内側鏡視にて遺残組織を大腿骨付着部を関節面側から観察しながら大腿骨骨孔を作製する[2]。AMB骨孔中心は，AMB遺残組織のdirect insertionとindirect insertionの境界部で，かつ近位後方の軟骨面から5mmの位置とし，PLB骨孔中心はPLB遺残組織のdirect insertionとindirect insertionの境界部で，かつ膝屈曲90°にて大腿骨遠位の軟骨面から約4～5mmの位置としている。

TT法では脛骨骨孔の作製を先に行ってから大腿骨骨孔を作製する。

・脛骨骨孔の作製について

前外側鏡視とし，下垂位として操作を進める。温存されたACL遺残組織付着部をドリルガイドの先端で触診し内側顆間隆起の内縁の骨の隆起の広がりと付着部の位置関係を把握する。

OI法での大腿骨骨孔の作製

・PLB骨孔の作製

あぐら座位，膝屈曲90°として操作を行う。通常PLB骨孔の作製から行う。ALポータルからOI法用のガイドを挿入して，その先端をPLB骨孔中心に合わせる。

大腿外側に皮切を加え，ガイドワイヤーのスリーブの先端を進めて大腿骨外側に固定する。スリーブを通してガイドワイヤーを刺入し，ワイヤー先端を関節内まで進めたら，その位置が適切であることを膝屈曲90°位で確認する 図5a 。

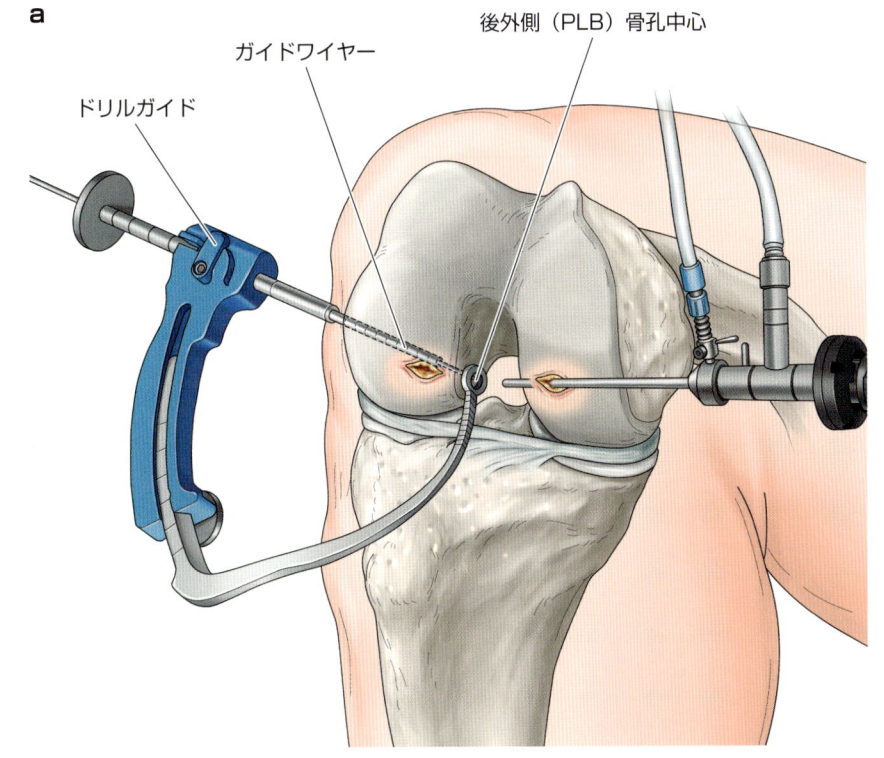

a

ドリルガイド　　ガイドワイヤー　　後外側（PLB）骨孔中心

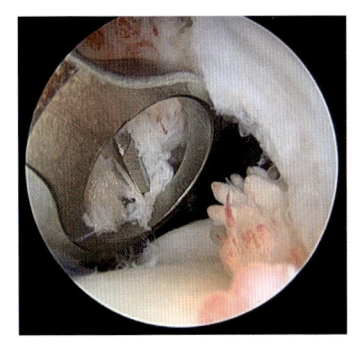

図5 OI法による
大腿骨骨孔の作製

a：PLB骨孔ガイドワイヤーを
大腿外側より刺入し，骨孔長を
計測する。

確認ができたら，デプスゲージにて骨孔長を計測後，さらにガイドワイヤーを関節内へ進め，ALポータルから神中鉗子にてワイヤー先端を把持しながら，ENDOBUTTON◇ drill（Smith & Nephew社）にて4.5mm径の骨孔を作製する 図5b。

ガイドワイヤーを残した状態でFlipCutter®（Arthrex社）用のスリーブを大腿外側より打ち込み，ガイドワイヤーを引き抜く 図5c。

コツ&注意 **NEXUS view** ////

ENDOBUTTON◇ drillでオーバードリル後にドリルを引き抜く際に，ガイドワイヤーも一緒に抜けてしまうと，その後骨孔の位置を探すのに難渋する。オーバードリルをする際には，あらかじめガイドワイヤーの先端を関節内で神中鉗子を用いて保持しておきガイドワイヤーの引き抜けを防止する。

b

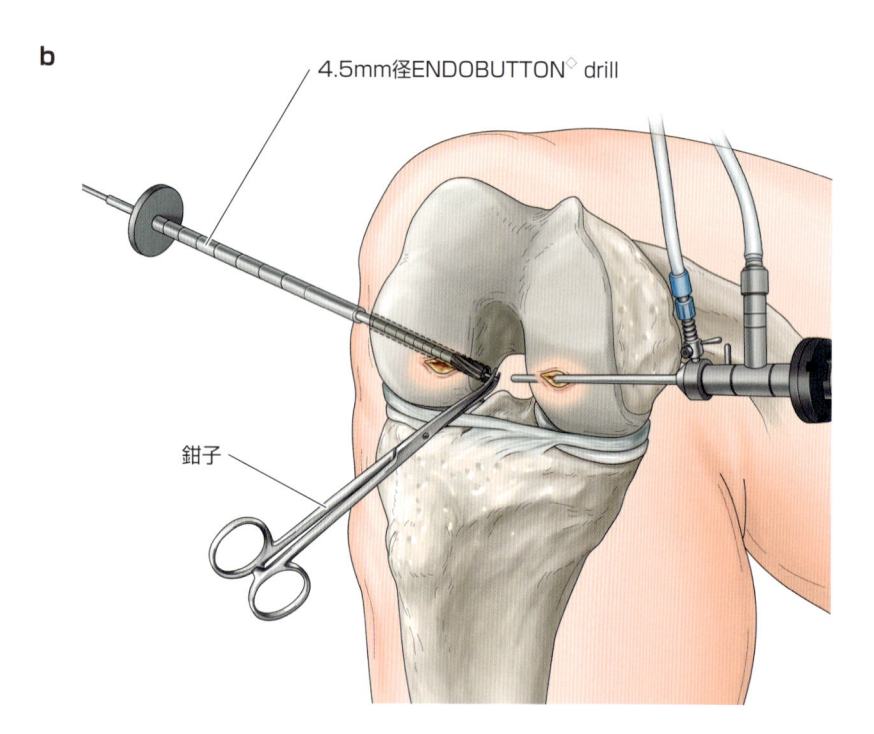

4.5mm径ENDOBUTTON◇ drill

鉗子

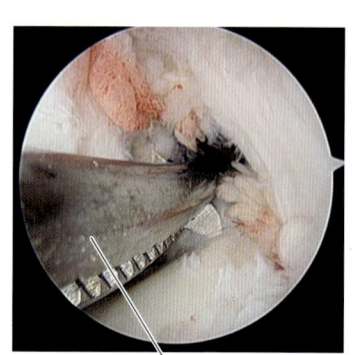

ガイドワイヤーを把持する神中鉗子

c

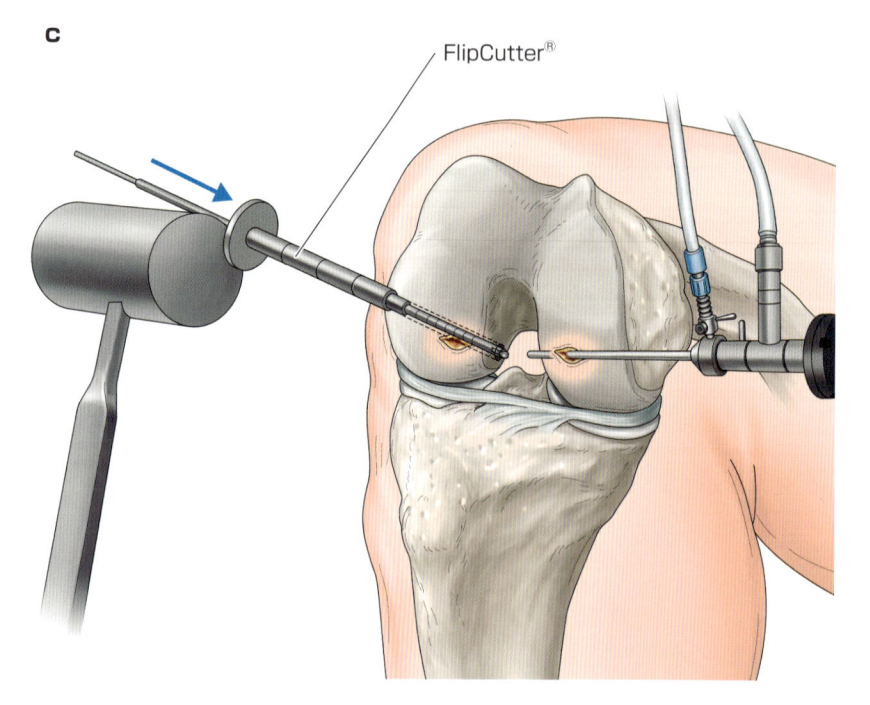

FlipCutter®

図5 OI法による
　　大腿骨骨孔の作製（つづき）

b：ガイドワイヤーを関節内へ進め，ワイヤー先端を関節内より鉗子で把持した状態でENDOBUTTON◇ drillにてオーバードリルする。

c：ガイドワイヤーを軸としてFlipCutter®用のスリーブを大腿外側より打ち込む。

FlipCutter®を用いて移植腱径に応じて逆行性に骨孔を拡大する。大腿骨骨孔内に入る移植腱長は15mmを基本とし，骨孔内移植腱長＋8mm（ENDOBUTTON◇のフリップ長）の長さだけ骨孔を拡大する 図5d 。

スーチャーレトリバーを用いて移植腱導入用のリード糸を関節内側がループとなるように通して，ALポータルから関節外に引き出しておく 図5e 。

・AMB骨孔の作製

次いでAMB骨孔の作製をPLB骨孔と同様に行うが，大腿外側皮質のガイドワイヤー刺入部位はPLB骨孔よりやや近位中央寄りとなるように選択し，それぞれの骨孔が重ならないように注意する。

d

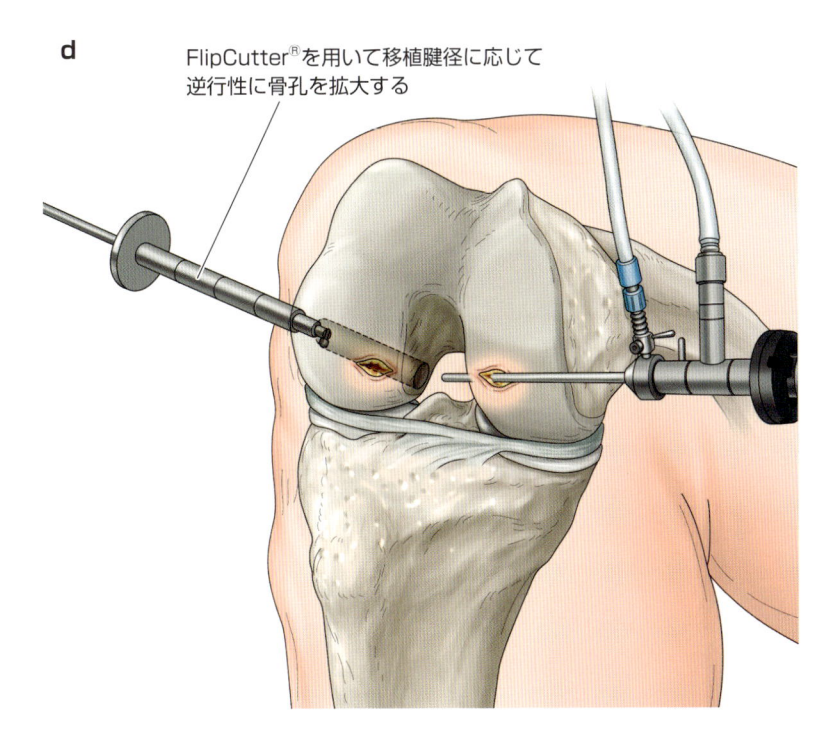

FlipCutter®を用いて移植腱径に応じて逆行性に骨孔を拡大する

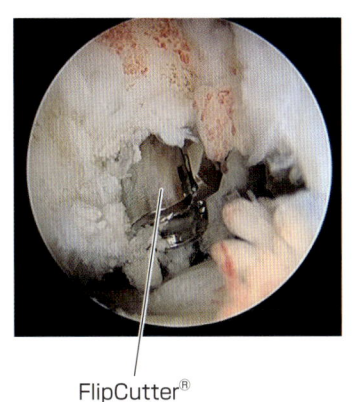

FlipCutter®

e

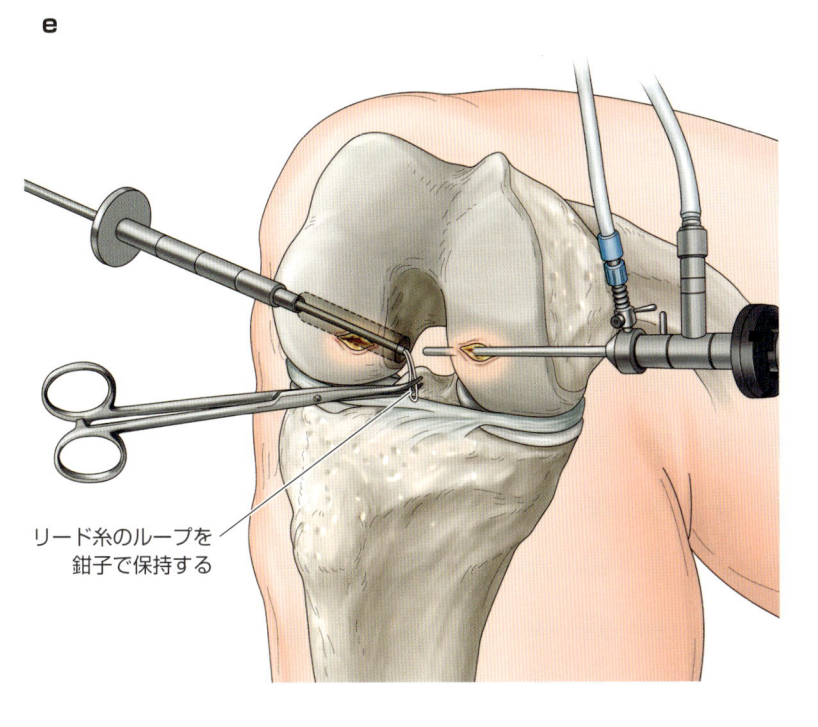

リード糸のループを鉗子で保持する

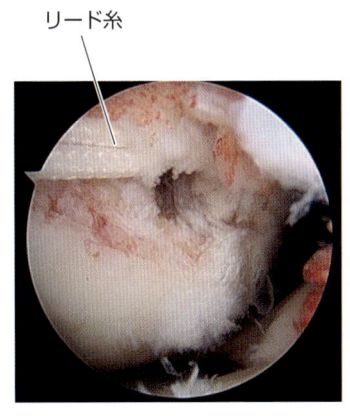

リード糸

図5 OI法による
大腿骨骨孔の作製（つづき）

d：FlipCutter®を用いて移植腱径に応じて逆行性に骨孔を拡大する。

e：PLB移植腱導入用のリード糸（矢印）を通しALポータルから関節外に引き出す。

TP法での大腿骨骨孔の作製

・Far anteromedial（FAM）ポータルの作製

あぐら座位として操作を行う。まずカテラン針をAMポータルの内側遠位から試験穿刺して，針先が大腿骨骨孔作製位置に到達可能で，かつ大腿骨内側顆部軟骨面に接触しない（骨孔作製時にドリルと大腿骨内側顆部が干渉しないだけの十分な距離が保たれている）ことを確認したうえで，far anteromedial（FAM）ポータルを作製する 図6 。コッヘル鉗子を用いてポータルを広げたり，ポータル周囲の滑膜を切除し関節内への交通を良好にしておく。

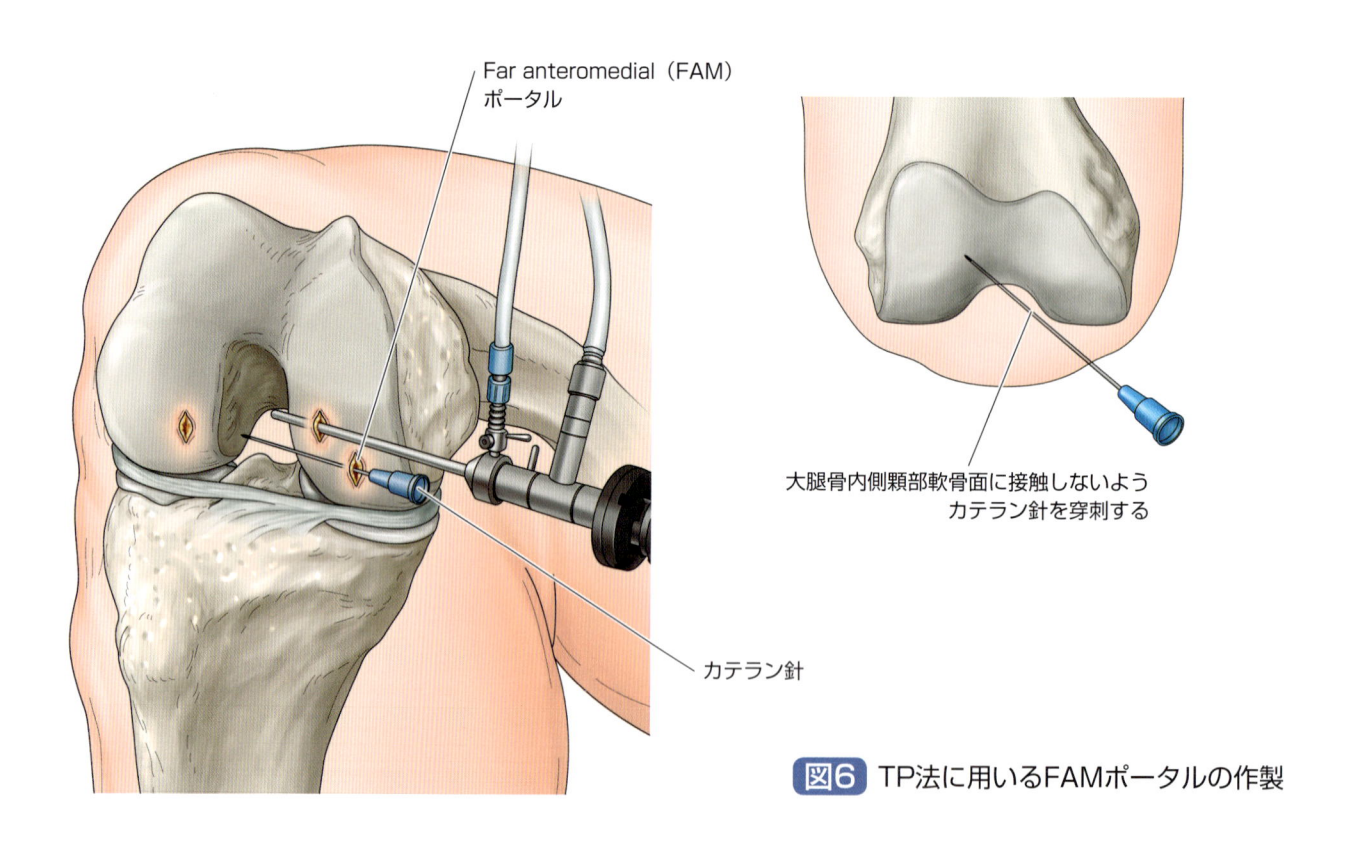

Far anteromedial（FAM）ポータル

カテラン針

大腿骨内側顆部軟骨面に接触しないようカテラン針を穿刺する

図6 TP法に用いるFAMポータルの作製

・PLB骨孔の作製

　通常PLB骨孔の作製から行う。FAMポータルからガイドワイヤーを刺入する。膝屈曲90°で至適位置を確認し，ワイヤー先端が滑らないように確認しながらハンマーで叩き進め 図7a，ワイヤーの先端を固定した後に膝屈曲を増して（通常120°程度），ガイドワイヤーを大腿骨外側皮質までドリリングで進める。

　そのまま膝屈曲を保持した状態で，ENDOBUTTON◇ drillで大腿骨外側皮質までオーバードリルを行う 図7b。

　骨孔部位を見失わないように留意しながら，FAMポータルから目盛り付きプローブで骨孔長を計測する 図7c。

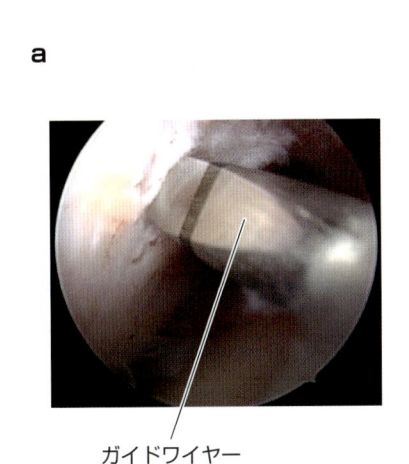
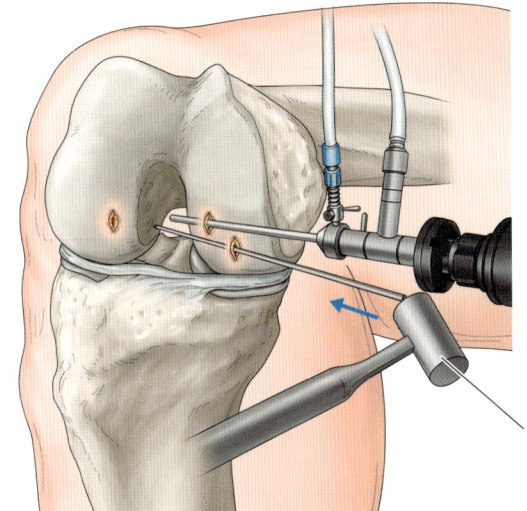

ガイドワイヤー

ハンマーでガイドワイヤー先端を打ち込む

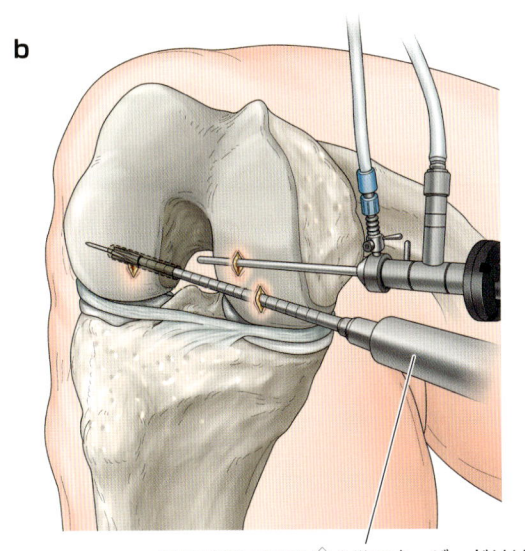

ENDOBUTTON◇ drillでオーバードリリング

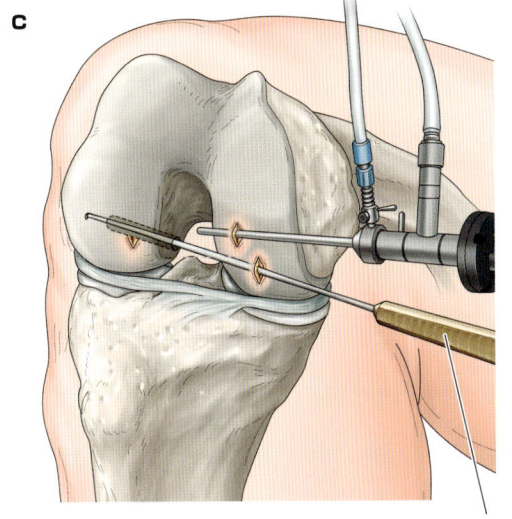

目盛り付きプローブ

図7　TP法による大腿骨骨孔の作製①

a：PLB骨孔ガイドワイヤーの刺入位置を決定し，ハンマーでワイヤー先端を打ち込む。その後，膝屈曲を増した肢位とし，ガイドワイヤーを大腿骨外側皮質まで進める（ドリリング）。
b：膝屈曲を保持した状態でENDOBUTTON◇ drillにてオーバードリルする。
c：目盛り付きプローブにて骨孔長を計測する。

・AMB骨孔の作製

　次いでAMB骨孔の作製を行う。PLBと同様に骨孔を作製するが，ガイドワイヤー刺入，ドリリングの際にはPLB骨孔作製時よりも深い屈曲位とし，大腿骨後壁破損や後方の神経血管損傷を避ける必要がある。通常135°以上の屈曲が望ましい。

・骨孔の拡大

　PLB，AMB骨孔は移植腱径に応じてMダイレーター（1.5mm径のフィン状の突出がある骨孔拡大用の偏心性ダイレーター）を用いて，任意の方向に骨孔拡大を行う。5.5mmの場合はそのまま刺入し，6mmでは90°回転，6.5mmでは180°回転させることにより，骨孔径を移植腱径に合わせる　図8。

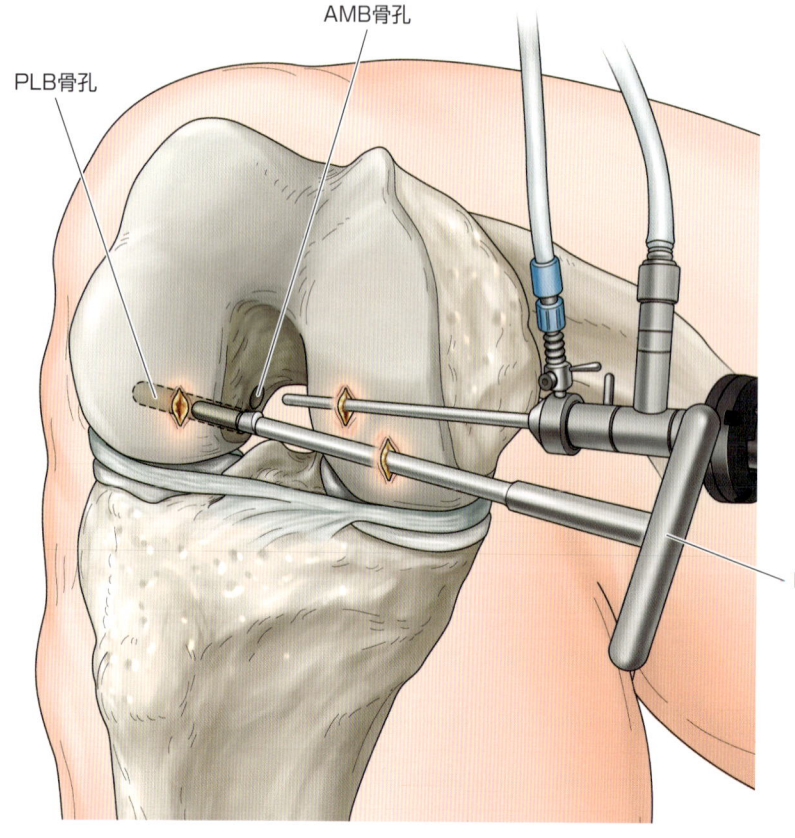

PLB骨孔

AMB骨孔

Mダイレーター

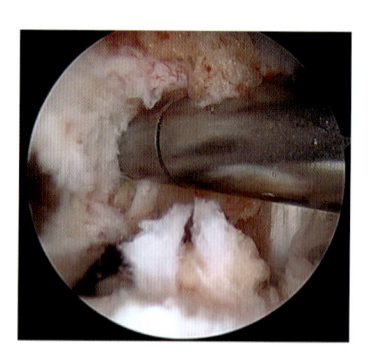

図8 TP法による大腿骨骨孔の作製②

4.5mm径のAMB・PLB骨孔作製後に，Mダイレーターを用いて任意の方向へ骨孔を拡大する。

OI法，TP法での脛骨骨孔の作製

OI法，TP法では，脛骨ドリルガイドはAMBでは60°，PLBでは50°に設定する **図9**。まず，AMBのガイドワイヤーから刺入する。AMBドリルガイドの先端をACL付着部の前縁から4mm，内側顆間隆起の頂点のすぐ外側に設置する。また，冠状面においては内側大腿脛骨関節面に対して65°となるように内側に振る。

次にPLB用のガイドワイヤーを刺入する。ドリルガイドの先端を内側顆間隆起の頂点のすぐ外側に設置する。また，冠状面においては内側大腿脛骨関節面に対して45°となるように内側に振る。それぞれのガイドワイヤーを，移植腱径に応じた骨孔径にオーバードリルする。シェーバーを脛骨骨孔より挿入して，リード糸を拾えるように遺残組織を最小限郭清しておく。

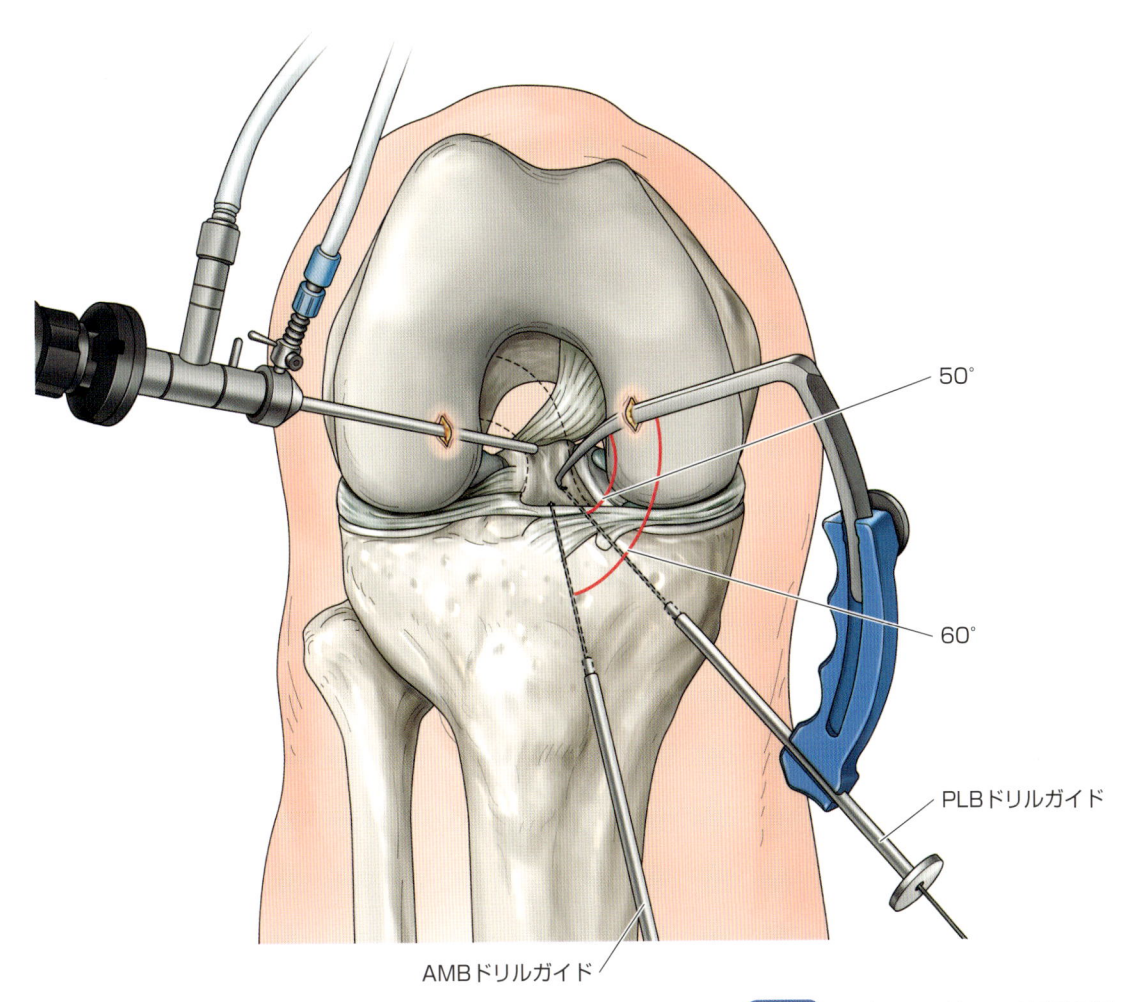

図9 OI法，TP法での脛骨骨孔の作製

OI法，TP法における脛骨骨孔のガイドワイヤー刺入位置。

TT法での脛骨骨孔の作製

TT法では，脛骨から骨孔の作製を行う。脛骨骨孔位置はOI法，TP法と比較して，より近位に作製する必要がある。脛骨ドリルガイドはAMBでは47°，PLBでは42°に設定 **図10** し，脛骨粗面の1〜2cm近位からドリルを挿入する。冠状面においては内側大腿脛骨関節面に対してAMBは65°，PLBは45°となるように内側に振る。ガイドの方向性については，あらかじめAMポータルから外側顆間後縁に向けてガイドワイヤーを刺入しておくと脛骨刺入部の目安となる **図11** 。

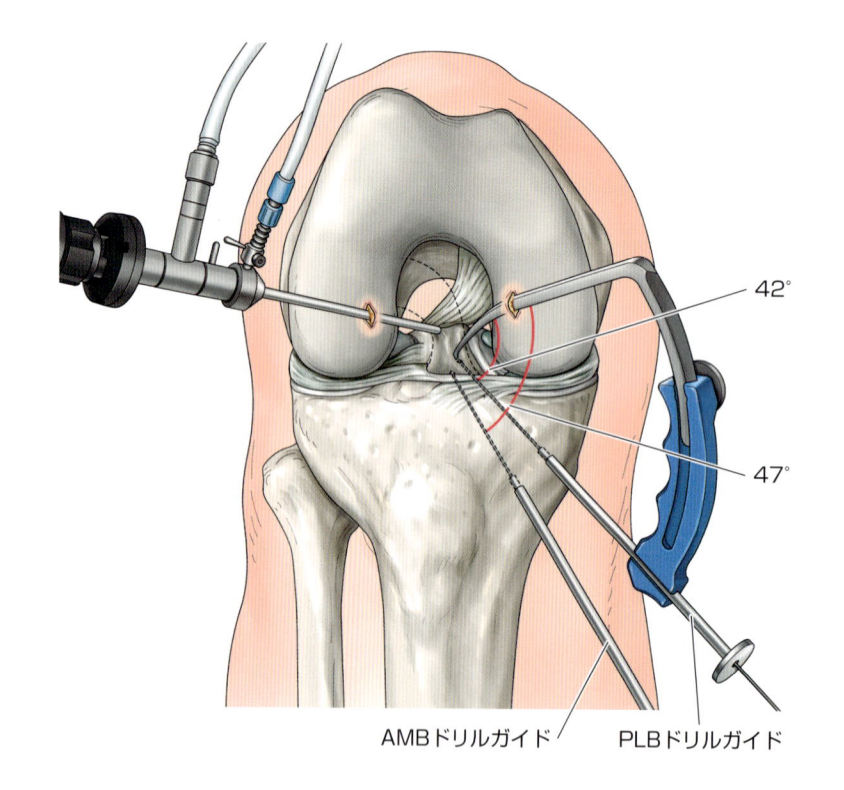

42°

47°

AMBドリルガイド　　PLBドリルガイド

図10 TT法での脛骨骨孔の作製

TT法における脛骨骨孔のガイドワイヤー刺入位置。TT法の脛骨骨孔位置は，OI法，TP法と比較してより近位に作製する。

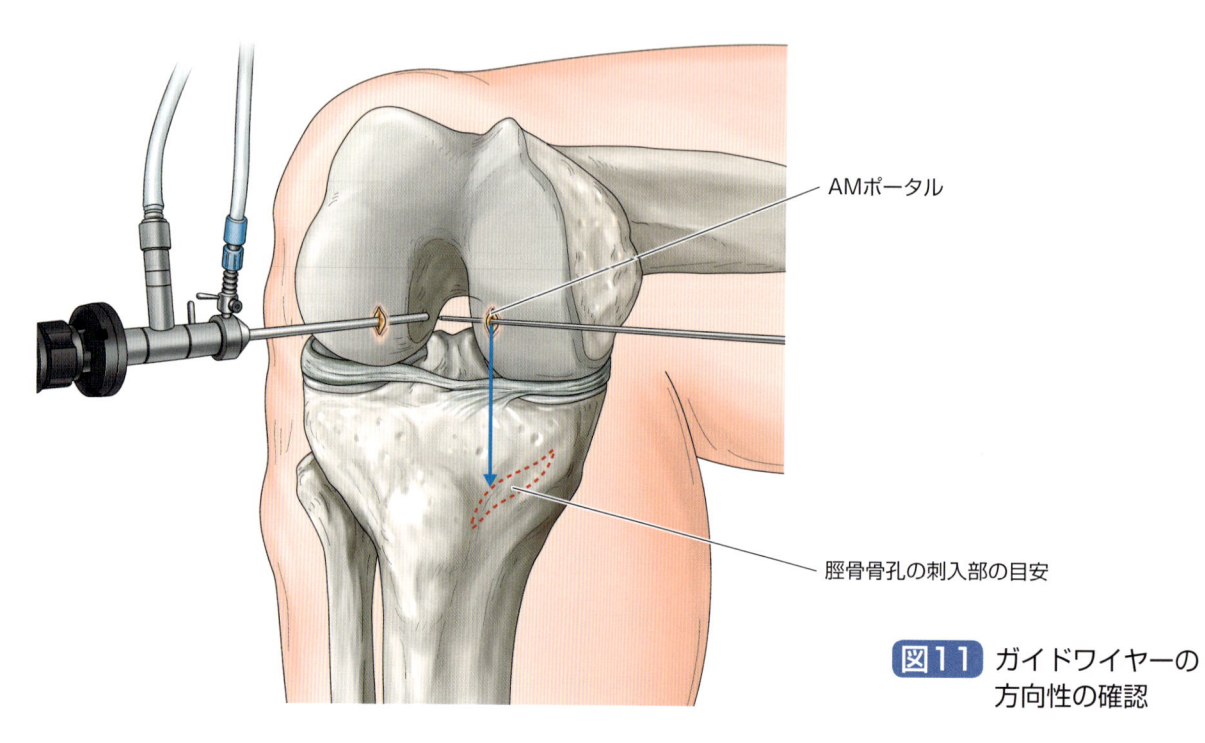

AMポータル

脛骨骨孔の刺入部の目安

図11 ガイドワイヤーの方向性の確認

28

　移植腱径のオーバードリルは手前20mmの深さまでとし，さらに関節内へは ENDOBUTTON◇ drillにて4.5mm径の骨孔をまず作製し，関節内側の骨孔拡大は鏡視にて確認しながら，曲ヤスリを用いて骨孔拡大を行う **図12** ことで内側脛骨関節面の損傷を防ぐ[3]。

コツ&注意　NEXUS view

　脛骨骨孔位置はOI法，TP法と比較して，より近位に作製する必要があるため，脛骨骨孔作製時のドリリングの際に脛骨内側関節面を損傷する危険性を伴う。特にPLB骨孔作製時には注意する。著者らはPLB骨孔作製時はガイドワイヤー刺入後，移植腱径のオーバードリルは手前20mmの深さまでとし，次いでENDOBUTTON◇ drillにて4.5mm径の骨孔を作製し，関節内側の骨孔拡大は鏡視にて確認しながら，骨ヤスリを用いて骨孔拡大を行っている。

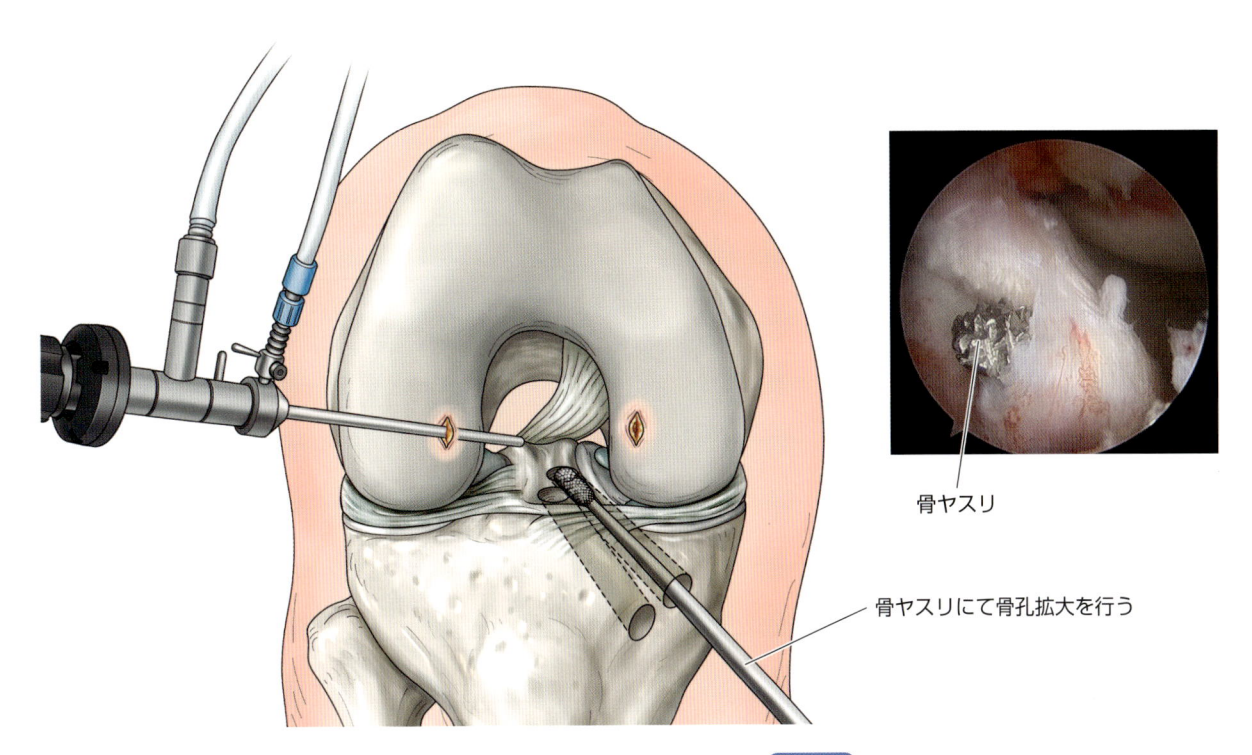

骨ヤスリ

骨ヤスリにて骨孔拡大を行う

図12 TT法におけるPLB脛骨骨孔の拡大

TT法での大腿骨骨孔の作製

・PLB骨孔の作製

　あぐら座位として操作を行う。通常PLB骨孔の作製から行う。ガイドワイヤーを
PLB脛骨骨孔に通し関節内に刺入する 図13a 。必要があればALポータルからプロー
ブを挿入し，ACL遺残組織を避けたりガイドワイヤー先端を至適位置へガイドする。

　TP法と同様にワイヤー先端が滑らないように確認しながらハンマーで叩き進め，ワ
イヤーの先端を固定した後に膝屈曲を増して骨孔の方向を適正化し，大腿骨外側皮質
までドリルを進める 図13b 。

　次にENDOBUTTON◇ drillにて4.5mm径の骨孔を作製し 図13c ，目盛り付きプ
ローブにて骨孔長を計測する 図13d 。

・AMB骨孔の作製

　次いでAMB骨孔の作製をAMB脛骨骨孔を用いて同様に行う。AMB骨孔，PLB骨孔
の拡大はTP法と同様に，移植腱径に応じてMダイレーターを用いて適切な方向に骨孔
拡大を行う。

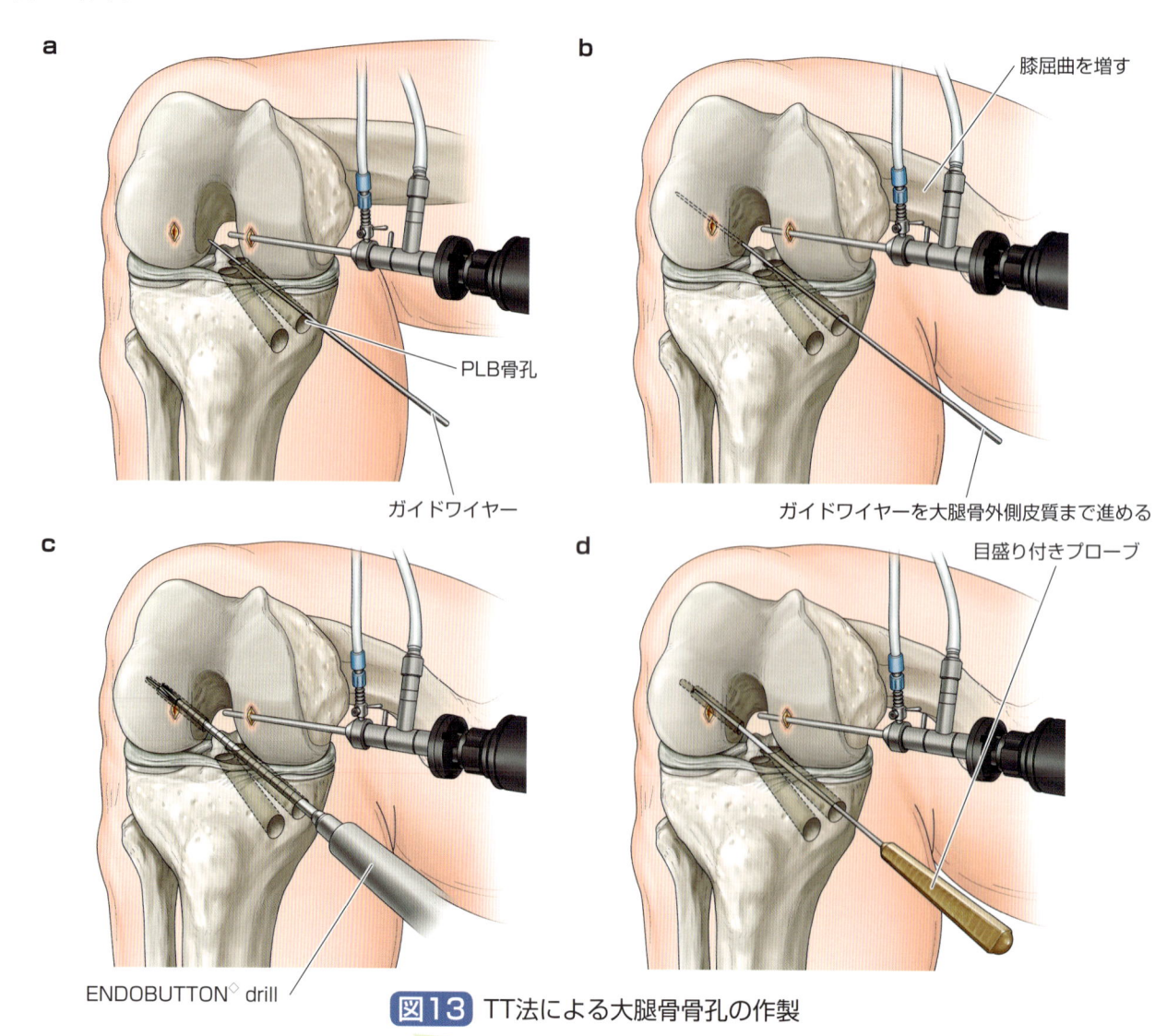

a

膝屈曲を増す

PLB骨孔

ガイドワイヤー

ガイドワイヤーを大腿骨外側皮質まで進める

目盛り付きプローブ

ENDOBUTTON◇ drill

図13 TT法による大腿骨骨孔の作製

a：PLB骨孔ガイドワイヤーの刺入位置を決定し，ハンマーでワイヤー先端を打ち込む。
b：膝屈曲を増した肢位としガイドワイヤーを大腿骨外側皮質まで進める。
c：膝屈曲を保持した状態でENDOBUTTON◇ drillにてオーバードリルする。
d：目盛り付きプローブにて骨孔長を計測する。

5 移植腱の導入

　移植腱は，OI法，TP法ではリード糸（5号テフデッサー，河野製作所）を用いて導入し，TT法ではPassing Pin（Smith & Nephew社）を用いて関節内へ導入する。

OI法での移植腱の導入

　OI法では，あらかじめPLB，AMBの順に，脛骨骨孔より鋭匙鉗子を挿入して大腿骨骨孔に通しておいたリード糸を脛骨側がループとなる状態で拾っておく **図14**。

　移植腱の導入はPLBから行う。PLB用のリード糸のループに移植腱の大腿骨側のENDOBUTTON◇にかけた3本の5号テフデッサーを通し，リード糸を大腿外側から引き上げることによってENDOBUTTON◇に通した糸を大腿外側に引き出す。ENDOBUTTON◇にかけた5号テフデッサーを大腿外側から引き上げ移植腱を関節内に導入し，2本目のマークまで移植腱を大腿骨骨孔内に挿入する。フリップ糸を引っぱりENDOBUTTON◇をフリップさせ，移植腱を1本目のマークまで遠位に引き戻すことにより固定する。AMBの導入も同様に行う。

> **コツ&注意　NEXUS view**
>
> 　AMB・PLB用のリード糸の走行に問題がないか（PLB用のリード糸がAMB用のリード糸の後方を通っているか，糸の絡まりなどがないか），移植腱導入前に必ず確認しておく。著者らはAMB用のリード糸とPLB用のリード糸を色分けして使用し，確実に区別できるようにしている。

a
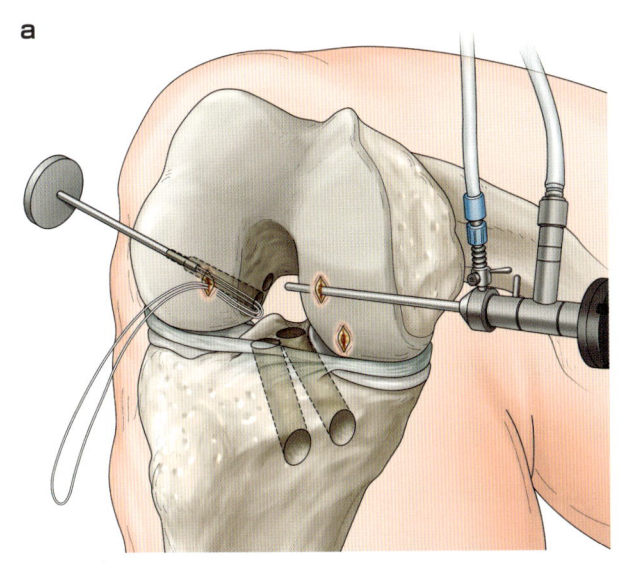

b
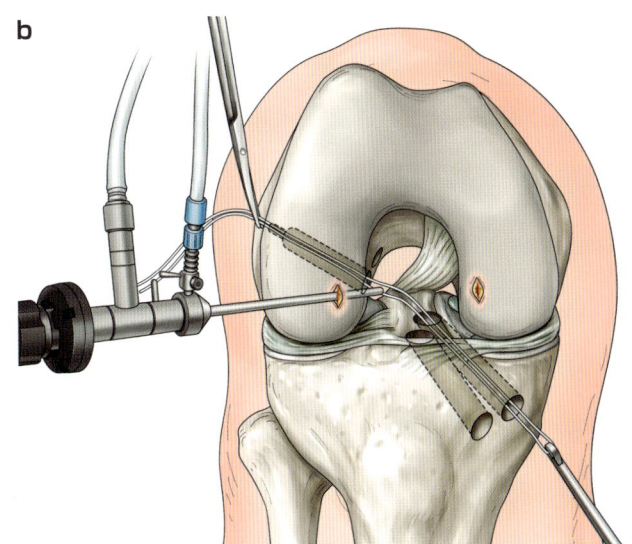

c
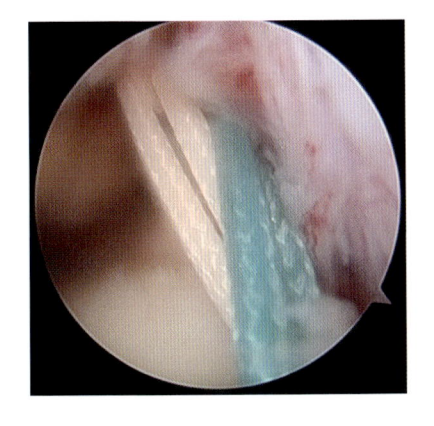

図14 OI法における移植腱リード糸の準備

a：大腿外側からスーチャーレトリバーを用いてリード糸を大腿骨骨孔に通し，ALポータルへ引き出した状態。
b：脛骨骨孔より鋭匙鉗子を挿入してリード糸を関節内で拾い，脛骨側がループとなる状態とする。
c：鏡視像にてPLB用の糸（白）がAMB用の糸（青）の後方を通っていることを確認する。

TP法での移植腱の導入

TP法では，まずPLB用のリード糸の準備から行う。Passing PinをFAMポータルから大腿骨側のPLB骨孔に通し，大腿骨孔を作製した際と同程度まで膝屈曲位として，Passing Pin先端を大腿外側の皮膚上まで出しておく。

次いでPassing Pin末側にリード糸を脛骨側がループとなるように通し **図15a**，大腿外側からPassing Pinを引き抜いて，リード糸のみ大腿骨骨孔内に通した状態とする **図15b**。

次いで，**図14b** のようにPLB脛骨骨孔から鋭匙鉗子を挿入して大腿骨骨孔に通しておいたリード糸を拾っておく。AMB用のリード糸の準備も同様に行う。移植腱の導入と固定は，リード糸を介してOI法と同様に行う。

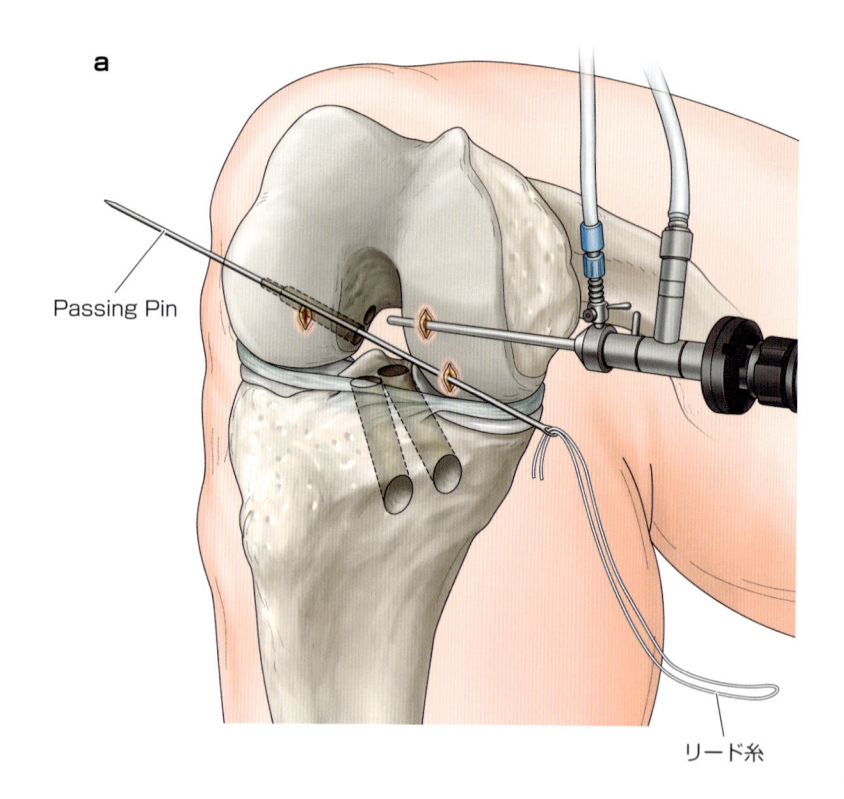

a

Passing Pin

リード糸

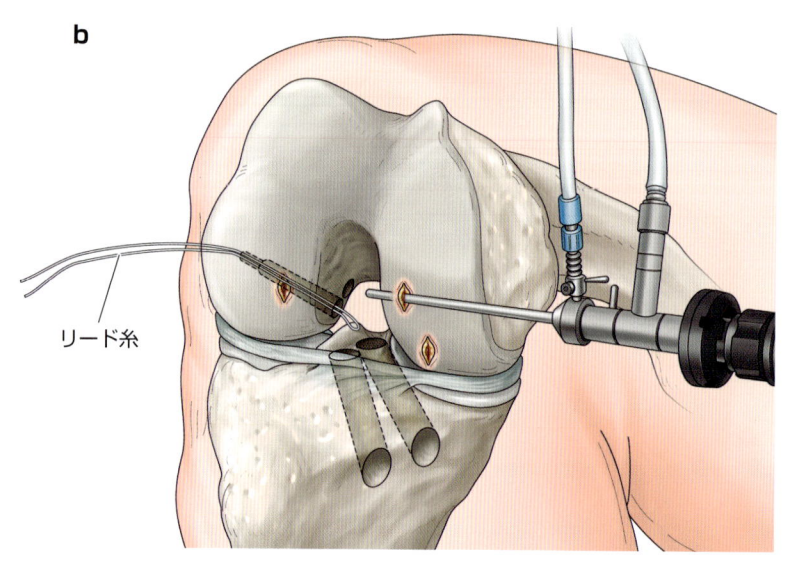

b

リード糸

図15 TP法における移植腱リード糸の準備

a：Passing PinをFAMポータルからPLB大腿骨骨孔に刺入し，膝深屈曲位で大腿外側皮膚上まで進め，Passing Pin末側にリード糸を脛骨側がループとなるように通す。

b：Passing Pinを大腿外側から引き抜きリード糸のみ大腿骨骨孔内に通した状態とする。**図14b** のように，PLB脛骨骨孔から鋭匙鉗子を挿入して大腿骨骨孔に通しておいたリード糸を拾い，脛骨側がループとなる状態とする。

TT法での移植腱の導入

　TT法では，PLBの導入から行う。Passing PinをPLB脛骨骨孔から大腿骨骨孔に通し，先端を大腿外側の皮膚上まで出しておく。

　次いでPassing Pin末側に糸で小さなループを作製し，そのループに移植腱の大腿骨側のENDOBUTTON◇にかけた3本の5号テフデッサーを通す 図16 。

　次いでPassing Pinを大腿外側から引き抜いてENDOBUTTON◇に通した3本の5号テフデッサーを大腿外側に導き出す。以後はOI法，TP法と同様に5号テフデッサーを大腿外側から引き上げ移植腱を関節内に導入し固定する。AMBの導入も同様に行う。

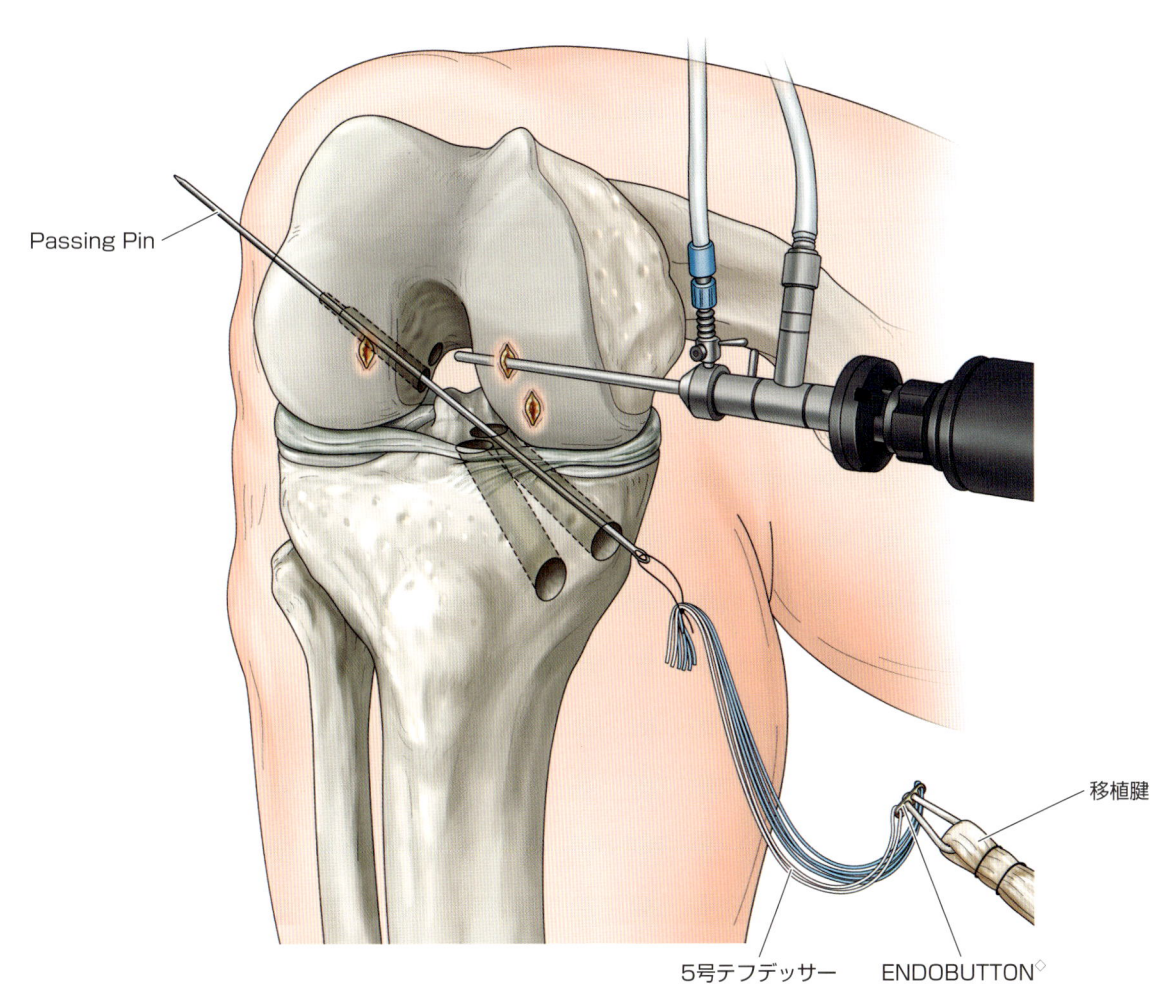

図16 TT法における移植腱の導入

33

6 移植腱の脛骨側の固定

　膝窩部に台を置いて膝屈曲20°とし，AMB，PLBの順に固定を行う。初期張力は移植腱中央の断面積に合わせて，6.5mm径，6mm径，5.5mm径，5mm径の場合に30N，25N，21N，17Nとしている。アンカーステープルにばねばかりで一定の張力を与えながらpull out 固定する。SE™（Stress Equalization）Graft Tensioning System（CONMED社）を用いると，移植腱にかける初期張力はより定量的になる 図17 。

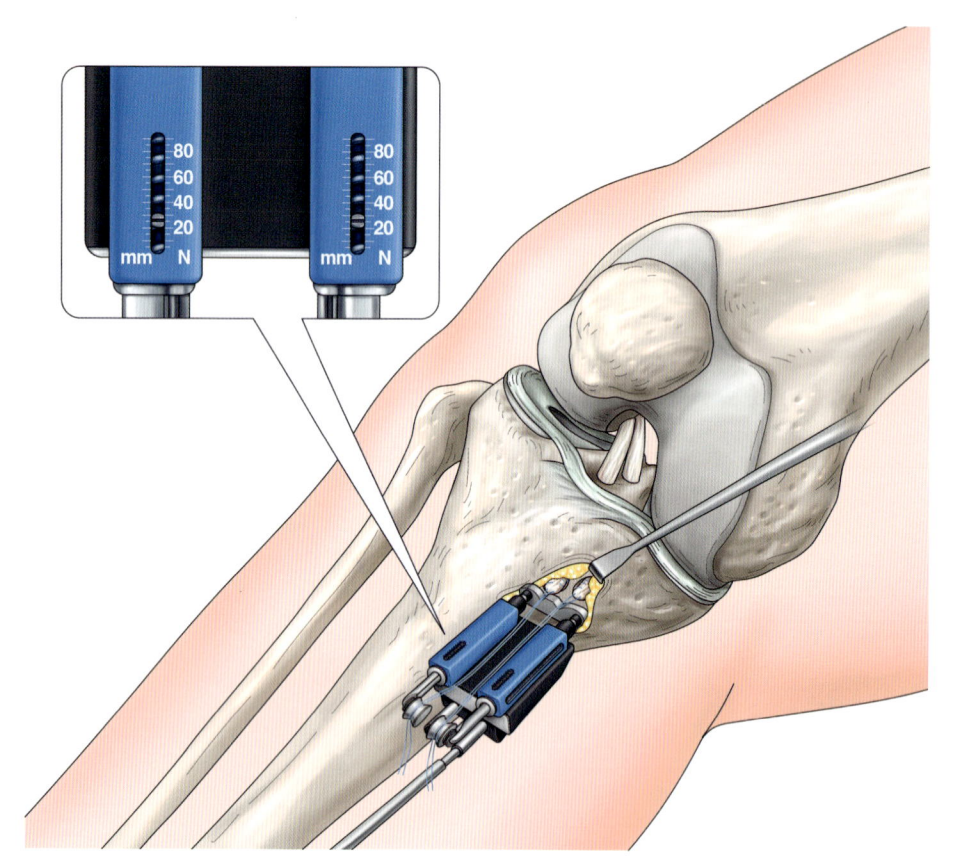

図17 脛骨側の固定

SE™ Graft Tensioning Systemを用いた移植腱の径に合わせた初期張力の設定により固定する。

　移植腱固定後に関節鏡にて再建靱帯を最終確認する 図18 。再建靱帯の緊張度，張力パターンをチェックする。また膝を完全伸展させ，インピンジメントが生じないか確認しておく。通常，遺残組織を温存してもインピンジメントは生じない。

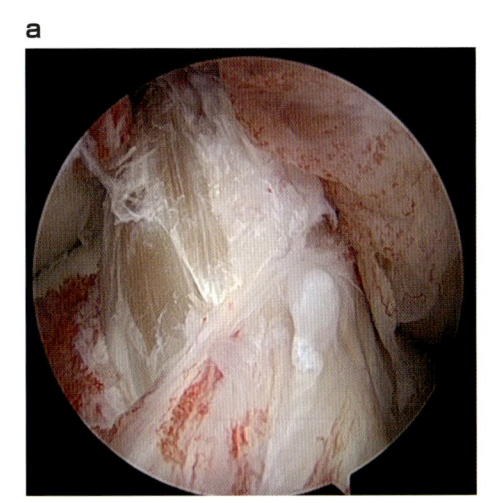 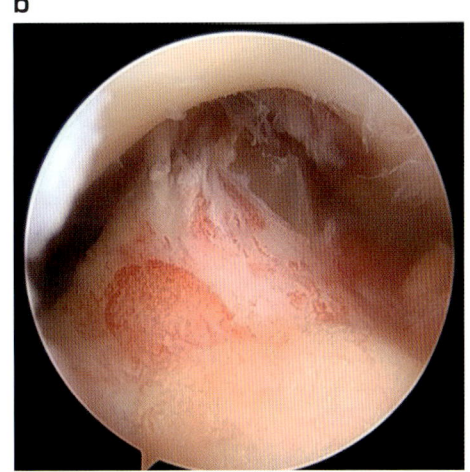

図18 移植腱固定後の鏡視像
a：下垂位での再建靱帯
b：膝を完全伸展させ，インピンジメントが生じないことを確認する。

文献
1）Robin BN, Jani SS, Marvil SC, et al. Advantages and Disadvantages of Transtibial, Anteromedial Portal, and Outside-In Femoral Tunnel Drilling in Single-Bundle Anterior Cruciate Ligament Reconstruction：A Systematic Review. Arthroscopy 2015；31：1412-7.
2）Muneta T, Koga H, Nakamura T, et al. A new behind-remnant approach for remnant-preserving double-bundle anterior cruciate ligament reconstruction compared with a standard approach. Knee Surg Sports Traumatol Arthrosc 2015；23：3743-9.
3）Siebold R, Schuhmacher P. Restoration of the tibial ACL footprint area and geometry using the Modified Insertion Site Table. Knee Surg Sports Traumatol Arthrosc 2012；20：1845-9.

◇Trademark of Smith ＆ Nephew

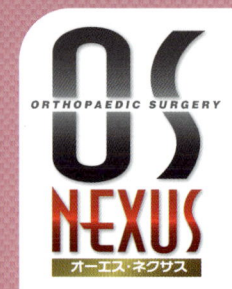

Ⅰ. 靱帯縫合・再建法

成長線開存例に対する
ACL再建術の落とし穴

神戸大学大学院医学研究科整形外科学 **星野　祐一**
神戸大学大学院医学研究科整形外科学 **松下　雄彦**
神戸大学大学院医学研究科整形外科学 **黒田　良祐**

Introduction

　成長線（骨端線）が開存している症例に対する前十字靱帯（anterior cruciate ligament；ACL）再建術では，成長線を損傷することを許容するか否かが術式の選択に強く影響する。通常のACL再建術を行う場合，移植腱を挿入固定する骨孔が成長線に交錯し，成長線を損傷することが危惧される。成長線を貫くように作製した骨孔でACL再建術を行うと成長に伴い骨変形が生じるということが報告されており[1]，術後の骨成長が大きい症例においては成長線と交錯しないように骨孔を作製することが望ましい。成長線を損傷しない手術法によるACL再建術で治療した症例は，保存療法を行った症例よりも，スポーツ復帰やその後の軟骨・半月板損傷の発生において良好な成績が得られるとされているが，一方で，通常の成人に行う手術法に比べて再断裂率などが高いと報告されている[2]。従って，個々の症例において，今後の骨成長の見込みやスポーツ活動などの制限が行えるかといった事項を検討し，手術適応および手術法を検討すべきである。

　著者らは，成長線が開存している例では可能な限りにスポーツ活動制限を行い，骨成長を待って通常のACL再建術を行うことを勧めるが，スポーツ活動レベルが高く，長期にわたるスポーツ活動制限を許容できない症例において，上記のようなことを説明・同意のうえで手術療法を行うこととしている。

　成長線を温存する手術手技としては，大腿骨で成長線より遠位，脛骨で近位の骨端内に骨孔を作製する方法[2,3]と，骨孔を作製せず，大腿骨で成長線より近位，脛骨で遠位の骨幹端に移植腱を固定する方法[4]が挙げられる。

　大腿骨の骨孔はoutside-inでのドリリングを用いることで解剖学的に良好な位置に十分な長さをもって骨孔を作製できることが多い。一方，脛骨側の骨孔は骨端に収めようとすると骨孔を脛骨プラトーに対してかなり斜めに作製する必要があり，骨孔長が短くなってしまうことや，骨孔が成長線に近接してしまう問題が生じる。従って著者らは，大腿骨側は骨端に骨孔を形成し，脛骨は骨孔を作製せず，成長線より遠位の骨幹端にpost-screwで固定する方法を用いている **図1**。

術前情報

●適応と禁忌

　回旋不安定性が高度であり，スポーツや日常生活動作（ADL）が困難な場合，長期にわたるスポーツ活動制限が困難な場合に手術が検討される。成長線の閉鎖までスポーツ活動の制限や変更などで不安定性が生じずに過ごせる場合，成長線閉鎖後に通常通りのACL再建術を行うことが望ましい。

　移植腱には，主にハムストリングス筋腱などの軟部組織（腱）を使用する。膝蓋腱を使用して成長線に骨組織が移植されると，成長線の早期閉鎖が起こる危険性が高い。

手術進行

1. 手術台および透視装置の準備
2. 移植腱採取
3. 移植腱の作製
4. 関節鏡による関節内病変の確認
5. 大腿骨骨孔作製位置の決定
6. 大腿骨骨孔作製
7. 脛骨側の軟部組織トンネル作製
8. 移植腱の挿入と固定
9. 後療法

●麻酔

　基本的に全身麻酔を用いる。腰椎麻酔も可能ではあるが，術前後の血圧の変動には注意を要する。

●手術体位

　仰臥位にて大腿部に駆血帯を装着し，大腿部をニーホルダーにて固定して下腿以遠は下垂位とする。

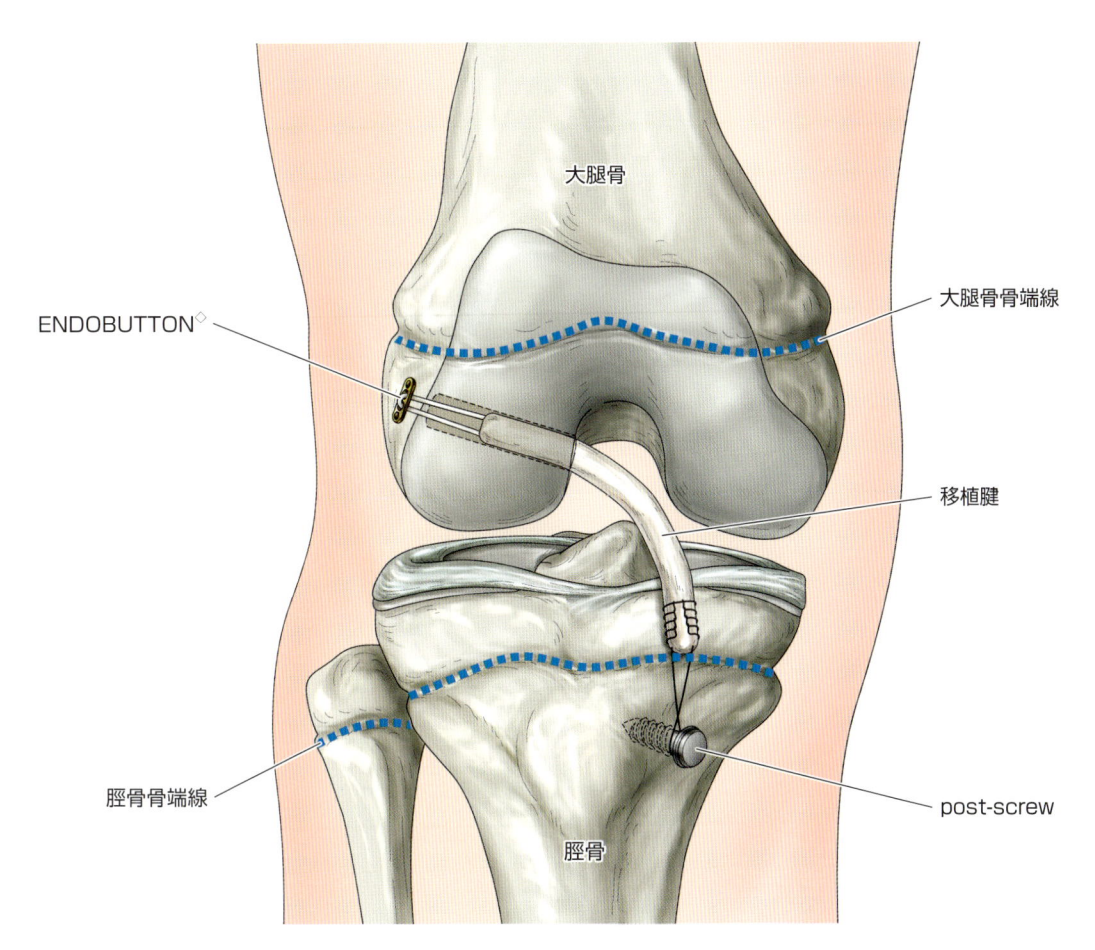

図1 当科におけるphyseal sparing法によるACL再建術

大腿骨には骨端に骨孔を作製し，脛骨は骨孔を作製せず，脛骨骨幹端にpost-screwを立て，移植腱を固定する。

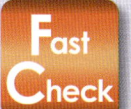

❶不安定性が強く，スポーツ活動を変更・制限できない場合に手術が選択される。
❷術後の骨成長が多く予想される場合，成長線を避けた骨孔を作製する術式が選択される。
❸移植腱としてはハムストリングス筋腱が選択される。

1 手術台および透視装置の準備

　手術台上仰臥位にて，両下肢を手術台から下垂させ，患肢は駆血帯を使用したうえでニーホルダーにて膝90°の屈曲位に固定する。健側下肢は極力股関節を外転させ透視装置の障害にならない位置へ固定する。

　術前に透視装置を膝（大腿骨顆部）の真側面がとらえられるような位置に合わせ，術中に助手が同じ位置に透視装置をセットできるように床にマーキングなどを施しておく 図2 。いったん，透視装置を除けて患肢を消毒し，手術準備に入る。

落とし穴 NEXUS view

　大腿骨を90°より浅い角度になると内側ポータルから観察しても付着部がPCLの影に入ってしまい，観察が困難になる。大腿骨を90°に固定することが，術中関節鏡操作においてACL大腿骨付着部位置を確認するのに重要である。

　透視装置のセッティングの際に健側下肢が透視装置の邪魔にならないように注意する。手術時に透視装置はいったんこの位置から離れるので，術中にアシスタントが透視装置を再び同じ位置にセッティングできるように，装置の位置，角度をマーキングしておくようにする。

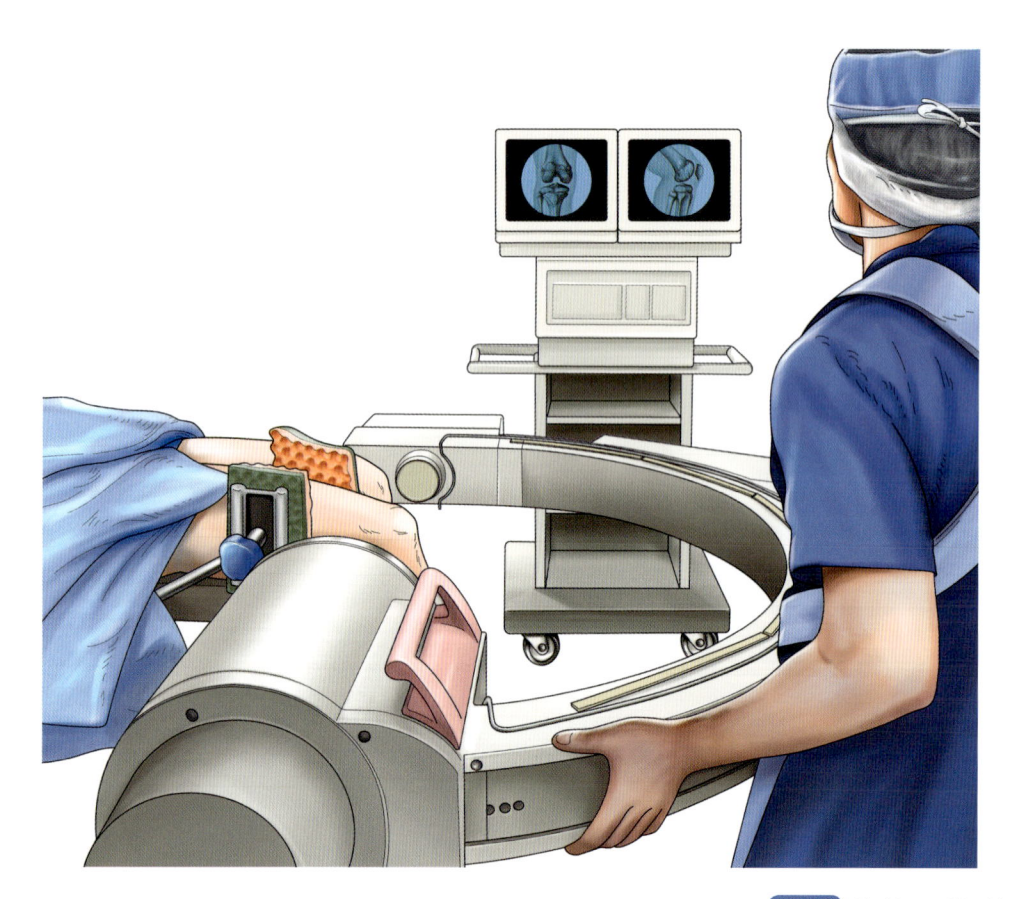

図2 術前の透視装置セッティング

大腿骨顆部に対して真側面の画像が得られるように位置を確認する。

2 移植腱採取

　駆血帯にて駆血を行ったうえで，手術は移植腱の採取から行う。

　脛骨近位内側の鵞足付着部を確認し，付着部の上縁に約3〜4cmの皮切（斜切開）を加える。鵞足より半腱様筋腱を単離同定し，テンドンストリッパーを用いて採取する 図3。

> **落とし穴 NEXUS view**
>
> 皮切の位置に注意する。最後にpost-screwをこの移植腱採取に用いた創から挿入固定するので，脛骨成長線よりも遠位で，かつ鵞足よりも近位で皮切を形成する。

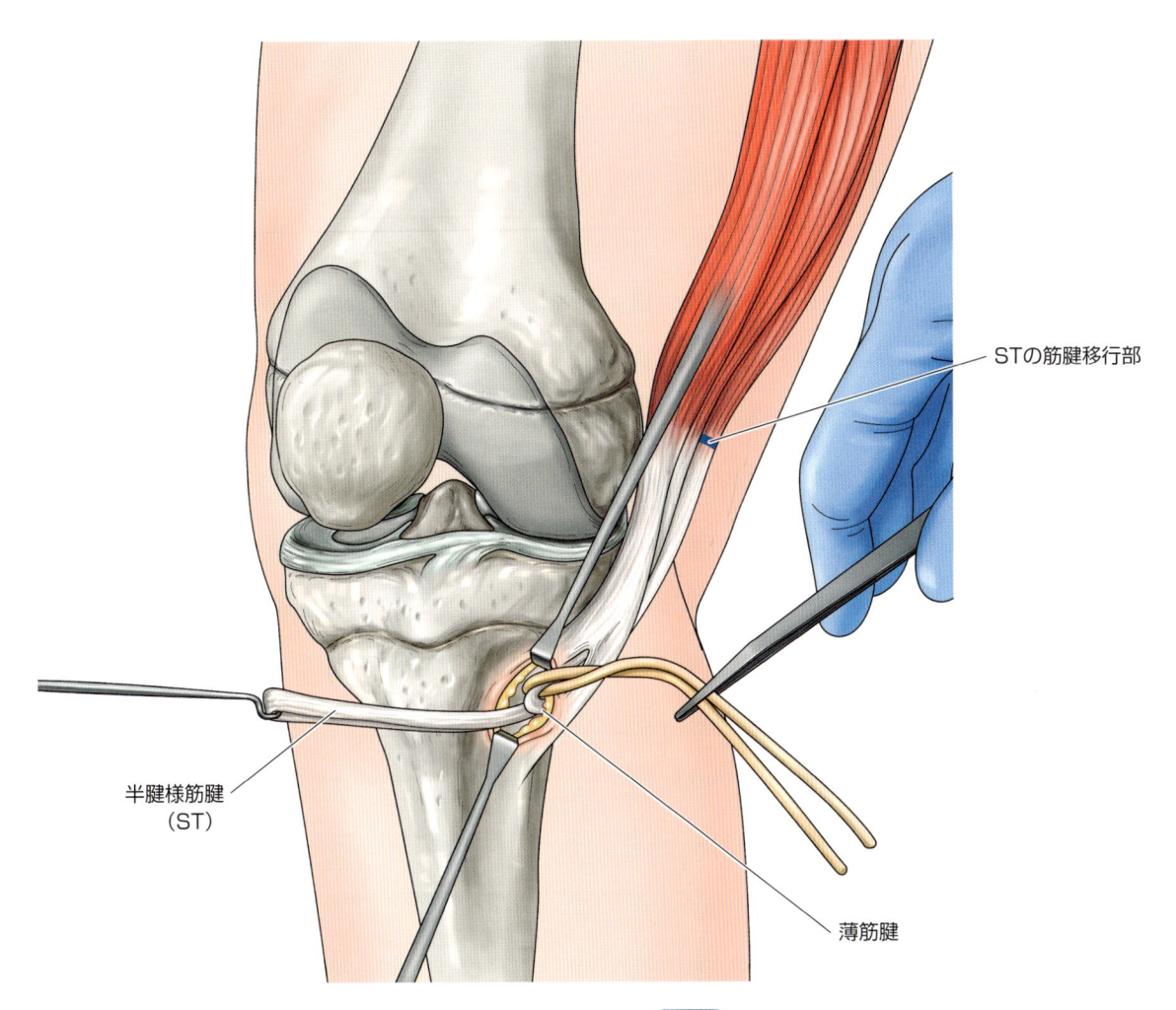

STの筋腱移行部

半腱様筋腱（ST）

薄筋腱

図3 移植腱の採取

皮切は後のpost-screwを打つ位置を考えて作製する。薄筋腱（ネラトンカテーテルチューブにてマーキング）を同定し内側上方へよけ，半腱様筋腱はテンドンストリッパーで近位を筋腱移行部で切除する。

3 移植腱の作製

　脛骨付着部で切離した半腱様筋腱から筋組織を除去し 図4a，腱組織のみを使用する 図4b。

　移植腱長は患者の体格にもよるが，著者らの手術法においては7cm以上あることが望ましい。太さも患者の体格に応じて5〜6mmの太さが得られるように移植腱を3〜4重折りとして調整する 図4c。この際に長さや太さが不足している場合，薄筋腱を追加で採取することで補足する。

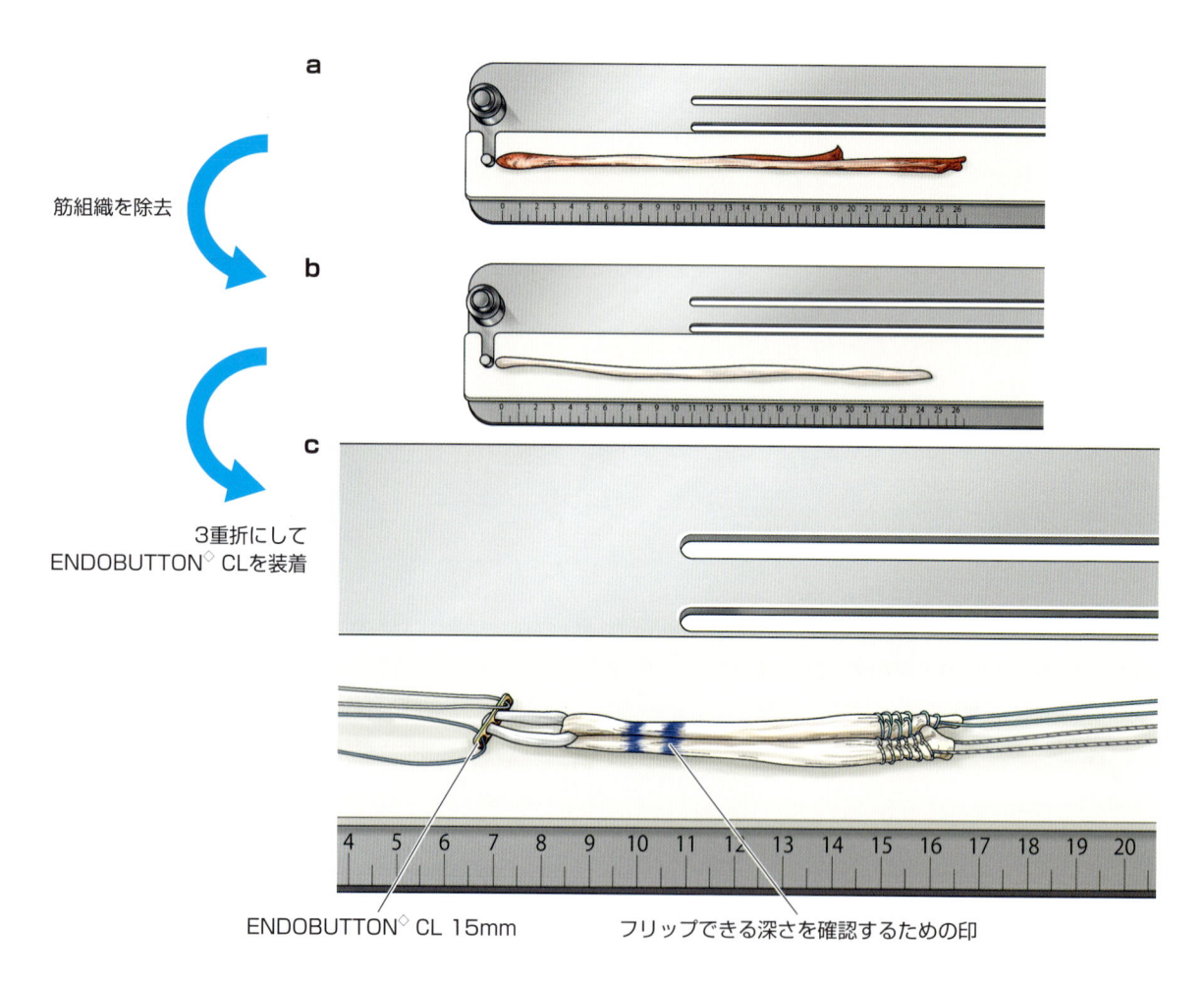

筋組織を除去

a

b

3重折にして
ENDOBUTTON◇ CLを装着

c

ENDOBUTTON◇ CL 15mm　　　フリップできる深さを確認するための印

図4 移植腱の作製

大腿骨側の固定はENDOBUTTON◇ CL（Smith & Nephew社）を用いている。脛骨側はpost-screwへ締結するため，2号FiberWire[R]を2本の移植腱の脛骨側に縫い付けている。24cmの半腱様筋腱を3重折として7.5cmの移植腱長を確保した。
a：採取した半腱様筋腱
b：腱組織のみ
c：完成したハムストリング腱の移植腱

4 関節鏡による関節内病変の確認

通常通りの関節鏡視を行い，ACLの断裂状態を確認するとともに半月板や軟骨の合併損傷の有無について検索し，必要に応じて追加処置を施す。ACLの断裂したremnant（遺残組織）は確認のうえで十分に掻爬する 図5。

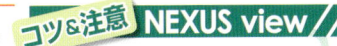
コツ&注意 NEXUS view

外側ポータルの位置は，次に同部から挿入するoutside-inの骨孔作製ガイド機器が適正な位置に置けるように，なるべく膝蓋腱に近い位置で作製することが望ましい。

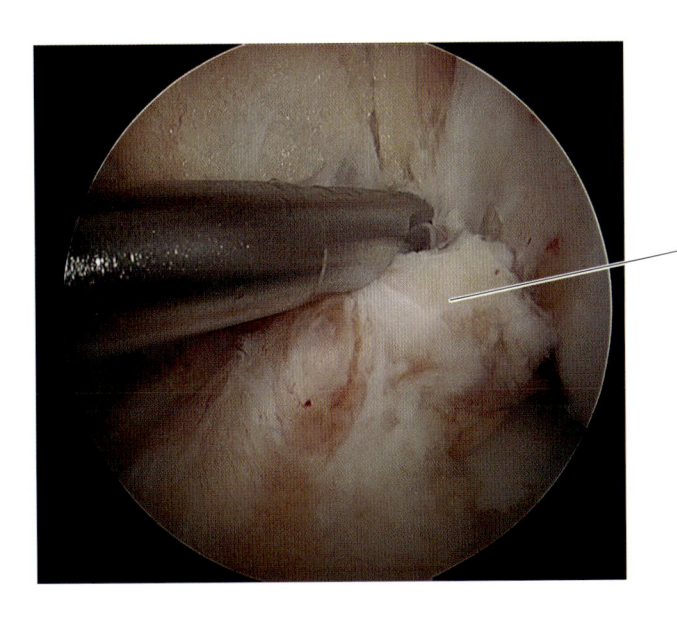

ACLの遺残組織

図5 ACL遺残組織の掻爬

5 大腿骨骨孔作製位置の決定

大腿骨骨孔はACLの解剖学的付着部のなかに収まるように作製する。ACLの解剖学的付着部は，大腿骨顆間部外側の遠位後方から近位前方へ斜めに広く付着しているが，その中央に5～6mm径の骨孔を設置する。

まず，大腿骨顆間部外側に付着しているACLのremnantを十分に除去し，radiofrequency deviceを用いて骨孔中央部になる部分をマーキングする。

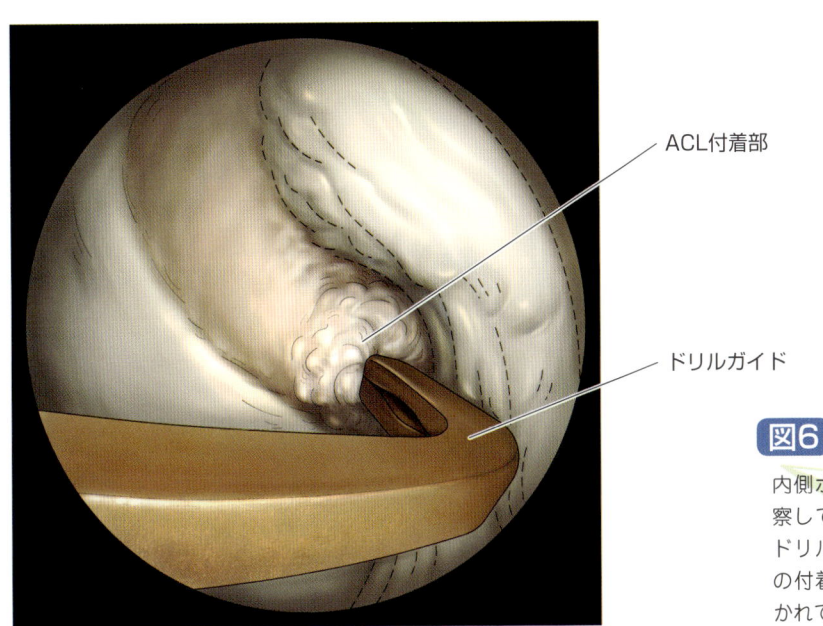

ACL付着部

ドリルガイド

図6 術中鏡視像

内側ポータルから顆間部外側壁を観察している。大腿骨骨孔作製位置にドリルガイドを設置している。ACLの付着部の中央にガイドの先端が置かれている。

先にマーキングした位置へ外側ポータルからoutside-inの骨孔作製ガイド機器を挿入し，その先端を保持する 図6 。その状態で骨孔作製位置が成長線に被っていないかを透視下に確認する 図7 。

透視装置は清潔にカバーしたうえで術前に設定した位置へ持っていくことで，関節鏡視を行いながら同時に透視像が確認できる 図8 。

関節内の骨孔出口が解剖学的付着位置の内部に収まることを関節鏡で，骨孔が成長線から十分に離れた位置であることを透視像で同時に確認する。

コツ&注意 NEXUS view

本手術法においては，解剖学的に良好な大腿骨骨孔位置と成長線を障害しない骨孔位置の両立が最も重要なポイントである。この両者を同時に確認しながら関節鏡操作が確実にできるように，透視装置などのセッティングには術前から気を配っておくことが大切である。

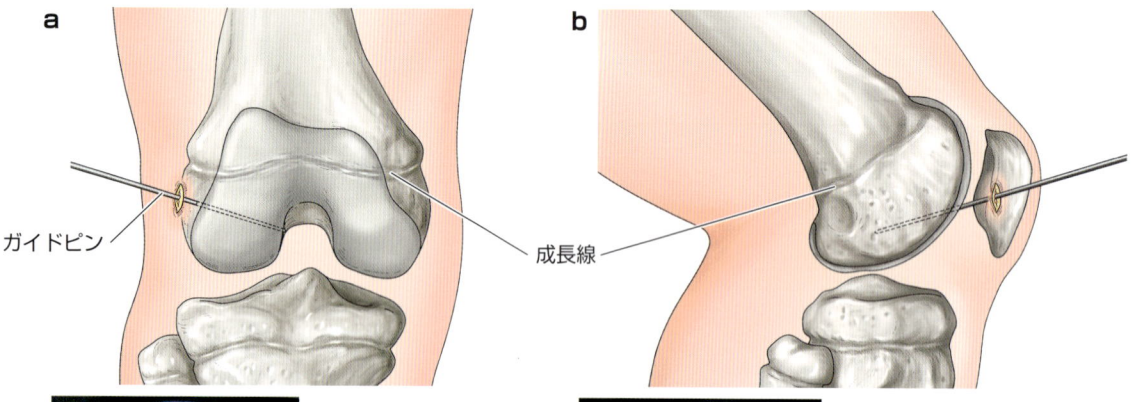

ガイドピン　　成長線

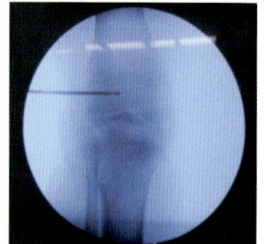

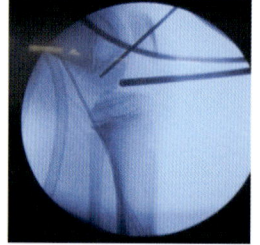

図7 術中透視正・側面像

ガイドピン刺入後。大腿骨骨孔を作製するためのガイドピンが成長線よりも遠位に位置していることを確認する。
a：正面像
b：側面像

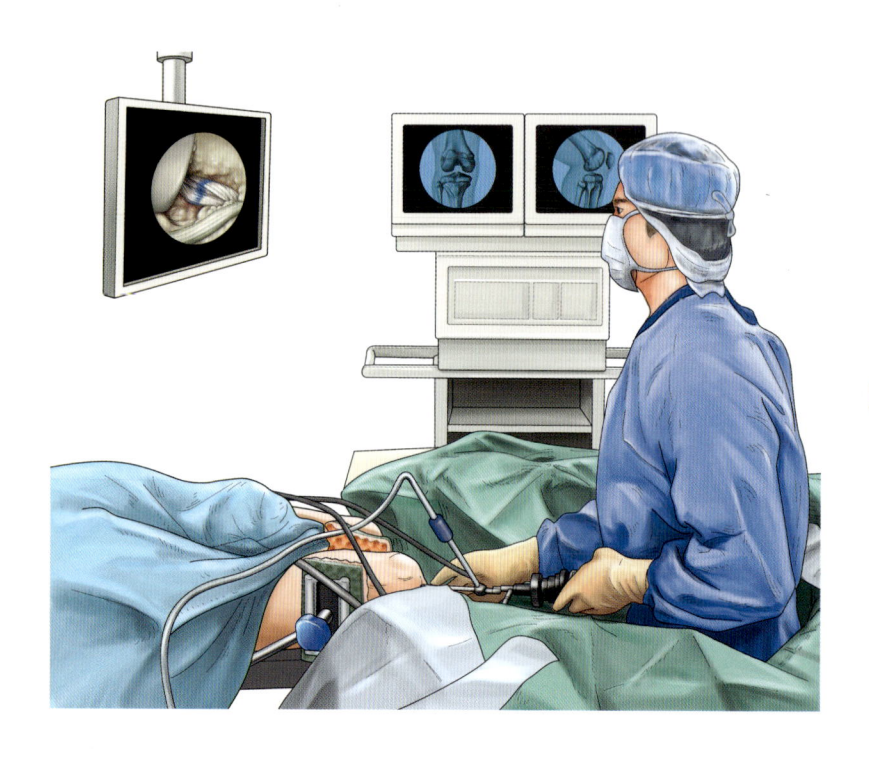

図8 術中の概観

関節鏡を操作しながら透視像にて大腿骨骨孔作製位置が成長線に交錯していないかを確認している。術者の正面には関節鏡のモニターがあり，術者の右側には透視像のモニターが設置され，術者は両者を同時に確認できる。透視装置は清潔にカバーされており，アシスタントにより術前にセッティングした位置へ固定されている。

6 大腿骨骨孔作製

骨孔作製位置の確認ができたら，その位置を変えないようにガイドをしっかり固定し，outside-inで骨孔を作製する。ガイドピンを刺入した状態でまず骨孔長を計測し，25mm以上の骨孔長が得られることを確認する。逆行性のドリルを用いて，関節内から16〜21mm長の骨孔を作製する 図9 。この骨孔長は10〜15mmの骨孔移植腱帯長に加えてENDOBUTTON◇（Smith & Nephew社）のフリップに必要な6mmの長さを合計している。Adjustable loop typeのボタンを使用すれば骨孔内移植腱の長さだけオーバードリルすればよい。

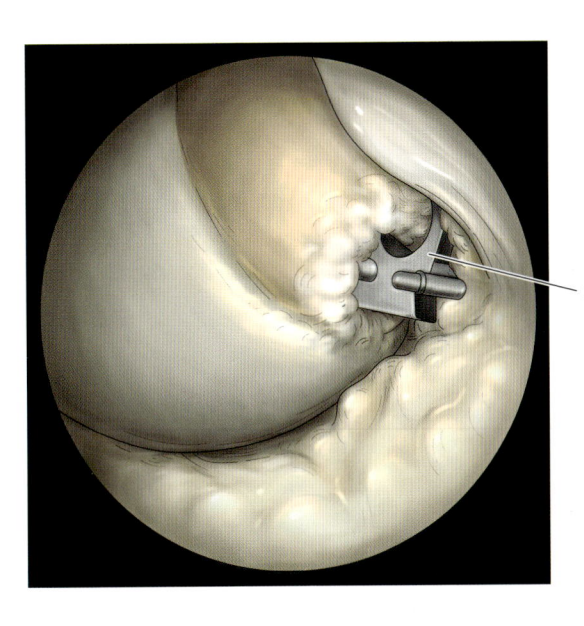

逆行性のドリル

図9 術中関節鏡視所見

内側ポータルから顆間部外側壁を観察している。先に確認した骨孔作製位置へ逆行性のドリルを用いて大腿骨骨孔を作製している。

落とし穴 NEXUS view

骨孔を作製した直後にガイドを保持し，大腿骨外顆外側の骨孔出口の位置を確認したまま誘導糸を骨孔内に留置することを忘れないようにする。ガイドをはずした後で体表から骨孔を探り，誘導糸を挿入するのは非常に困難を要する。

7 脛骨側の軟部組織トンネル作製

脛骨前面に先の移植腱採取に使用した創部から筋膜の深層を通過し，関節内のACL脛骨付着部のすぐ前方へ移植腱を挿入・固定させる軟部組織のトンネルを作製する。コッヘル鉗子を用いて脛骨前面に沿わせて近位へ鈍的に軟部組織を展開し，関節鏡視にて関節内に鉗子の先端が挿入されるのを確認する。軟部組織トンネルが前方の関節包を貫通し，膝横靱帯の下を通過していることを関節鏡視下に確認し，同トンネルに移植腱誘導糸を留置する 図10 。

コツ&注意 NEXUS view

脛骨側の軟部組織トンネルは脛骨前面を上方へ通り，脛骨プラトー前縁で骨形状に沿って後方へ向けて急激に屈曲する形状となる。その際，鉗子の先端を膝横靱帯の下（脛骨プラトーとの間）に挿入するためには，先端が十分に曲がっている鉗子を使用することが望ましい。著者らは直角コッヘル鉗子（先端1cmほどが直角に曲がった鉗子）を使用している。

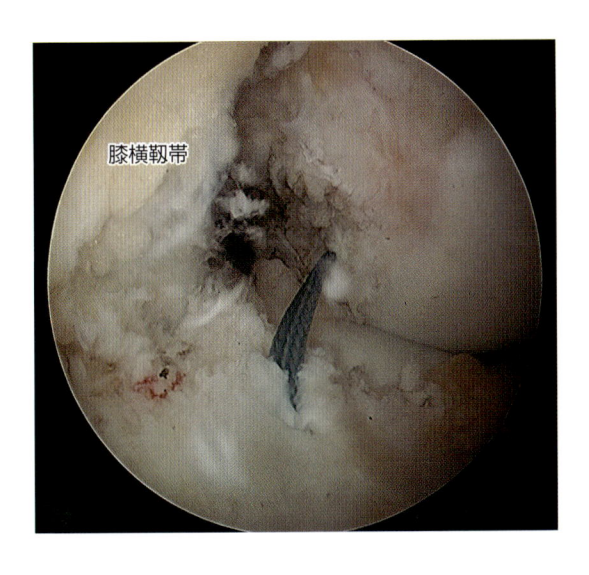

膝横靱帯

図10 移植腱誘導糸の留置

　大腿骨骨孔内に留置しておいた誘導糸と，脛骨側の皮下トンネルに留置した誘導糸を使用して移植腱を脛骨側から大腿骨骨孔内へ挿入固定する。

　大腿骨側のENDOBUTTON◇をフリップさせて固定する。次いで脛骨側はpost-screwへの固定を行う。透視下にpost-screwの作製予定位置が脛骨の成長線の遠位にあることを再度確認したうえで，post-screwを挿入する。

　最後に，靱帯に十分な牽引力を加えながら屈伸を繰り返すcyclic loadingを十分に行い，緩みを除去した後，膝を軽度屈曲（10～20°）位に保持してmanual maxの牽引力を加えながらpost-screwへ靱帯を締結する 図11，図12。

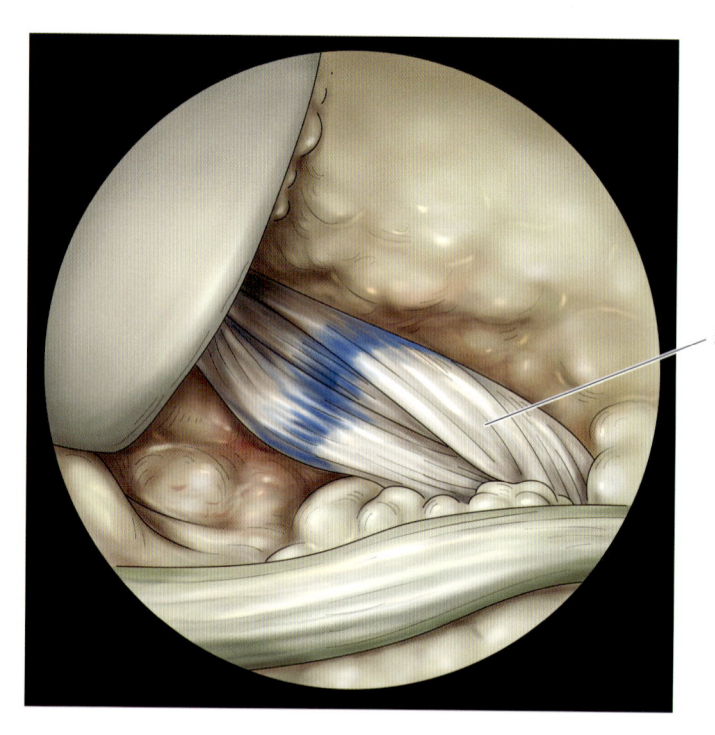

移植腱

図11 術中関節鏡視所見

外側ポータルから固定後の移植腱を観察している。移植腱は膝横靱帯の下から関節内に入ってきており，その走行は正常ACLの走行に近似している。

a　脛骨成長線

b　脛骨成長線

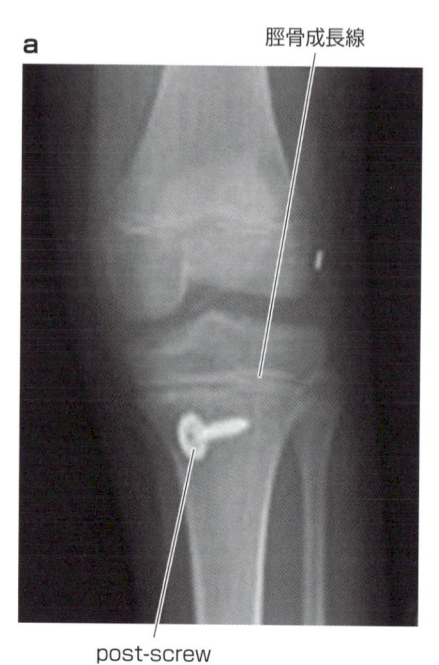

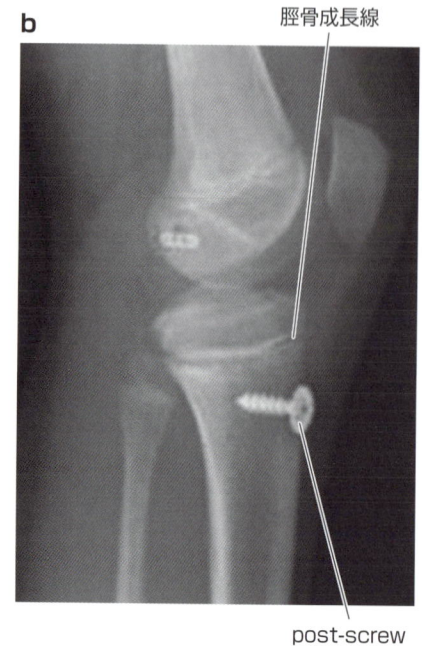

post-screw

post-screw

図12 術後単純X線
　　　正・側面像

大腿骨骨孔は成長線よりも遠位に作製されていることと，post-screwが脛骨成長線よりも十分に遠位で作製されていることが確認できる。

a：正面像
b：側面像

9 後療法

　術後2週間はニーブレイス固定にて伸展位を保持し，非荷重とする。

　術後2週間を経過してから可動域訓練を開始し，荷重を部分荷重から開始する。

　術後4週間で全荷重を許可する。

　その後のリハビリテーションは通常のACL再建術と同様のプロトコールで行い，術後4カ月でのジョギング，術後6～8カ月での競技復帰を目指す。

　半月板損傷の合併があった際にはそれに対する治療（切除もしくは縫合）によって術後早期の後療法を調整する。

文献

1) Edwards TB, Greene CC, Baratta RV, et al. The effect of placing a tensioned graft across open growth plates. A gross and histologic analysis. J Bone Joint Surg Am 2001 : 83 : 725-34.

2) Fabricant PD, Jones KJ, Delos D, et al. Reconstruction of the anterior cruciate ligament in the skeletally immature athlete : a review of current concepts : AAOS exhibit selection. J Bone Joint Surg Am 2013 : 95 : e28.

3) Anderson AF, Anderson CN. Transepiphyseal anterior cruciate ligament reconstruction in pediatric patients : surgical technique. Sports Health 2009 : 1 : 76-80.

4) Lawrence JT, Bowers AL, Belding J, et al. All-epiphyseal anterior cruciate ligament reconstruction in skeletally immature patients. Clin Orthop Relat Res 2010 : 468 : 1971-7.

5) Kocher MS, Garg S, Micheli LJ. Physeal sparing reconstruction of the anterior cruciate ligament in skeletally immature prepubescent children and adolescents. Surgical technique. J Bone Joint Surg Am 2006 : 88 Suppl 1 Pt 2 : 283-93.

◇Trademark of Smith & Nephew

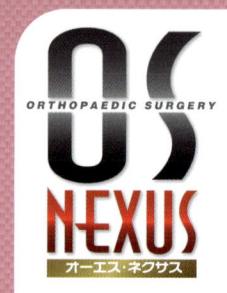

Ⅰ. 靱帯縫合・再建法

PCL再建法の落とし穴

日本鋼管病院整形外科　石川　大樹

Introduction

　膝後十字靱帯（posterior cruciate ligament；PCL）再建術は比較的難度が高く，しかも落とし穴だらけの手術である。さらにPCL再建術は膝前十字靱帯（anterior cruciate ligament；ACL）再建術と比べ成績が不安定[1]であるとされてきた。その要因の1つとして，手術症例数がACLと比べ圧倒的に少なく，手技の習熟や症例経験の蓄積が困難なことが挙げられる。

　著者らはPCL再建術には初期固定力に優れ，なおかつメカニカルストレスに強い術式の選択が重要であると考えており，ACLの約1.5倍の太さを有しているPCLに対して再建後の力学的な不安を解消するため，半腱様筋腱（semitendinosus；ST）と薄筋腱（gracilis；G）の4重折り移植腱材料を用い，骨孔の方向を工夫してメカニカルストレスを軽減した2重束再建術[2,3]を2004年より行ってきた。さらに，footprint形状が大腿骨側では曲玉状，脛骨側では三角形とそれぞれ異なり，しかも複雑な線維配列を有するPCLに対し，ACLの解剖学的2重束再建術を真似たような前外側枝（anterolateral；AL），後内側枝（posteromedial；PM）の2本の線維束での再建法では若干無理があると感じていたため，2010年からはfootprint形状と線維走行を極力模倣し，より解剖学的な配列とした3重束再建術[4]に変更して良好な術後成績を得ている。

術前情報

●手術適応

　新鮮例では，合併損傷を確認し，早急に修復術を要する側副靱帯損傷や骨折などがない場合は受傷3カ月間の硬性膝装具とリハビリテーション治療を行ってから再評価する。

①膝不安定性

　　ADL障害（スポーツ時や階段昇降時の不安定感，膝の逆折れ感など），KT-2000における患・健側差（30lb：屈曲70°前後方向不安定性）5mm以上の症例。

②膝蓋大腿関節痛

　　受傷後長期の不安定性放置例や，開放運動連鎖（open kinetic chain；OKC）の大腿四頭筋訓練を漫然と長期間行っていた症例などに多くみられる。

　以上，大きく分けるとこれら2つの愁訴があり，これらを総合的に判断して手術適応を決める。

●麻酔

　腰椎麻酔でも全身麻酔でも可能であるが，著者らは基本的に全身麻酔と硬膜外麻酔を併用している。

●手術体位

　仰臥位にて，通常の関節鏡用ドレープを用いて行う。術中の良好な鏡視野確保のため著者らは駆血帯を使用している。

手術進行

1. ポータルの作製
2. 移植腱採取
3. Graft作製
   - ・AL graft
   - ・PM graft
4. 遺残PCL除去
5. Footprint確認，
   骨孔位置マーキング
6. 骨孔作製
   - ・大腿骨骨孔の作製
   - ・脛骨骨孔の作製
7. Graft挿入・固定
8. 創閉鎖

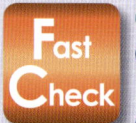
Fast Check

❶Femoral first：経脛骨骨孔手技を用いないので，大腿骨骨孔を先に作製する。

❷Killer turn回避：大腿骨，脛骨ともに関節内開口部で移植腱の急激な角度変化が起きない方向へ骨孔を作製する。

❸Inside-out drilling：関節内開口部のblow out骨折を防ぎ，ソケット状の骨孔を自由な方向に作製できるので，関節内から関節外に向けて逆行性ドリリングする。

手術手技

1 ポータルの作製

　PCL脛骨付着部は後方傾斜部の最奥に位置しているため，前方からの30°斜視鏡では鏡視が困難である。このためACL再建術で使用するポータルより3mmほど近位に作製し，さらに70°斜視鏡を使用すると脛骨後方の良好な鏡視が得られ，また手術操作も容易に行える **図1**。このことで後内側ポータルは不要となり，前方の2ポータルのみですべての手術操作が可能となる。

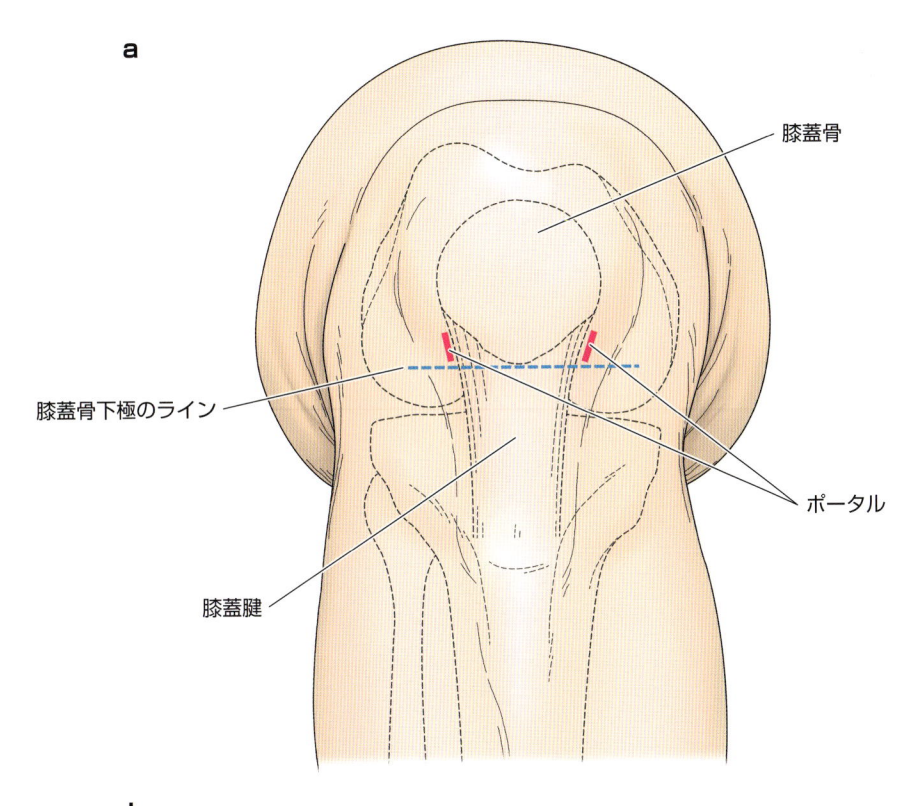

a

膝蓋骨

膝蓋骨下極のライン

ポータル

膝蓋腱

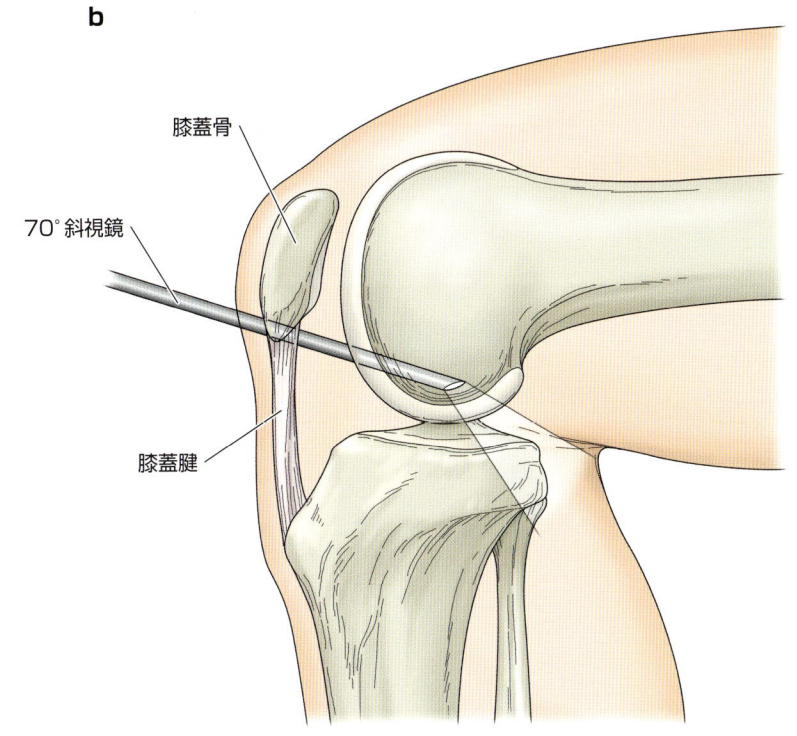

b

膝蓋骨

70°斜視鏡

膝蓋腱

図1 ポータル作製

a：膝蓋骨下極のライン（破線）より近位で膝蓋腱に沿った縦に近い斜めのポータルを作製する。

b：前方ポータルをACL再建術のときよりも近位に置き70°斜視鏡を用いると脛骨後方の良好な視野を得られる。

2 移植腱採取

鵞足部に2.5cmの皮膚割線に沿った横に近い斜皮切を置き，STとGTを両方採取する。

コツ&注意 NEXUS view

　STとGを採取する際，Gから先に採取する。STには近位に分枝があり，これを同定する際の操作でGを痛めてしまう可能性があるので，分枝がなく採取しやすいGを先に採取してからSTの同定に移ったほうがスムーズな腱採取となる。

　皮膚ペンで色を付けると皮膚割線が浮かび上がり見やすくなる。その割線に沿ってメスを走らせると術後の創が目立たなくなる。

　鵞足部の皮切は純粋に腱採取だけのために作るので，位置をACL再建のときより内側に置いたほうが腱性部分をみやすく，皮切も小さくできる。

　皮切位置の高さの目安は，STとGTの間隙の位置としている。大腿内側遠位部で触れるSTを術者の指で弦楽器のように弾くと鵞足部に響くので，反対側の指先を鵞足部に置いてその響きを触知し，位置を同定するとよい。

3 Graft作製

AL graft 図2a

　STを2重折りとしてENDOBUTTON◇ CL（EBCL）25mm（Smith ＆ Nephew社）に通し，ループ側に2mmテロス人工靱帯（Aimedic MMT社）を通し，ALP（anterolateral posterior）とする。端端部は5号FiberWire®（Arthrex社）にてベースボールグローブ縫合を加え，ALA（anterolateral anterior）としてV字graftとする。

PM graft 図2b

　AL graftと同様の方法で2重折りのGをEBCL 25mmないしはEBCL 20mmに通し，ループ側に3mmテロス人工靱帯を通してから4重折りにまとめて5号FiberWire®でベースボールグローブ縫合する。

コツ&注意 NEXUS view

　Gが極端に短い症例の場合は3重折りとして長さを調節するか，EBCL 25mmを使用して大腿骨側の骨孔内挿入部分を少なくしてgraftの関節内位置を調節する。

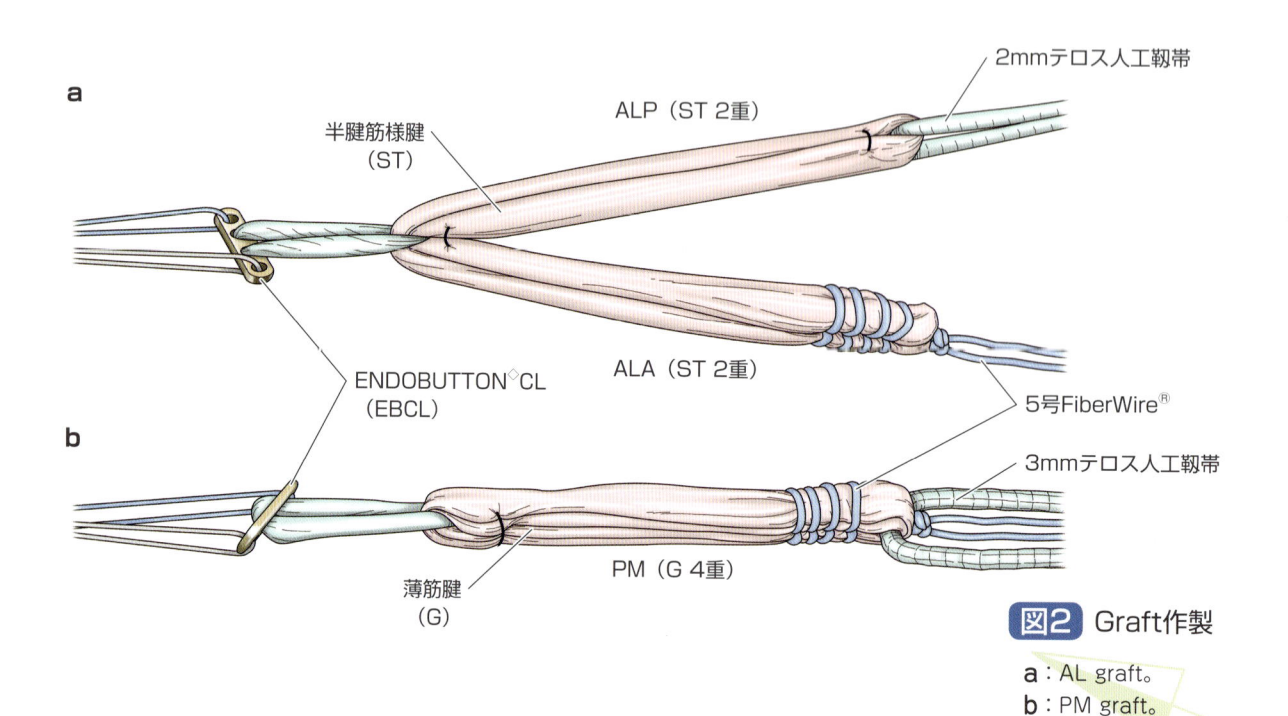

図2 Graft作製

a：AL graft。
b：PM graft。

4 遺残PCL除去

PCLは完全断裂や消失例は少なく，遺残組織が残存していることが多い。これらの遺残靱帯をある程度除去しないと正確な骨孔作製ができないばかりか，脛骨側骨孔作製時に至ってはKirschner鋼線（K-wire）やドリルの先端を確認できないことで，膝窩動・静脈や神経損傷など重篤な合併症を引き起こす可能性がある。

このため著者らは，脛骨側は70°斜視鏡と先端を曲げたシェーバーやradiofrequency（RF）デバイス［VAPR® （DePuy Synthes社）］ 図3 などを用いて，しっかり骨が出るまで郭清している 図4a 。また逆に大腿骨側は鏡視が容易なため，footprintの輪郭がはっきりする程度までシェーバーで遺残PCLを刈り取る。おおよそ2mmほど温存した状態でとどめるとfootprint全体を確認しやすい 図4b 。

落とし穴 **NEXUS view**

近年，遺残組織を温存しながら行う再建術がACLを中心に行われているが，PCLの脛骨側はしっかりと遺残靱帯を郭清しないとK-wireやドリル先端の刺入点を確認することが困難であり，術中操作による重篤な合併症が報告されている。このため視野確保のために脛骨側footprintの遺残靱帯は十分に郭清したほうが安全である。

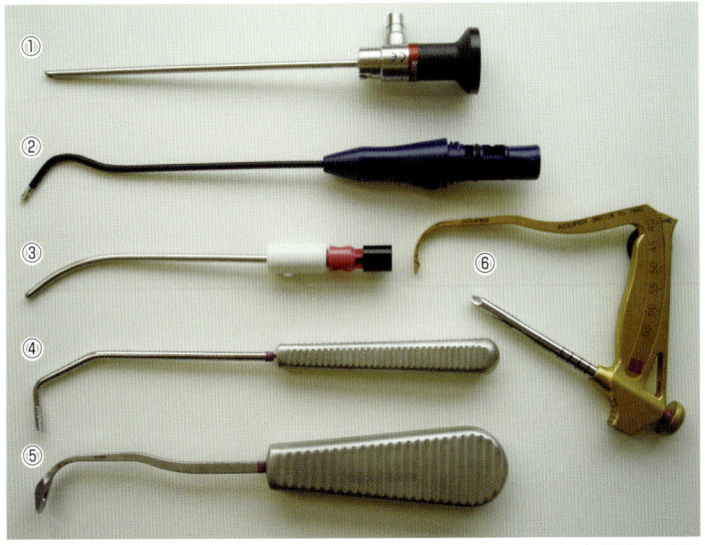

（文献2, 3より）

図3 脛骨側の操作に使用する手術機器

①70°斜視鏡
②VAPR® （ベンディング）
③シェーバー （ベンディング）
④ティビアルラスプ
⑤ワイヤーキャッチャー
⑥ドリルガイド

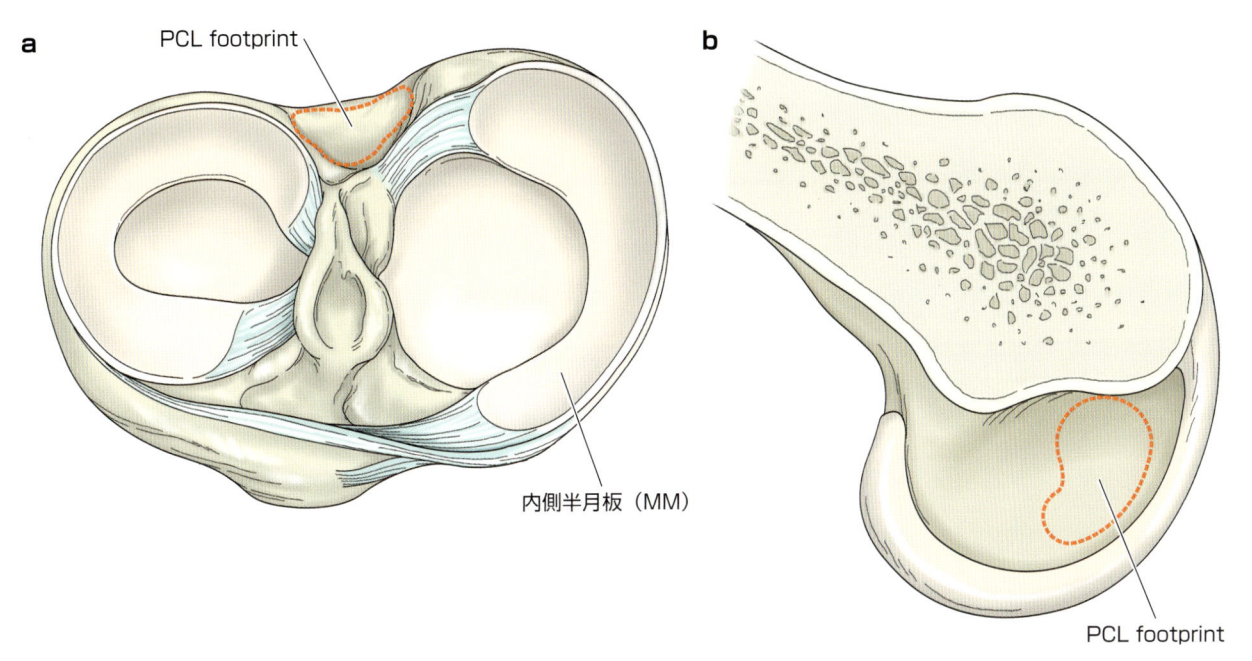

a
PCL footprint
内側半月板（MM）

b
PCL footprint

図4 遺残PCL除去

a：脛骨側のfootprint
b：大腿骨側のfootprint

49

5 Footprint確認，骨孔位置マーキング

大腿骨側の曲玉状のfootprintに対し，AL骨孔およびPM骨孔をそれぞれRFデバイスにてマーキング 図5 する。この際，2つの骨孔間の隔壁が2mm程度はできるように，それぞれのgraftの直径に合わせてマーキング位置を調節する。

6 骨孔作製

11体のフレッシュキャダバーを詳細に解剖した自験例から，PCLは従来述べられていたようなALとPMの2本の線維束に明確に分かれている訳ではなく，症例個々で微妙に異なった走行を示す複雑な線維の束であることがわかった。これは詳細解剖を行った他家の報告[5,6]とも一致していた。そこでPCLの三角形状をした脛骨側footprintを模倣するためには3つの骨孔を配置した術式のほうが理に叶っていると考え，8体のフレッシュキャダバーを用いてPCLを脛骨側で3つの束に分けて大腿骨側に追っていく詳細解剖を行った。

その結果，おおむね3色に分けたこのパターンであることがわかった 図6 。この線維配列を模倣するためには大腿骨側はALA（赤色）とALP（青色）をまとめたAL骨孔（紫色）とPM骨孔（緑色）の2つとし 図5 ，脛骨側はALA，ALP，PMの3つの骨孔とする術式を考案して行っている。

落とし穴 **NEXUS view** ///

脛骨側のfootprintは三角形状～野球のホームベース形状をしており，中央部はなだらかに陥凹している。RFデバイス使用の際は，隣接している内側半月板（medial meniscus；MM）の後角部を損傷しないように注意する。

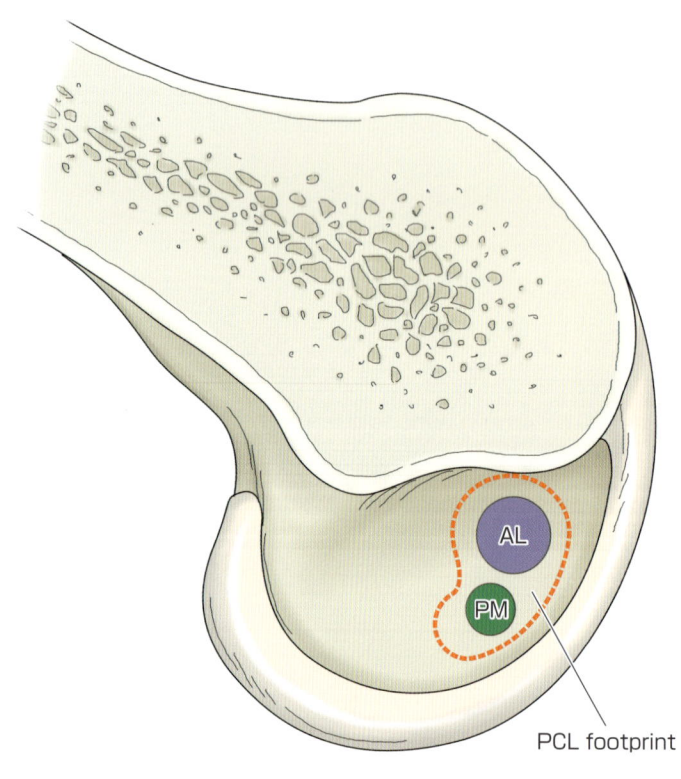

PCL footprint

図5 Footprintの確認と骨孔位置のマーキング

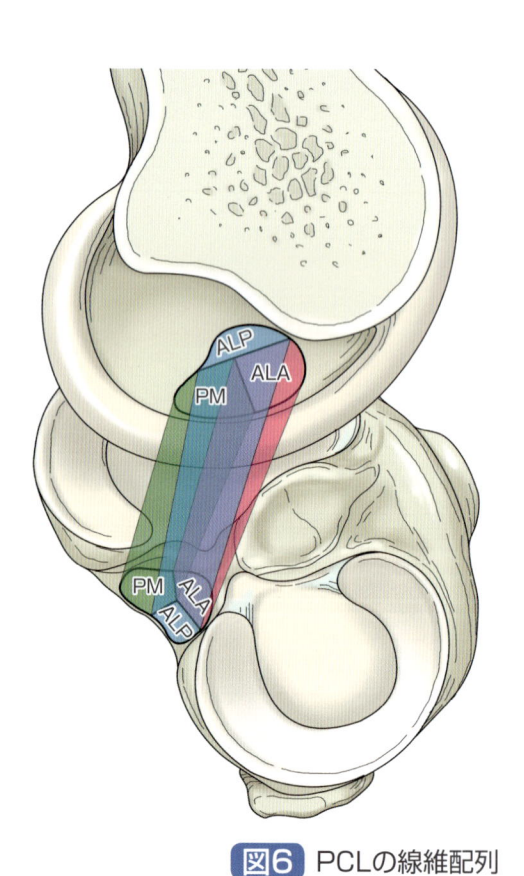

図6 PCLの線維配列

大腿骨骨孔の作製

　下腿を垂らしたままの肢位でfemoral guide（Smith & Nephew社）を用いてK-wire刺入を行う。この際，あらかじめ予測した刺入部位に23Gカテラン針を刺して潅流水のバックフローを確認後，その針先を鏡視で確認する。その位置が内側谷部で軟骨にかからない安全な位置であれば，3mmの小皮切を置いてK-wire刺入部位を決定し，femoral guideを固定する **図7a**。AL，PMの順にK-wireを関節内に刺入し **図7b** 先端部の位置を確認した後，4.5mm径の中空ドリルにてオーバードリリングする。

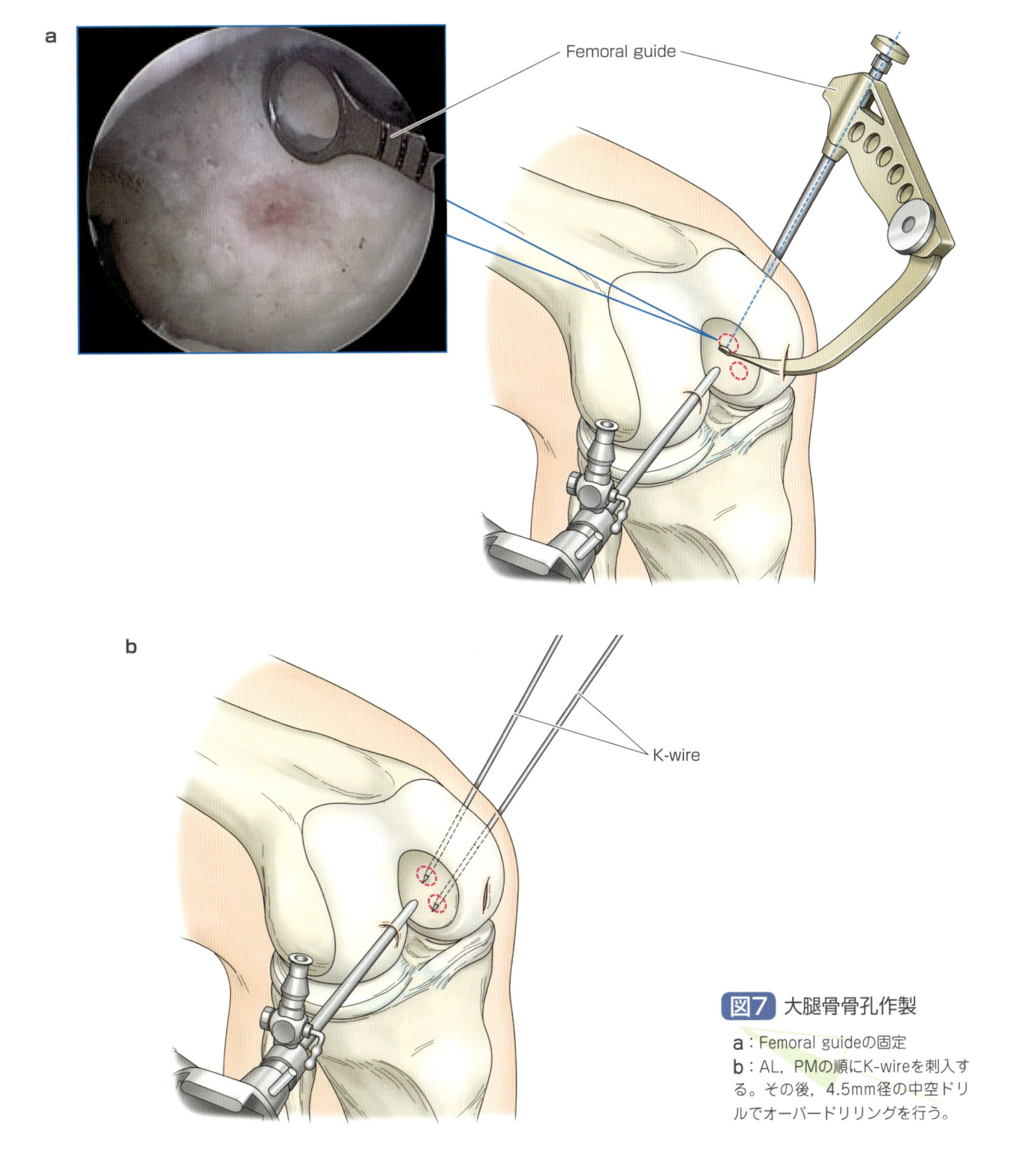

図7 大腿骨骨孔作製

a：Femoral guideの固定
b：AL，PMの順にK-wireを刺入する。その後，4.5mm径の中空ドリルでオーバードリリングを行う。

続いて至適サイズのai-drill（Aimedic MMT社，2001年考案）図8aを閉じた状態（4.3mm径）で挿入し，関節内で時計方向に回転させるとブレードが開く。この状態で25mmほど引きながら逆行性ドリリングを行う図8b。ドリリングが完了したら反時計回転させてブレードを閉じ，そのまま引き抜くと骨ソケットが完成する。AL骨孔に続いてPM骨孔も皮切部で15〜20mmほどの間隔をあけて同様の手技で作製する図8c。

a

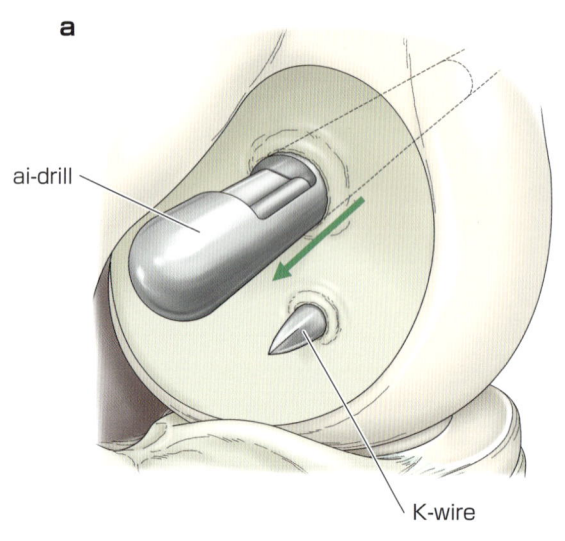

ai-drill

b

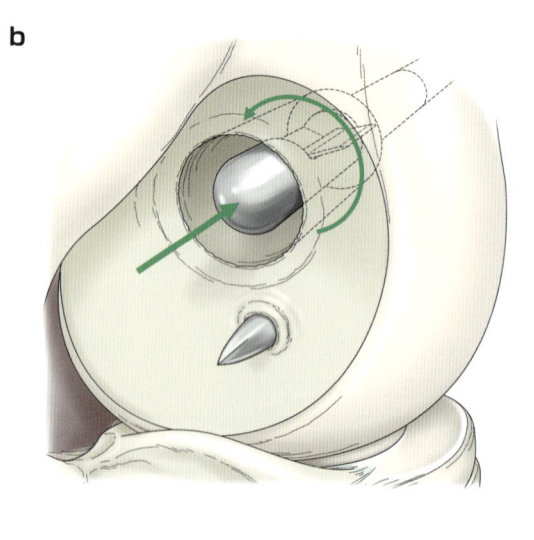

K-wire

c

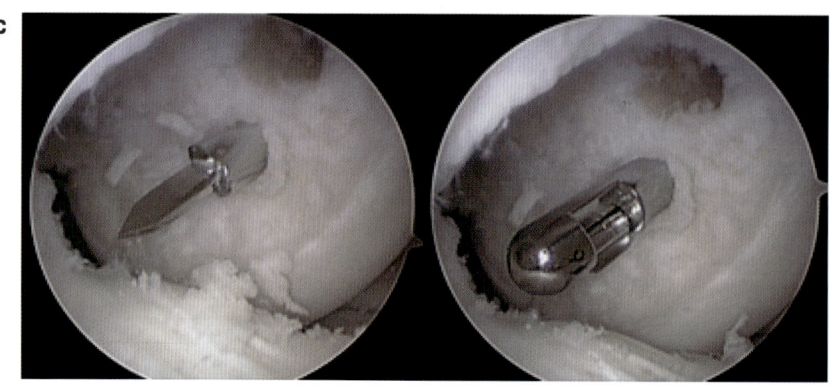

図8 ai-drillを用いた大腿骨骨孔の作製

a：ai-drillを閉じた状態で挿入する。

b：関節内で時計方向に回転するとブレードが開き，この状態で逆行性ドリリングを行う。

c：AL骨孔に続いてPM骨孔も同様に作製する。

脛骨骨孔の作製

脛骨側はkiller turn回避のため外側ルート[7]（図9 赤矢印）で骨孔作製を行う 図10a。ST，G採取のための膝内側の斜皮切と鏡面となるような皮膚割線に沿った 2.5～3cmの斜皮切を外側に置き，前脛骨筋（tibialis anterior；TA）を脛骨に沿って ラスパトリウムなどで剥がして脛骨近位外側を展開する。外側ルート用のtibial guide （Smith & Nephew社）図10bを用いて3本のK-wireを同部から挿入する 図10c。

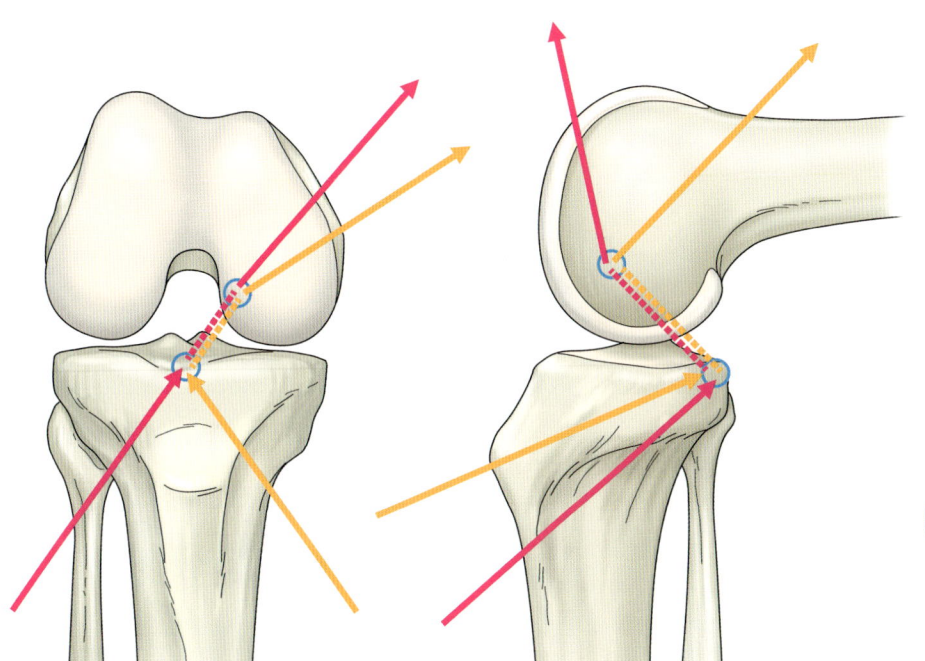

図9 Killer turnを 回避した骨孔方向

赤矢印：脛骨外側ルート
黄矢印：脛骨内側ルート（killer turn）

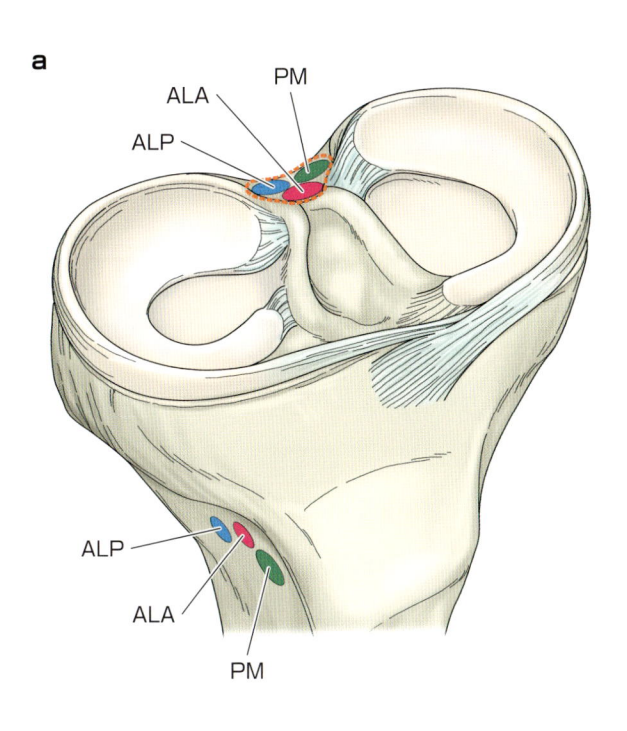

a：脛骨骨孔の全容
PM
ALA
ALP
ALP
ALA
PM

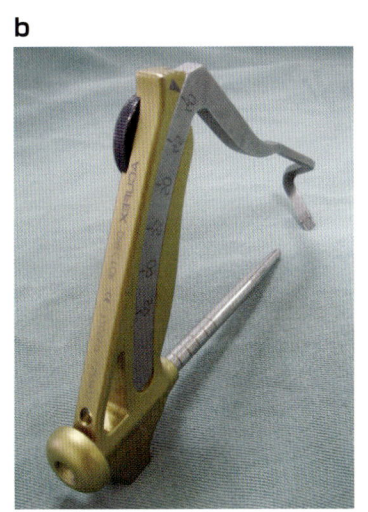

（文献4より）

図10 脛骨骨孔作製（K-wireの刺入）

a：脛骨骨孔の全容
b：外側ルート用のtibial guide（Smith & Nephew社）

ALA用のK-wireを4.5mm径の中空ドリルでオーバードリリング 図11a した後，graft径と同サイズのai-drillで25〜30mmほどinside-out drillingしてALA骨ソケットを作製する 図11b 。

　ALP骨ソケットも同様の手順で作製する。完成した骨ソケット部にai-drillの先端を挿入し栓をしておくと，関節内圧を保持できてその後の手術操作が行いやすくなる。

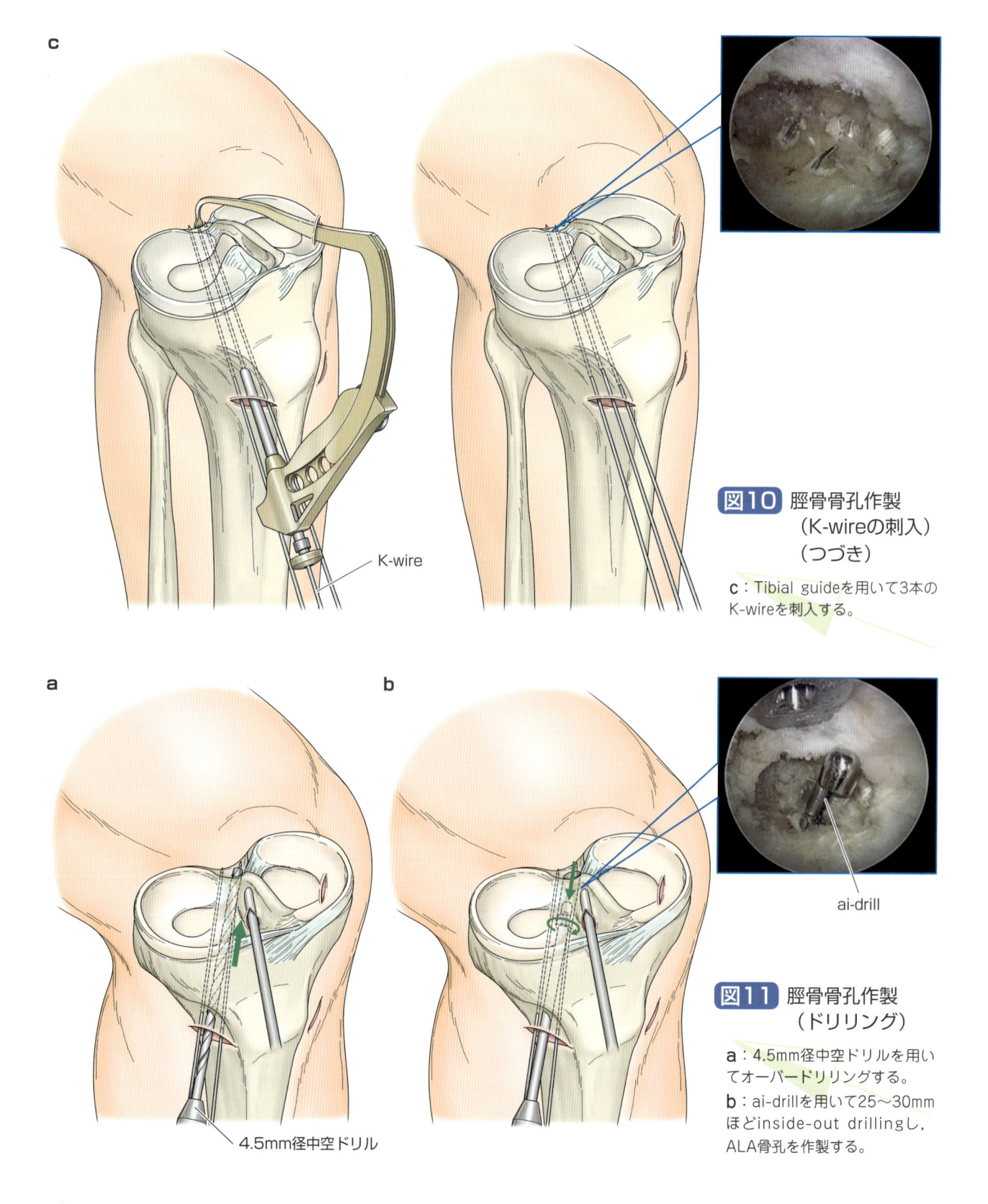

c

K-wire

図10 脛骨骨孔作製
（K-wireの刺入）
（つづき）

c：Tibial guideを用いて3本の
K-wireを刺入する。

a

b

4.5mm径中空ドリル

ai-drill

図11 脛骨骨孔作製
（ドリリング）

a：4.5mm径中空ドリルを用い
てオーバードリリングする。
b：ai-drillを用いて25〜30mm
ほどinside-out drillingし，
ALA骨孔を作製する。

PM骨孔は，PM graftと同サイズの中空ドリルで骨皮質部のみオーバードリリングし，4.5mm径の中空ドリルに切り替えて関節内開口部までドリリングを追加する。次にPM graftと同サイズのai-drillにてinside-out drillingして骨孔を貫通させてトンネル状骨孔を完成させる。このトンネル状骨孔に同サイズと0.5mm径太いサイズのダイレーションシステムを挿入し，骨孔をスムーズにしてgraftの通過ストレスを軽減させる 図12。

コツ&注意　NEXUS view

　脛骨骨孔を外側ルートで作製することがPCL再建術における最大のポイントである。脛骨内側からのアプローチはACL再建術で慣れているため，脛骨外側部に新たな皮切を置き，TAの一部を剥離する一見高侵襲と思われる「外側ルート」をためらう術者も多いと思うが，鵞足部の皮切は腱採取のみのため内側ルートの場合よりも小さくでき，骨孔長も短いため骨掘削量も少なく，必ずしも内側ルートより高侵襲ではない。

　重篤な術中合併症である膝窩動・静脈や神経損傷の危険を伴うK-wire刺入操作も外側ルートで行うと，骨孔距離が短いため刺入精度が高く，しかも刺入方向が内側後上方へ向かうため外側後方へ向かう内側ルートよりも安全に行える（図9 参照）。さらに，graft挿入時の骨孔関節内開口部通過によるダメージも少なく，スーチャーリレーも楽に行えるため外側ルートの利点は大きい。

落とし穴　NEXUS view

　脛骨側の3つの骨孔作製はPCL再建術に精通していない術者の場合，チャレンジするには難易度が高くそれ自体が落とし穴となりかねない。そのため手技に習熟するまでは外側ルートで，脛骨側footprintの中央からやや外側後方に1つの骨孔を作製し，大腿骨側は本術式と同じ2つの骨孔を用いる「bi-socket再建術」にすることを勧める。中途半端な2ルート再建術は，脛骨側の骨孔が本来のfootprintとかけ離れた形状となり，ACLとのインピンジメントを助長する可能性がある。

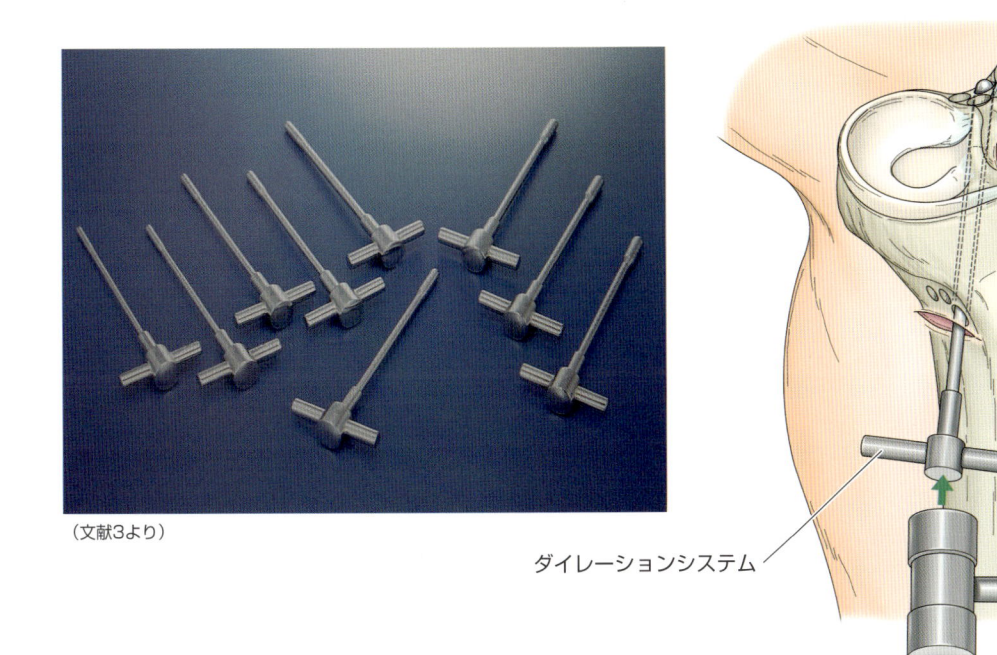

（文献3より）

ダイレーションシステム

図12 ダイレーションシステム

PM骨孔には，骨孔をスムーズにしてgraftの通過ストレスを軽減させるため，同じサイズと0.5mm径太いサイズのダイレーションシステムを挿入する（Aimedic社，2000年考案）。

大腿骨側のAL，PMの2つのソケット状骨孔，脛骨側のALA，ALPのソケット状骨孔とトンネル状PM骨孔の5つの骨孔 図13 が完成したら，まず先に脛骨側PM骨孔から誘導糸（2号エチボンド糸など）を関節内に挿入し，前方ポータルからグラスパーで把持して顆間窩中央まで引っぱり出し，大腿骨側PM骨孔にスーチャーリレーして通しておく。

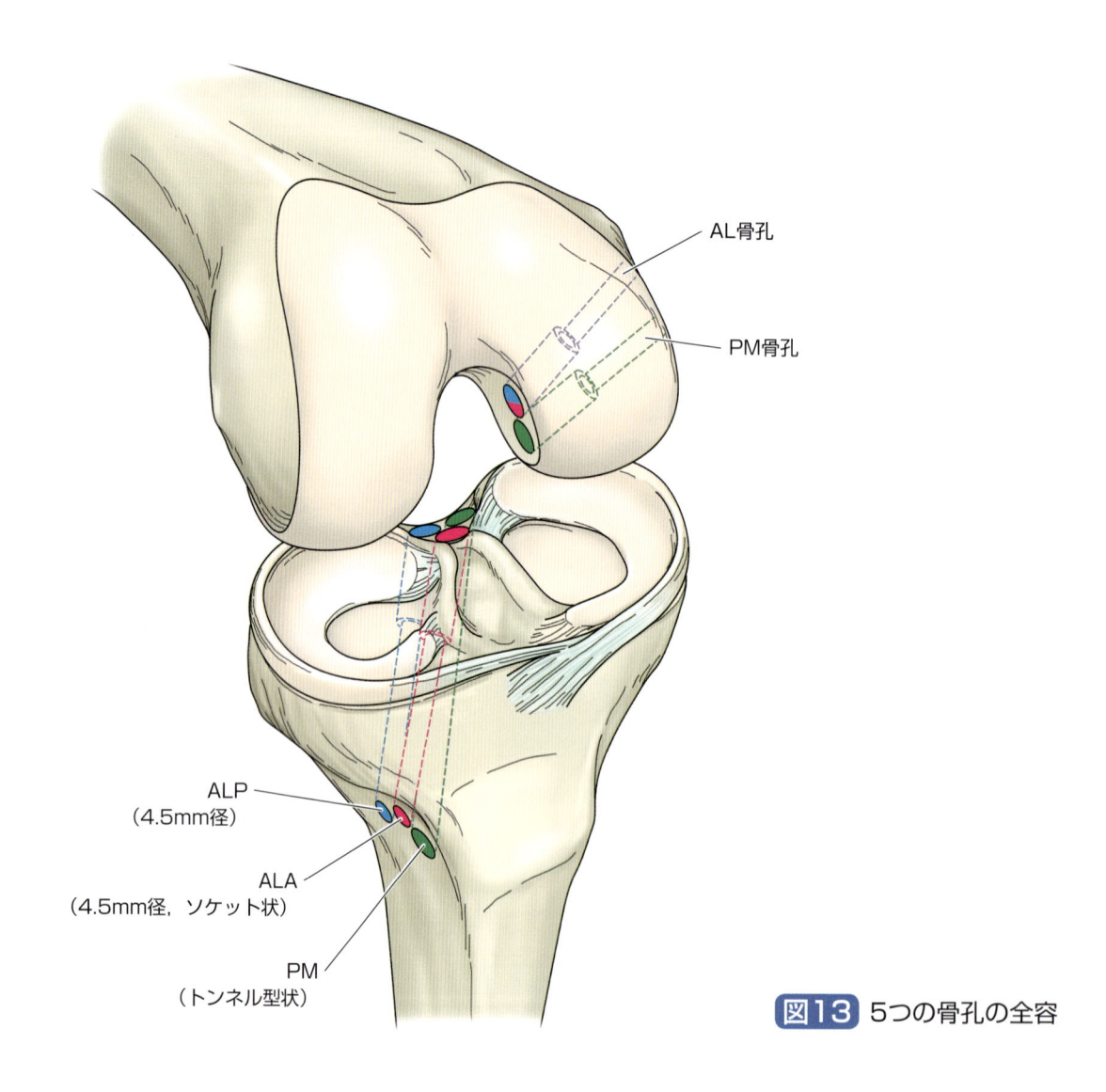

AL骨孔

PM骨孔

ALP
（4.5mm径）

ALA
（4.5mm径，ソケット状）

PM
（トンネル型状）

図13 5つの骨孔の全容

　次に，AL graftの脛骨側（ALA，ALP）を前内側ポータルから挿入する 図14a。この際graftの太さに合わせてポータルの皮切を拡大し，AL graftがスムーズに皮膚を通過できるサイズにする。おおよそ9〜10mmの皮切が目安である。ポータルから挿入した2mmテロス人工靱帯（ALP側）を奥のALP骨孔に引き込み 図14b，続いて5号FiberWire®（ALA側）を手前のALA骨孔に引き込む 図14c， 図14d。

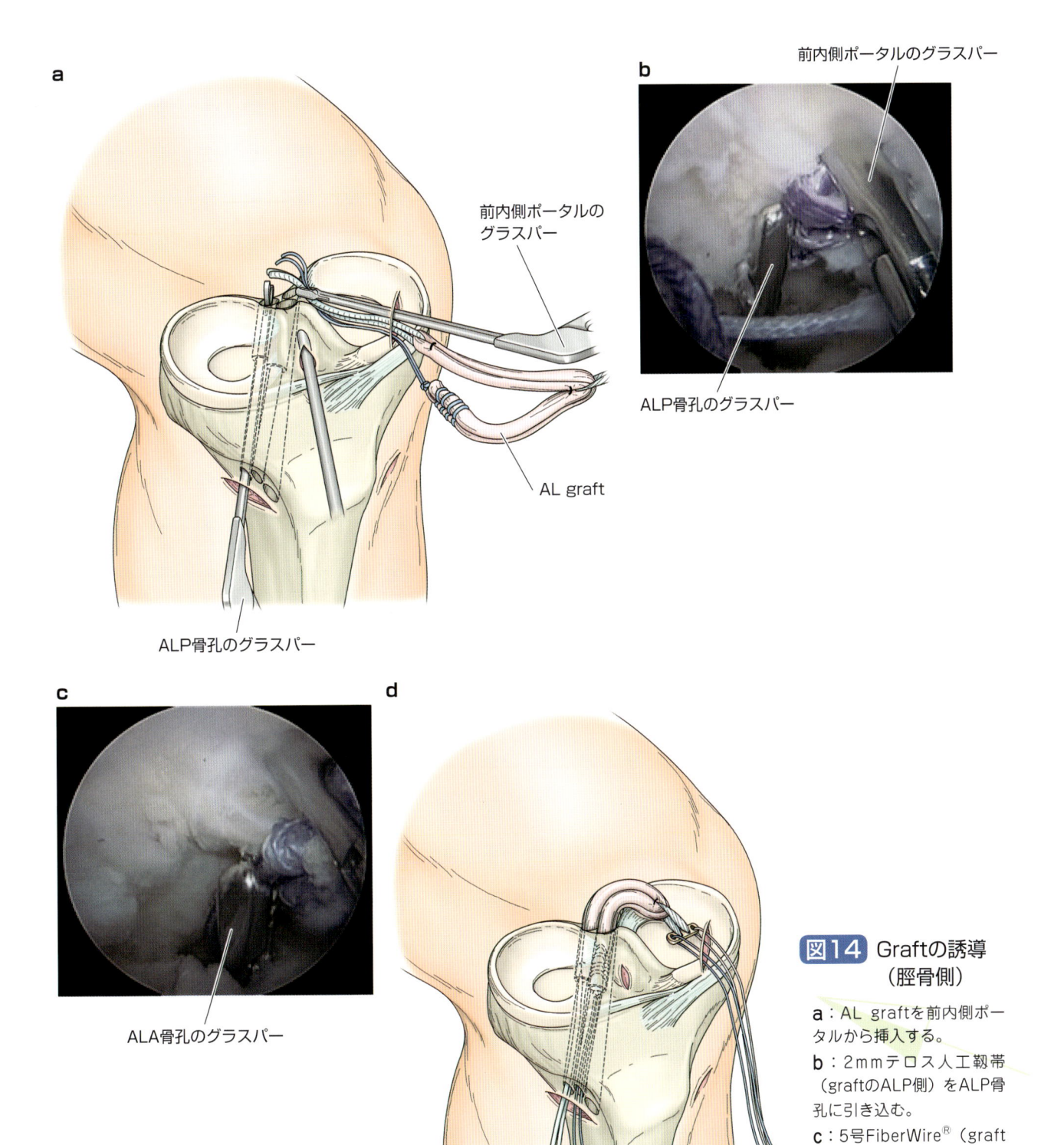

a　前内側ポータルの
グラスパー

AL graft

ALP骨孔のグラスパー

b　前内側ポータルのグラスパー

ALP骨孔のグラスパー

c　ALA骨孔のグラスパー

d

図14 Graftの誘導
（脛骨側）

a：AL graftを前内側ポータルから挿入する。

b：2mmテロス人工靱帯（graftのALP側）をALP骨孔に引き込む。

c：5号FiberWire®（graftのALA側）をALA骨孔に引き込む。

d：a〜cの操作後

次にEBCL 25mmに付属している2色の操り糸を同じ前内側ポータルから挿入してAL骨孔にスーチャーリレーして引き出し，AL graftをスイッチバックさせてAL骨孔に引き込む図15a。これらの操作の際，2mmテロス人工靱帯，5号FiberWire®，2色の操り糸，それぞれの先端を結紮して一塊にしておくとスーチャーリレーが楽に行える。

大腿骨の谷部にEBCLが出てきたことを鏡視で確認し，マニピュレーターを用いて2色の操り糸を前内側ポータルにリレーする図15b。この操り糸にフラットワッシャーを通して糸伝いに関節内へ誘導する図15c。EBCLを潜らせてからフリップすると下敷きとなり，EBCLの骨への陥没を予防する図15d。

PM graftはあらかじめ通しておいた誘導糸とEBCLの操り糸を結紮して，脛骨側PM骨孔から関節内へ引き込みそのまま大腿骨側へ引き出す。フラットワッシャーは同様の手技でEBCLの下に敷く。graftが通ったら脛骨側の固定材料に緊張を加えながら膝の屈伸を繰り返しgraftのたわみをとる。

腓腹筋の下に枕を入れて脛骨の後方落ち込みを予防しながら，膝関節15°屈曲位で30N程度の緊張を加え，3本のステープルにてベルトバックル固定する。

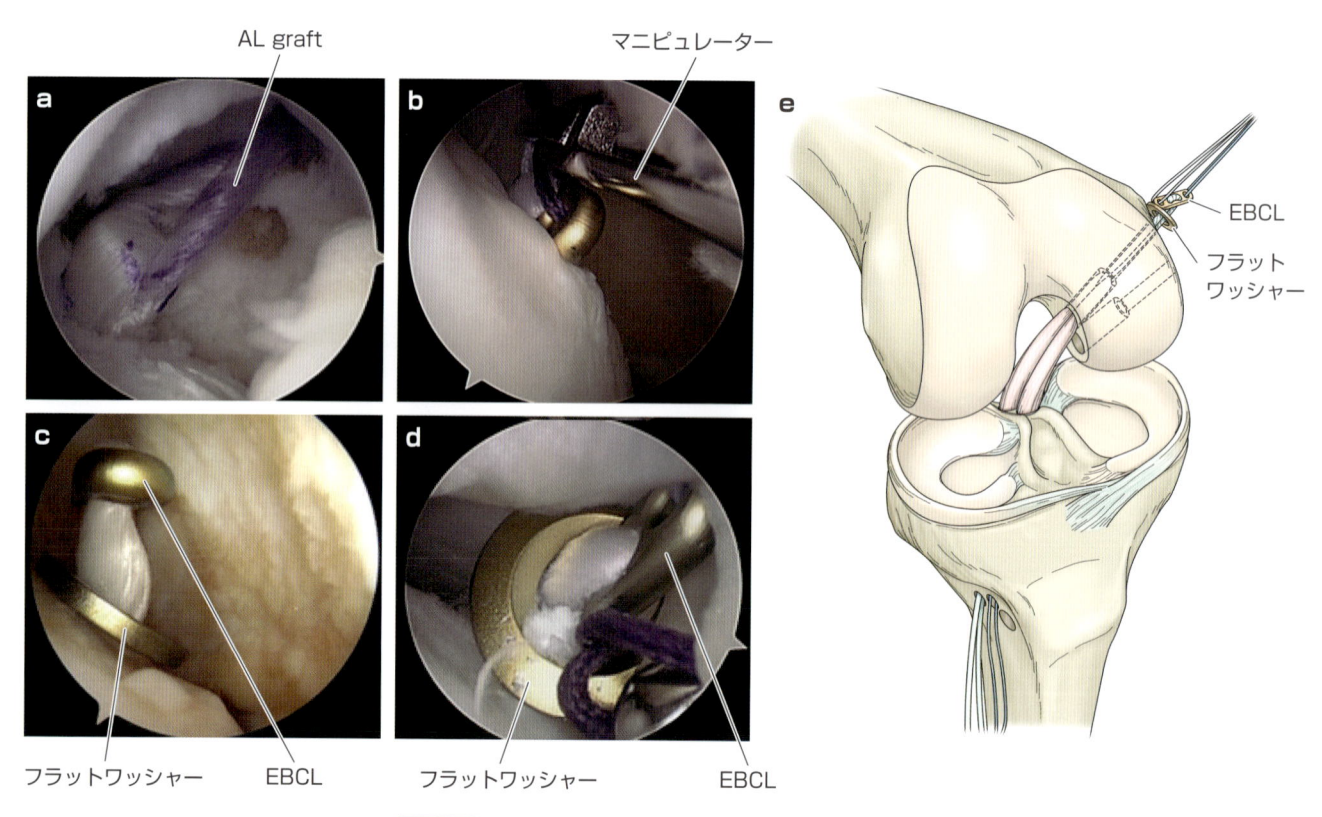

図15 Graftの誘導（大腿骨側）

a：AL graftをスイッチバックして，AL骨孔に引き込む。
b：EBCLが大腿骨の谷部に出てきたことを確認し，2つの糸を前内側ポータルにリレーする。
c：糸をフラットワッシャーに通し，関節内に誘導する。
d：EBCLをフラットワッシャーに潜らせて誘導すると，EBCLの陥没を予防できる。
e：AL graftの誘導後

8 創閉鎖

　展開したTAを可及的に縫合し，筋層下と関節内にそれぞれドレーンを留置して前内側および前外側のポータルから皮膚表面に出す 図16 。皮下，皮膚を縫合し手術を終了する。手術時間はおおよそ1時間30分程度が目安である。

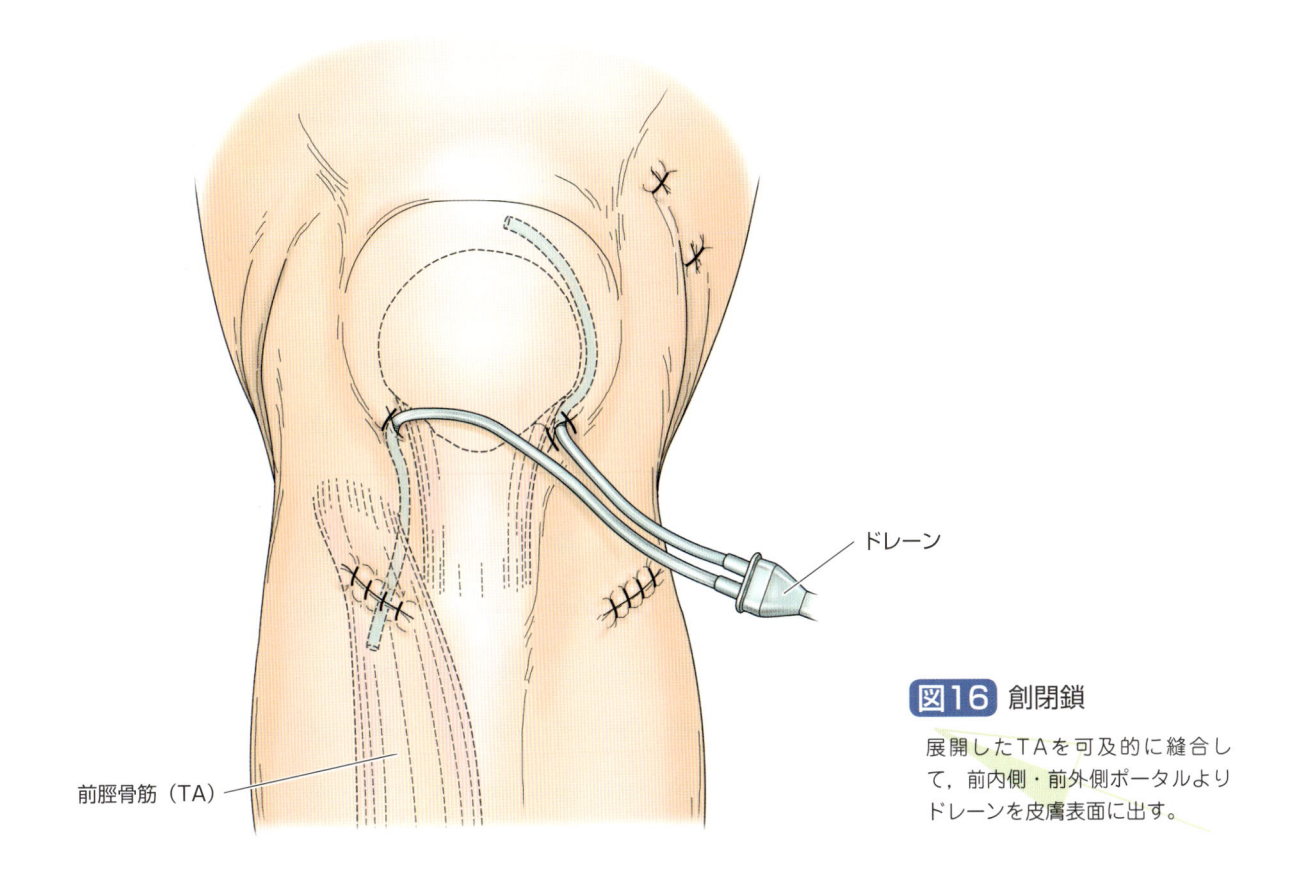

前脛骨筋（TA）

ドレーン

図16 創閉鎖

展開したTAを可及的に縫合して，前内側・前外側ポータルよりドレーンを皮膚表面に出す。

文献
1）Cooper DE, Stewart D. Posterior cruciate ligament reconstruction using single-bundle patella tendon graft with tibial inlay fixation：2- to 10-year follow-up. Am J Sport Med 2004；32：346-60.
2）石川大樹，栗山節郎，星田隆彦，ほか. 後十字靭帯2重束再建術における骨孔作製と固定法の工夫. 関節鏡 2005；30：155-60.
3）石川大樹，大野拓也，栗山節郎，ほか. PCLを含む内側型複合靭帯損傷に対する脛骨外側2ルートPCL再建術の臨床成績. 関節鏡 2009；34：130-7.
4）石川大樹，齊藤　暢，大野拓也，ほか. 解剖学的3重束後十字靭帯再建術の臨床成績. JOSKAS 2014；39：896-901.
5）Makris CA, Georgoulis AD, Papageorgiou CD, et al. Posterior cruciate ligament architecture：evaluation under microsurgical dissection. Arthroscopy 2000；16：627-32.
6）Hatsushika D, Nimura A, Mochizuki T, et al. Attachments of separate small bundles of human posterior cruciate ligament：an anatomic study. Knee Surg Sports Traumatol Arthrosc 2013；21：998-1004.
7）Ohkoshi Y, Nagasaki S, Yamamoto K, et al. Description of a new endoscopic posterior cruciate ligament reconstruction and comparison with a 2-incision technique. Arthroscopy 2003；19：825-32.

◇Trademark of Smith & Nephew

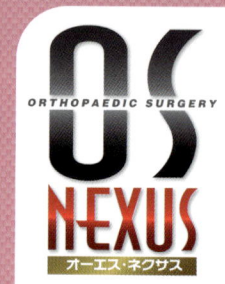

Ⅰ. 靱帯縫合・再建法

BTB手術－Interference screw使用の落とし穴

大阪大学大学院医学系研究科器官制御外科学（整形外科）　前　達雄
行岡病院スポーツ整形外科センター　史野　根生

Introduction

術前情報

　解剖学的研究の進歩と手術機器の改良にて，解剖学的前十字靱帯（anterior cruciate ligament；ACL）再建術が広く行われている。著者らは，脛骨・大腿骨ともにACL付着部内に長方形の骨孔を作製する，解剖学的長方形骨孔ACL再建術を2003年より行っている[1,2]。本術式は，1本の骨付き膝蓋腱をACL付着部内に作製した長方形状骨孔に移植することにより，解剖学的2重束法のコンセプトを具現できる優れた術式である。

落とし穴 NEXUS view

　本術式は骨付き移植腱を使用し，長方形断面骨孔に誘導・固定する。骨片付きでないハムストリング筋腱術式と比較すると難度が高いことから，初心者は安易に行うべきでない。

●適応

　本術式は骨付き膝蓋腱を移植腱として採取するため，大腿四頭筋の筋力回復遅延や膝をついた際の疼痛（kneeling pain），術後の膝前方部痛（anterior knee pain）などが生じやすい欠点を有している。従って，ACL損傷膝全般が適応ではあるが，特によい適応は以下の通りである。

①スポーツ復帰に対して高いモチベーションを有し，積極的に筋力トレーニングに取り組む症例。

②競技特性上，ハムストリング筋の筋力低下を避けたい症例。

③ハムストリング筋腱を用いた再建靱帯の断裂により，再度の再建術が必要な症例。

④ハムストリング筋腱の低形成症例。

●禁忌

　禁忌としては以下の通りである。

①Osgood-Schlatter病による脛骨粗面部の遺残骨片残存例。

②膝蓋腱の低形成症例。

③膝をつくことが多い職業従事者。

④筋力トレーニングに消極的な症例。

手術進行

1. 移植腱採取・作製
2. 大腿骨側骨孔作製
   - 130°以上膝屈曲が可能な症例
   - 130°まで膝屈曲ができない症例
3. 脛骨側骨孔作製
4. 移植腱挿入
5. 大腿骨側固定
   - 落とし穴：Interference screwの設置位置不良
   - 落とし穴：Interference screwの固定性不良
   - 落とし穴：移植腱の骨片とスクリュー位置の不適合
   - 落とし穴：移植腱・骨片損傷
   - 落とし穴：その他
6. 脛骨側固定

●麻酔

　基本的に全身麻酔にて行うが，最近は大腿神経・坐骨神経ブロックを併用して浅い麻酔で行うこともある。

●手術体位

　下肢把持器（leg holder）を使用し，仰臥位にて患側大腿部を水平に保つように固定し，膝以遠を重力により下垂させる。健常側は截石位用把持器に開脚にて固定し，患肢周囲に空間を作る 図1 。

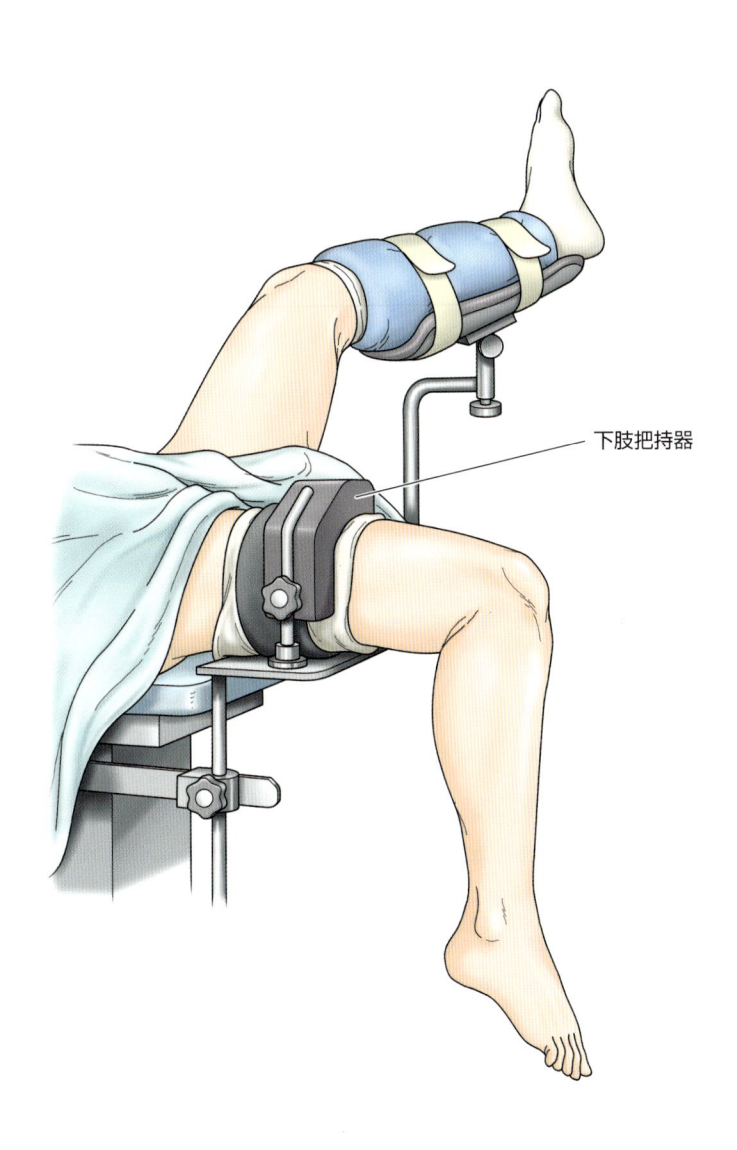

下肢把持器

図1 手術体位

Fast Check

❶移植腱の骨－腱移行部を大腿骨側骨孔開口部に一致させる。
❷Interference screw固定は視野を十分に確保したうえで行う。
❸Interference screwの固定性に若干でも不安を感じたら，迷わず大腿骨皮質骨上での固定に切り替える。

1 移植腱採取・作製

　膝蓋腱内側縁に沿って，膝蓋骨下縁から脛骨粗面まで約5cmの縦皮切を加える **図2**。腱鞘を丁寧に剥離した後，腱を中央より内側に10mm幅で分離し，両端に膝蓋骨・脛骨粗面より幅10mm×長さ15mmの骨片を付けて，骨付き膝蓋腱として採取する **図3**。採取した骨片は厚さ5mmに細工し，1.5mm径の孔を膝蓋骨側骨片には2つ，脛骨側骨片には3つあけ，骨−腱移行部と骨片に作製した孔に縫合糸をかける **図4**。

　作製した移植腱は，脛骨側から採取した骨片を大腿骨側に，膝蓋骨側から採取した骨片を脛骨側に設置する。

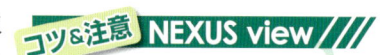

コツ&注意 NEXUS view

　膝蓋骨側の骨片採取にあたり，膝蓋骨骨折を避けるため，大きく取りすぎないように注意が必要である。

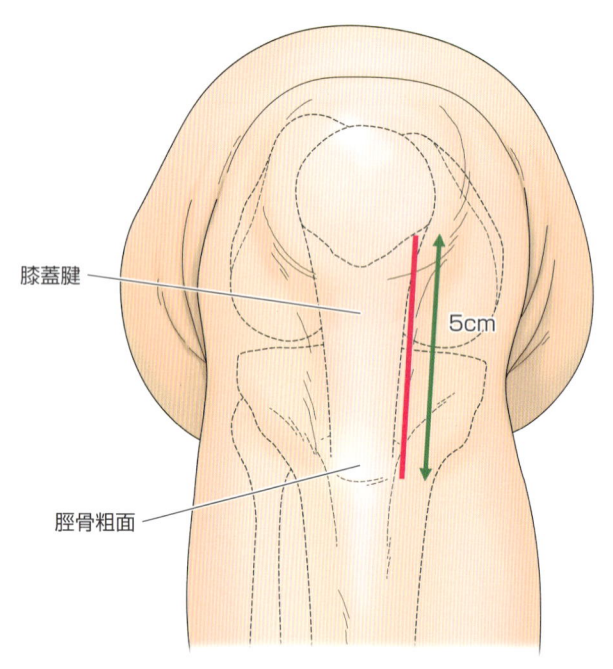

図2 膝蓋腱採取時の皮切

膝蓋腱

脛骨粗面

5cm

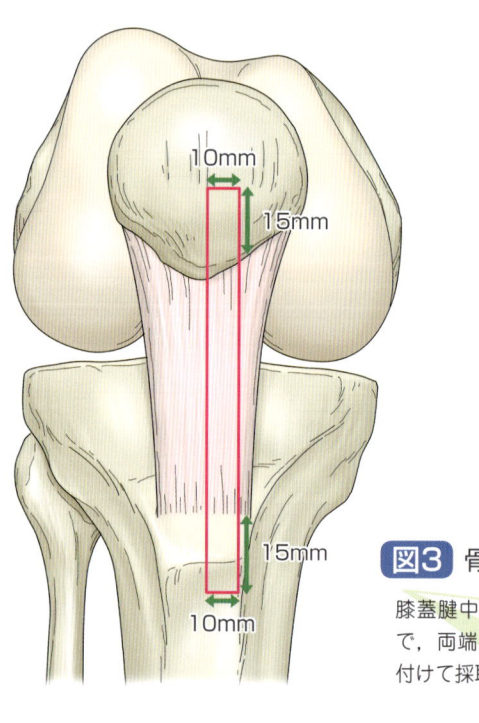

図3 骨付き膝蓋腱の採取

膝蓋腱中央より内側に10mm幅で，両端に10×15mmの骨片を付けて採取する。

10mm
15mm
15mm
10mm

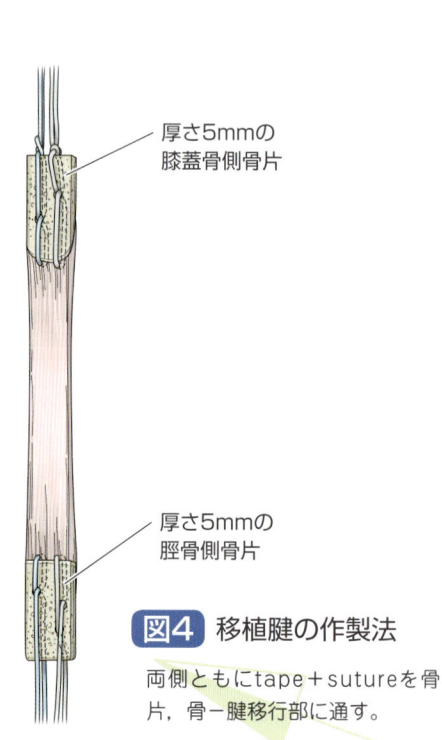

厚さ5mmの膝蓋骨側骨片

厚さ5mmの脛骨側骨片

図4 移植腱の作製法

両側ともにtape＋sutureを骨片，骨−腱移行部に通す。

2 大腿骨側骨孔作製

　ACLの遺残組織を十分に郭清し，大腿骨骨表面を露出させ，大腿骨外顆軟骨後縁，後方軟骨縁上端，およびACL付着部前縁にある骨性隆起resident's ridgeを確認する（**図5a** 緑矢印）。次にresident's ridgeと大腿骨外顆軟骨後縁に囲まれた半円状の大腿骨側ACL付着部内に，resident's ridgeと並行にマイクロフラクチャーオウルやradiofrequency deviceなどを用いて，5mm間隔で2箇所マークを付ける **図5**。

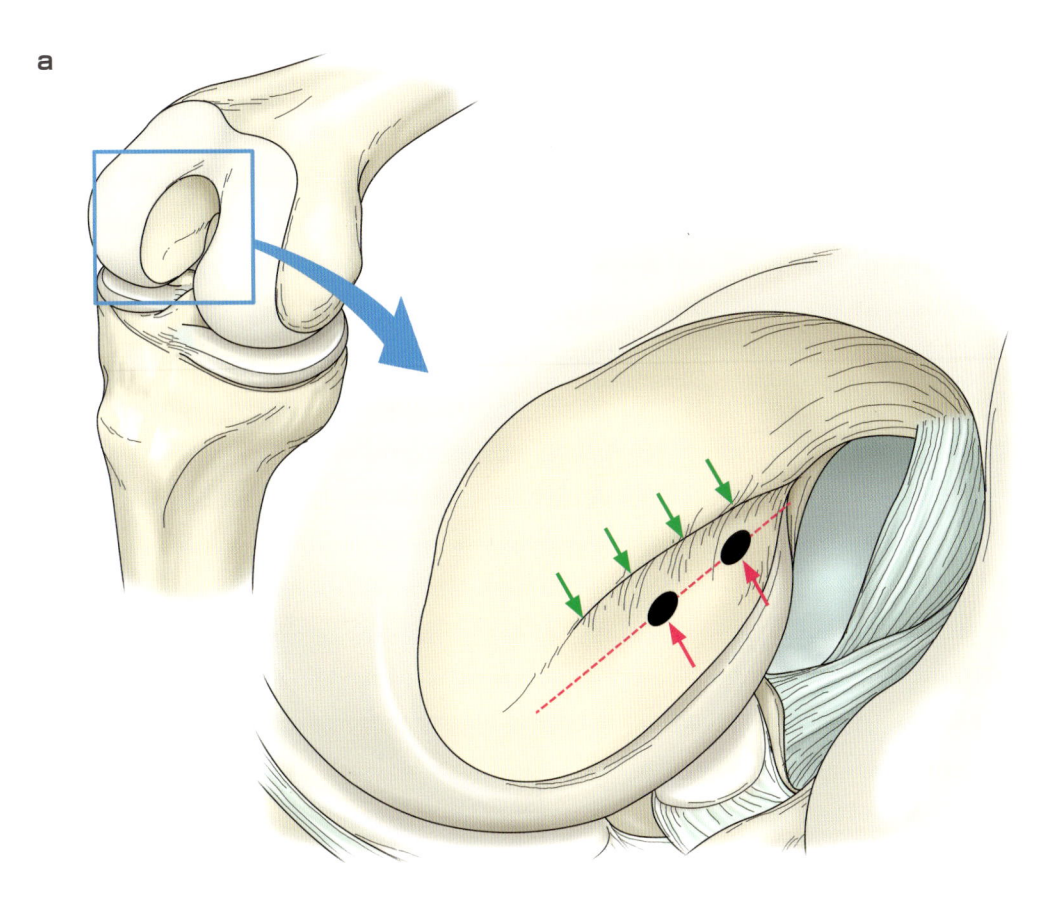

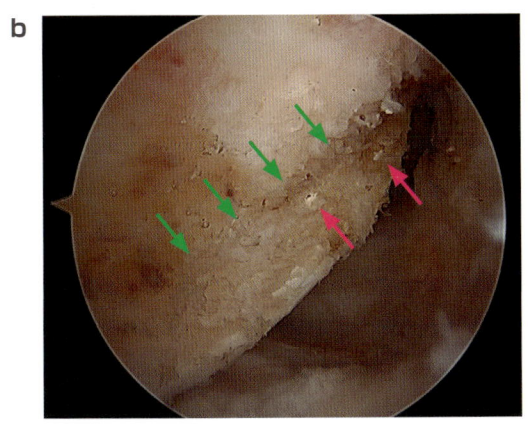

図5 大腿骨側ACL付着部

a，b：Resident's ridge（緑矢印）の後方に5mmの間隔で2箇所マークをつける（赤矢印）。

130°以上膝屈曲が可能な症例

　大腿骨側の骨孔をinside-out法で作製する。前内側ポータルより鏡視しつつ膝を最大屈曲させ，far anteromedialポータルからマーキング部に2.4mm径のガイドワイヤーを2本，5mmの距離を置いて外側骨皮質に向けて平行に刺入する 図6a 。

　続いて5mm径の中空ドリルにて，近位側のガイドワイヤーは外側骨皮質まで，遠位側のガイドワイヤーは深さ21〜23mmまでオーバードリルし，連続する2つの直径5mmの骨孔を作製する。さらにFemoral Dilator 5×10mm（Smith & Nephew社）にて，深さ21〜23mmの直方体形ソケットを作製する 図6b 。

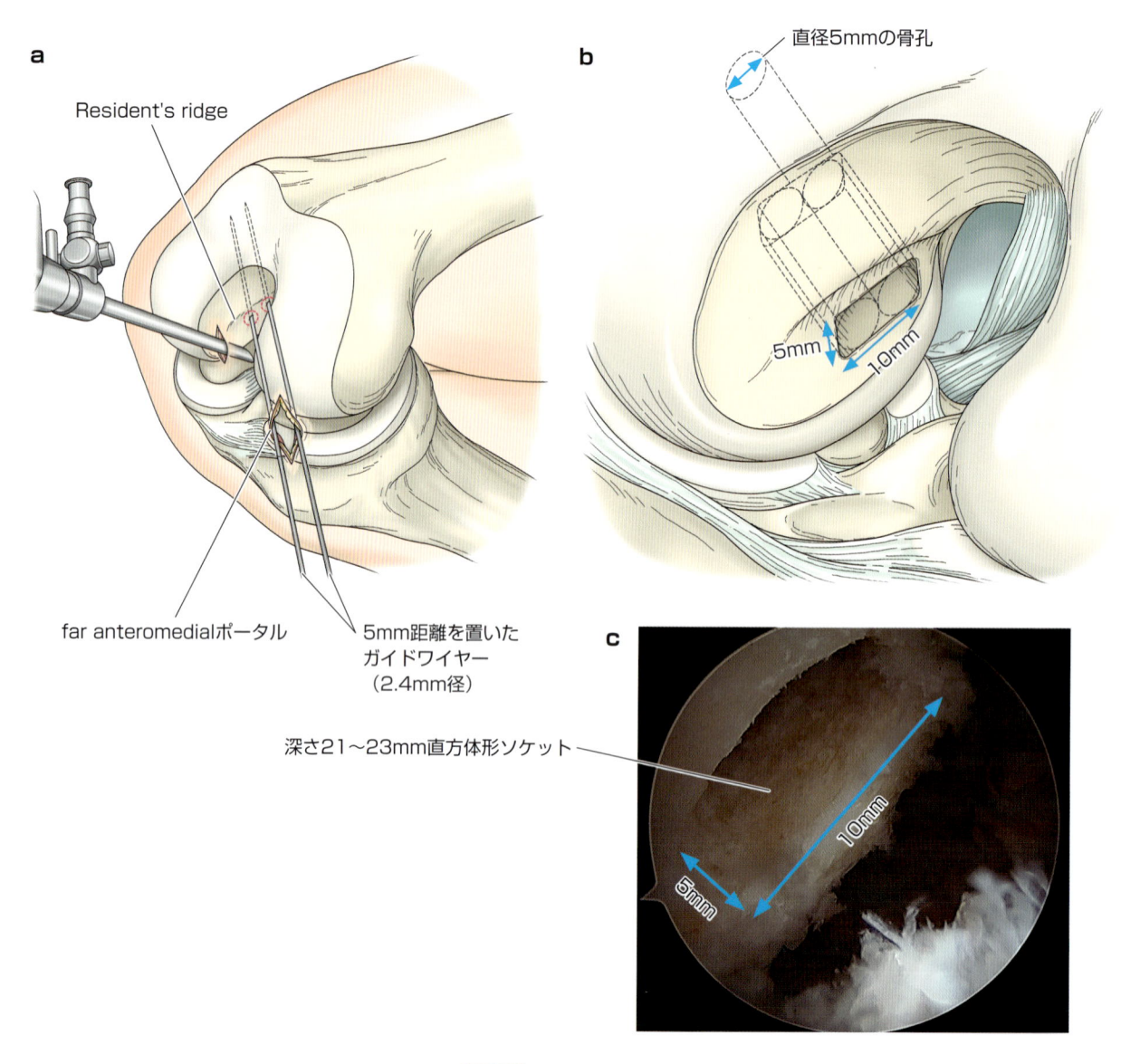

図6 大腿骨側骨孔（inside-out法）

a：膝を最大屈曲させ，ガイドワイヤー（2.4mm径）2本を5mm間隔で，マーキング部・外側骨皮質に向けて平行に刺入する。

b：中空ドリル（5mm径）で，近位側のガイドワイヤーは外側骨皮質まで，遠位側のガイドワイヤーは深さ21〜23mmまでオーバードリルして，連続する2つの骨孔（直径5mm）を作製する。

c：Femoral Dilator5×10mm（Smith & Nephew社）で作製した，深さ21〜23mmの直方体形ソケットの鏡視像。

130°まで膝屈曲ができない症例

Inside-out法にて骨孔を作製すると，十分な骨孔長が得られずblow-outするだけでなく，神経を損傷する危険性もあるので，outside-in法にて骨孔を作製する。

膝屈曲70～80°のまま，前外側ポータルよりanterolateral-entry femoral guide〔outside-in用ガイド（Smith & Nephew社）〕を用いて，大腿骨外側骨皮質より近位側マーキング部に向けて，outside-inに2.4mm径のガイドワイヤー（AM用ガイドワイヤー）を1本刺入する。刺入したガイドワイヤーと並行で遠位に，大腿骨骨軸と30°の角をなすように，2.4mm径のガイドワイヤー（PM用ガイドワイヤー）をもう1本刺入し，先に付けた関節内マーキング部に出す **図7**。5mm径のドリルにて2本のガイドワイヤーとも外側骨皮質から関節内までオーバードリルし，Femoral Dilator 5×10mmにて，5×10mm断面の直方体状骨孔を作製する（**図6c**参照）。

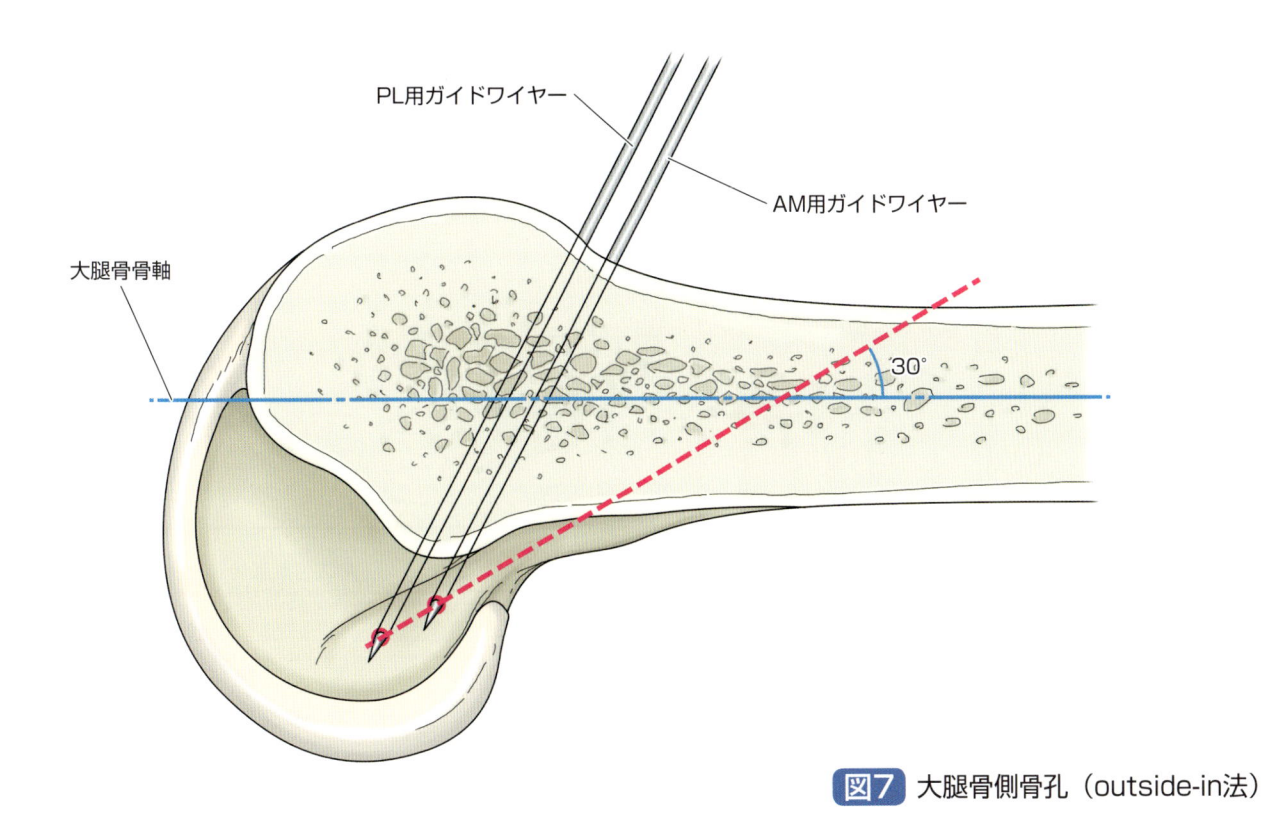

図7 大腿骨側骨孔（outside-in法）

3 脛骨側骨孔作製

　内側顆間隆起，anterior ridgeそして外側半月板前角に囲まれたACL付着部の内側前方に，2.4mm径のガイドワイヤーを脛骨粗面内側から刺入する 図8a 。

　次にparallel pin guideを用いて，先のガイドワイヤーの5mm後方にもう1本のガイドワイヤーを平行に刺入する。5mm径のドリルにてオーバードリルし，Tibial Dilator 5×11mm（Smith & Nephew社）にて，骨孔近位部に直方体状の骨孔を作製する 図8b 。

a

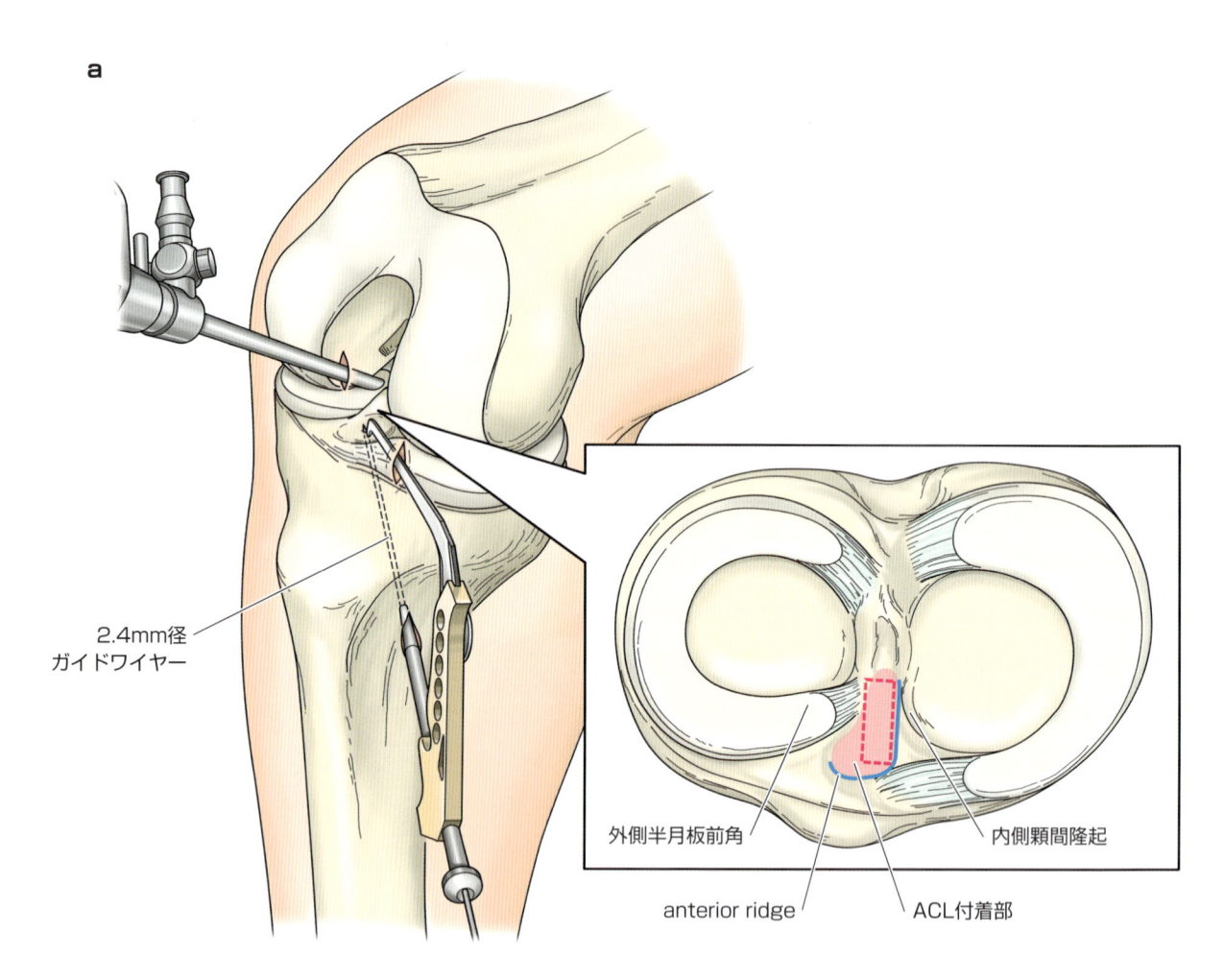

2.4mm径
ガイドワイヤー

外側半月板前角　　　　　　　　　　　　　内側顆間隆起

anterior ridge　　　　　　ACL付着部

b

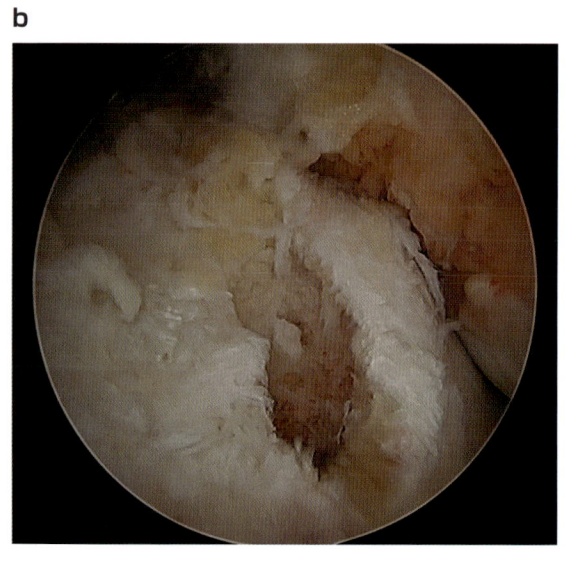

図8 脛骨側骨孔

a：ACL付着部（内側顆間隆起，anterior ridge，外側半月板前角に囲まれた部位）内側前方に2.4mm径のガイドワイヤーを脛骨粗面内側から刺入する。
b：Tibial Dilator5×11mm（Smith & Nephew社）で骨孔近位部に作製した直方体状骨孔の鏡視像。

4 移植腱挿入

　脛骨側骨片を先頭として，移植腱を脛骨骨孔から関節内に誘導し，大腿骨骨孔へ導く。移植腱の骨－腱移行部を大腿骨側骨孔開口部と一致させ，6.0mm径のinterference screwにて，移植腱骨片を大腿骨側に固定する 図9。

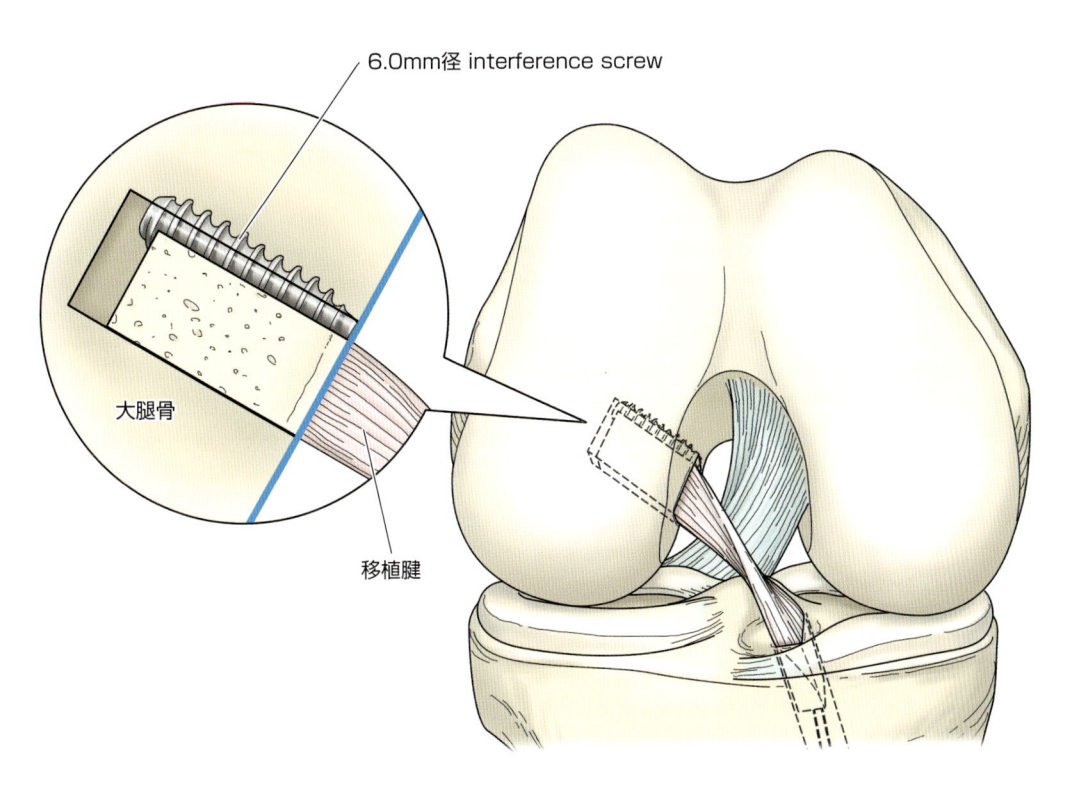

6.0mm径 interference screw

大腿骨

移植腱

図9 移植腱の固定

移植腱の骨－腱移行部を大腿骨側骨孔開口部と一致させ（青線），6.0mm径のinterferencescrewにて，移植腱骨片を大腿骨側に固定する。

5 大腿骨側固定

　骨付き膝蓋腱を移植腱として利用した場合の利点としては，
①骨－腱移行部を有しているため，骨孔開口部に同部位を合わせることで靱帯付着部に近い解剖を再現し，windshield wiper現象を最小限にできる点，
②骨孔開口部で骨片を直接固定することにより，移植腱の固定間距離が短縮できる点，
③骨孔内で骨－骨での治癒が期待できる点，
などが挙げられる。

　これらの利点を生かすため，interference screwにて大腿骨側骨孔開口部で移植腱の骨片を固定する。

落とし穴：Interference screwの設置位置不良

　移植腱の骨片は，大腿骨側骨孔内で前壁に接することが移植腱治癒にとって重要である。しかしinside-out法での視界不良やoutside-in法でのinterference screwコントロール不良にて，移植腱骨片前方にスクリューがくる可能性がある 図10。

> **コツ&注意 NEXUS view**
>
> 　Interference screwを設置するときは，移植腱に付着する不要な組織は可能な限り除去し，さらに大腿骨骨孔周囲のクリアランスも十分に確保することが重要である。特にoutside-in法にて挿入する場合は，骨孔の方向をよく理解した術者が行うのが望ましい。

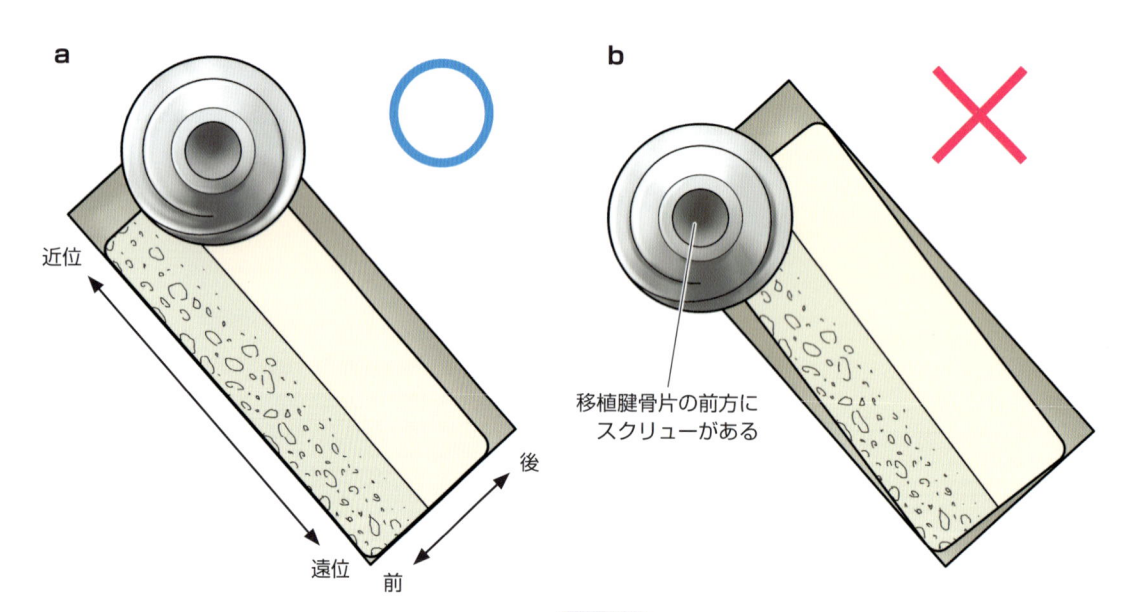

図10 大腿骨骨孔内でのinterference screw設置位置
a：適切な位置
b：不適切な位置

落とし穴：Interference screwの固定性不良

　Kurosakaら[3]は屍体膝を用いた研究で，9mm径のinterference screwで固定した10mm幅の骨付き膝蓋腱の引っぱり荷重は平均436Nであったと報告した。しかし，これは屍体膝を用いた理想的な固定状態での値であり，実際のinterference screwの固定性は，スクリューサイズ，骨質のみならず，スクリューの位置・骨孔壁－骨片との接触状態にも依存するため，症例によるばらつきが大きい。

> **落とし穴　NEXUS view**　////
>
> 　Inside-out法にて骨孔を作製した場合，骨孔が後方へ向かう傾向があるためblow-outする危険性が高く，その状態の骨孔にinterference screwを挿入するとスクリューの固定性が低くなる 図11。
> 　Outside-in法にてinterference screwを挿入する場合より，inside-out法にて挿入した場合のほうがスクリューの骨孔壁との接触面積が小さい[4]ことから，inside-out法にて骨孔を作製した場合には特に注意が必要である。

> **コツ&注意　NEXUS view**　////
>
> 　スクリューを挿入する際にトルクが弱いようであれば，interference screwでの固定をあきらめ，大腿骨外側骨皮質上でのpull-out suture固定に切り替える。

a

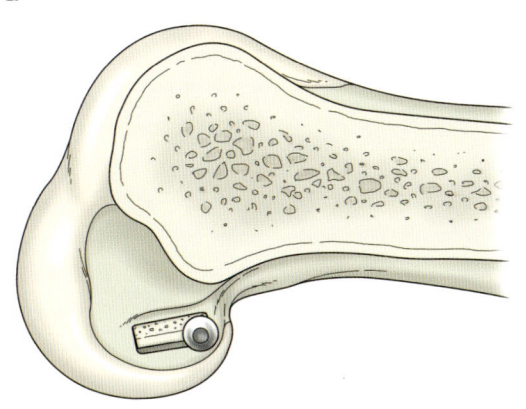

b

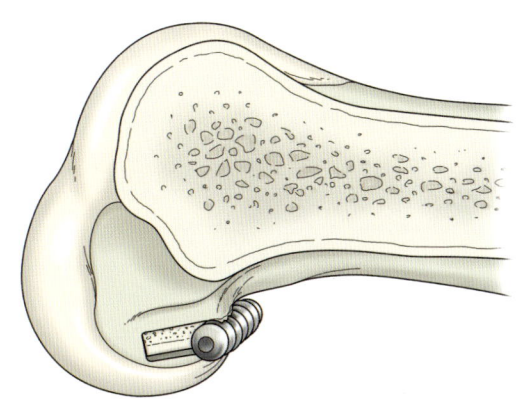

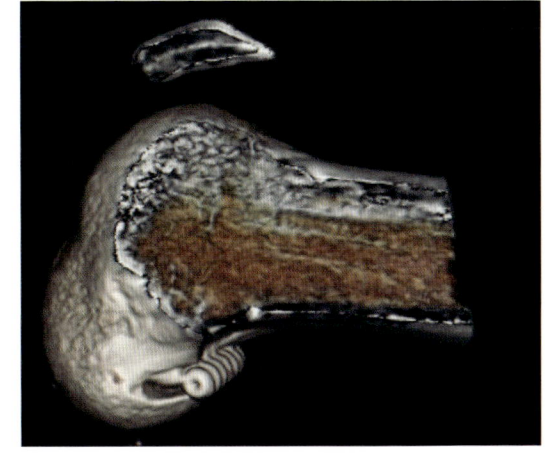

図11 Inside-outにて挿入されたinterference screw

a：安定した固定
b：骨孔壁をblow-outした固定

3〜4cmの大腿外側皮切が必要ではあるが，ダブルスパイクプレート［Double Spike Plate；DSP（メイラ社）］とスクリューによるpull-out suture固定を勧める **図12**。脛骨側の固定と異なり，設定張力下固定が必要ではないので，DSP-SS（short spike）を用いるとスパイクを打ち込む必要がなく使用しやすい。

ダブルスパイクプレート（DSP）

a

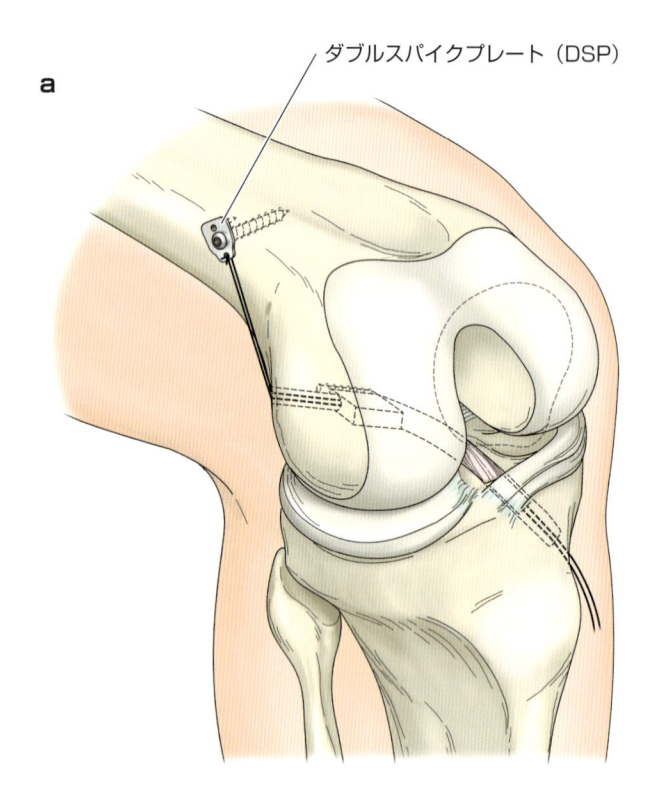

b

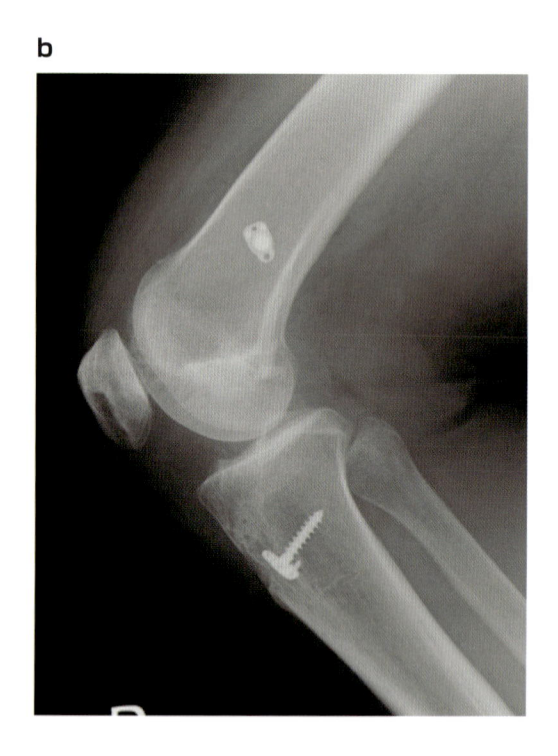

図12 大腿骨骨皮質上での固定

a：ダブルスパイクプレート（DSP）にて大腿骨外側骨皮質上でpullout suture固定を行う。
b：術後X線像

70

落とし穴：移植腱の骨片とスクリュー位置の不適合

骨片は骨孔内において全長にわたってinterference screwと接する必要がある。しかし骨片を骨孔内部まで挿入しすぎた場合，骨片の位置が不明瞭であるため，interference screwの挿入が不十分となり，固定性が悪くなる場合がある。

一方，骨片を骨孔内の適切な位置に設置しても，interference screwを挿入しすぎると，結果的に固定性が不良となる[5] 図13。

> **コツ&注意 NEXUS view**
>
> 必ず骨－腱移行部を骨孔開口部に合わせ，interference screwの挿入位置をしっかりと確認しながら挿入し，骨片全長にわたってスクリューが接するようにする。

落とし穴：移植腱・骨片損傷

Inside-out法にて挿入する場合，移植腱の腱部に接しながらスクリューを挿入するため，腱損傷をきたす危険性がある。腱周囲組織をスクリューが巻き込むと腱実質部も損傷することになるので，移植腱作製段階で注意する。

> **コツ&注意 NEXUS view**
>
> 腱周囲の不要な組織は可能な限り除去する。そのうえで，骨孔長軸方向をしっかりと認識し，スクリューを挿入する。

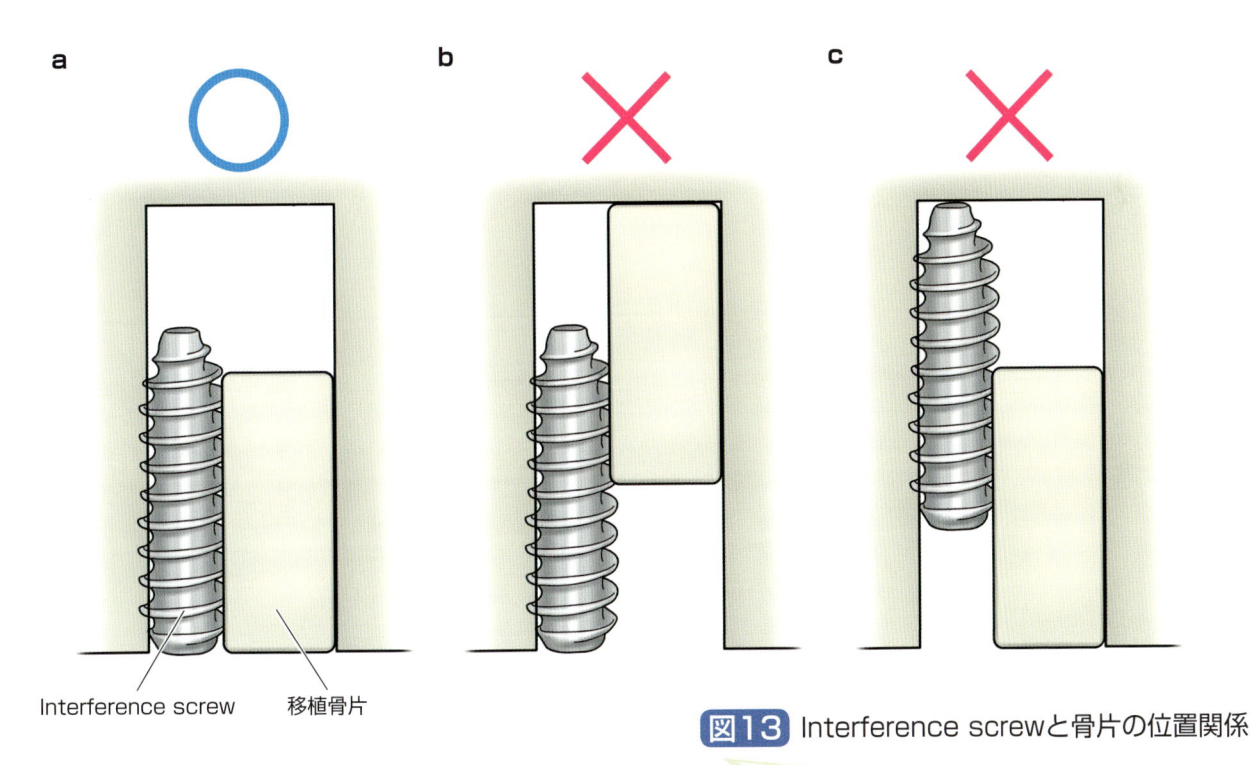

a
b
c

Interference screw　　移植骨片

図13 Interference screwと骨片の位置関係
a：正しい挿入位置
b：骨片を挿入しすぎている
c：スクリューを挿入しすぎている

落とし穴：その他

　近年，各メーカーから骨付き膝蓋腱用の吊り下げ固定型デバイスが発売されている。なかでも長さ調節可能なデバイスを用いる場合，骨片が骨孔内で引っかかった状態で長さを調節していくと，骨片が割れることがあるので注意が必要である。

　また，inside-out法で骨孔を作製した場合，大腿骨後方に向かった骨孔となるため，腓腹筋腱外側頭を介した固定になる場合がある。

　移植腱の骨片の質が悪い場合や長さが短い場合，スクリュー挿入で骨片が割れることがある。挿入後に骨片が損傷すると，移植腱を関節外へ引き抜いて，再度作り直す必要があり，手術時間の延長，感染リスクの増加をまねくことになる。

6 脛骨側固定

　移植腱の膝蓋骨骨片にかけた糸を，脛骨側骨孔開口部にてDSPに縫合し，下腿に装着したtensioning bootを用いて，膝屈曲15〜20°，移植腱張力10〜20Nで固定する **図14**。

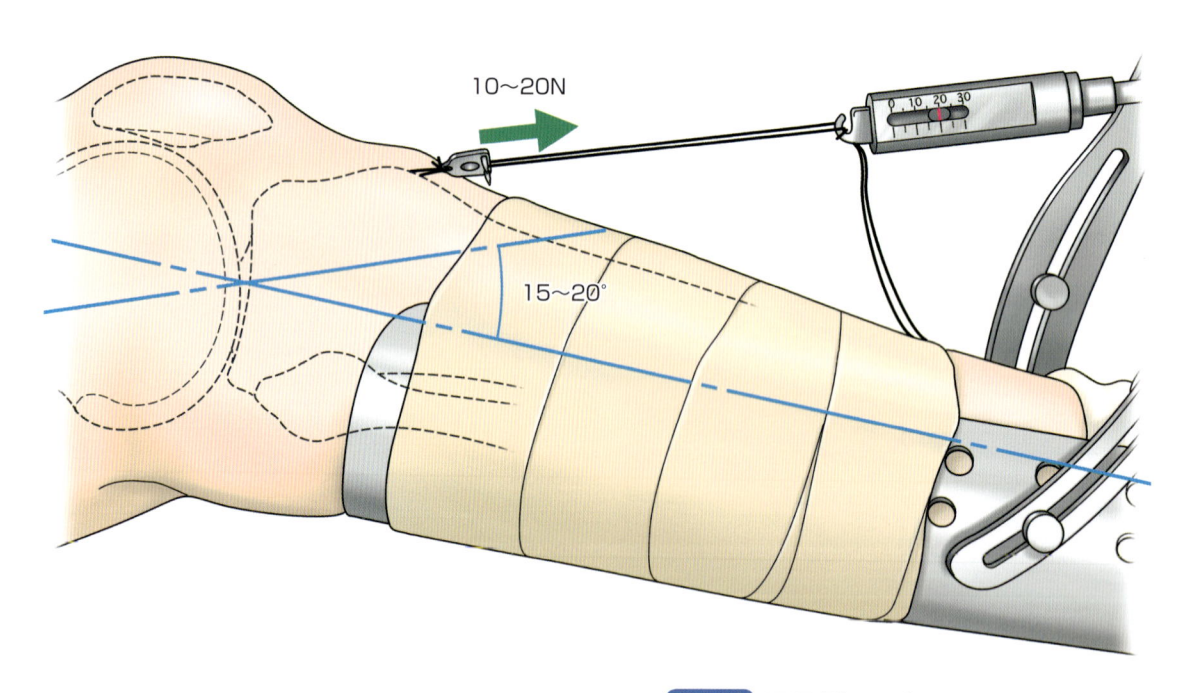

10〜20N

15〜20°

図14 脛骨側の固定

移植腱の膝蓋骨骨片にかけた糸を，脛骨側骨孔開口部にてDSPに縫合し，下腿に装着したtensioning bootを用いて，膝屈曲15〜20°，移植腱張力10〜20Nで固定する。

文献

1）Shino K, Nakata K, Nakamura N, et al. Anatomically oriented anterior cruciate ligament reconstruction with a bone-patellar tendon–bone graft via rectangular socket and tunnel：a snug-fit and impingement-free grafting technique. Arthroscopy 2005；21：1402.

2）Shino K, Nakata K, Nakamura N, et al. Rectangular tunnel double-bundle anterior cruciate ligament reconstruction with bone-patellar tendon-bone graft to mimic natural fiber arrangement. Arthroscopy 2008；24：1178-83.

3）Kurosaka M, Yoshiya S, Andrish JT. A biomechanical comparison of different surgical techniques of graft fixation in anterior cruciate ligament reconstruction. Am J Sports Med 1987；15：225-9.

4）Hiramatsu K, Mae T, Tachibana Y, et al. Contact area between femoral tunnel and interference screw in anatomic rectangular tunnel ACL reconstruction：a comparison of outside-in and trans-portal inside-out techniques. Knee Surg Sports Traumatol Arthrosc 2018；26：519-25.

5）Matthews LS, Soffer SR. Pitfalls in the use of interference screws for anterior cruciate ligament reconstruction：brief report. Arthroseopy 1989；5：225-6.

半月板縫合法，ほか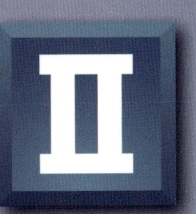

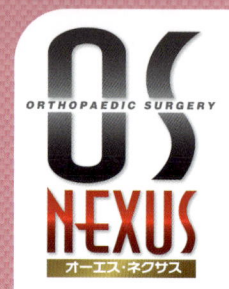

内側半月板後根断裂（MMPRT）に対する縫合法の落とし穴

岡山大学大学院医歯薬学総合研究科生体機能再生・再建学（整形外科）　古松　毅之

Introduction

　内側半月板（medial meniscus；MM）の後方root ligamentを含む後角部にかけての後根断裂（posterior root tear；PRT）は，半月板の逸脱をはじめとするMM機能不全を引き起こし，膝関節軟骨の接触圧をMM全切除と同等にまで増大させることが知られている。また，内側半月板後根断裂（medial meniscus posterior root tear：MMPRT）に対する保存療法や関節鏡視下MM部分切除術では，変形性膝関節症の進行を遅らせることができないのみならず，短期間での特発性膝骨壊死の発生が危惧される。そのため，膝関節軟骨変性が中等度未満である場合は，MMPRTに対する経脛骨pullout修復術などが選択される。しかし，MMPRT pullout修復術における最適な脛骨骨孔位置や初期固定張力などは不明である。また，半月板縫合糸の種類，MMに対する糸のかけ方，骨孔の数や大きさなどがそれぞれの先行研究により異なるため，MMPRT pullout修復術後の臨床成績・再鏡視所見には施設間で差があり，最適な手術手技を確立することが望まれる。

　MMPRT pullout修復術は，解剖学的MM後根付着部に脛骨骨孔を作製することが理想とされる[1]。しかし，MM後角側断端および後方root ligament遺残組織は手術時に退縮していることが多く，残存するMM後角周囲組織を解剖学的MM後根付着部に直接引き込むことは困難である。

　ここでは，MMPRTにより破綻してしまったMMの機能を再獲得するために，安全性・再現性・確実性が高いと考えられる手術手技を解説する。

術前情報

●診断と適応

　病歴の聴取に基づいてMRI撮像の必要性を見極め，早期にMMPRTを診断することが最も重要である。軽微な外傷による膝関節後内側部痛（posteromedial painful popping）の既往はLaPrade分類[2] 図1 type 2〜4の完全型MMPRTを疑う重要な所見であり，初診時に受傷機転・発生日時までを含めて繰り返し問診する必要がある。また，type 1の部分型MMPRTにおいても，約半数にpainful poppingの既往を認めるため聞き漏らしてはならない[3]。

　MRI画像診断においては，MM後節の内部輝度変化を変性断裂と見誤らずに，冠状断像におけるgiraffe neck，cleft，medial extrusion sign，矢状断像におけるghost sign，水平断像におけるradial tear signに留意したうえで，総合的にMMPRTを診断する必要がある[4]。

　MMPRTの診断が確定したら，膝関節軟骨の状態によりMMPRT pullout修復術の適応を判断する 表1 。原則として，Kellgren-Lawrence（KL）分類grade 2以下であることがMMPRT pullout修復術の手術適応である。膝関節の夜間痛（安静時痛）を認める場合は，骨髄浮腫の増悪や特発性膝骨壊死の発症が疑われるため，対応を急ぐべきである。現段階の検討では，MMPRT発症後3カ月以内にMMPRT pullout修復術を施行すれば，より良好な短期・中期臨床成績が得られる可能性がある。

手術進行

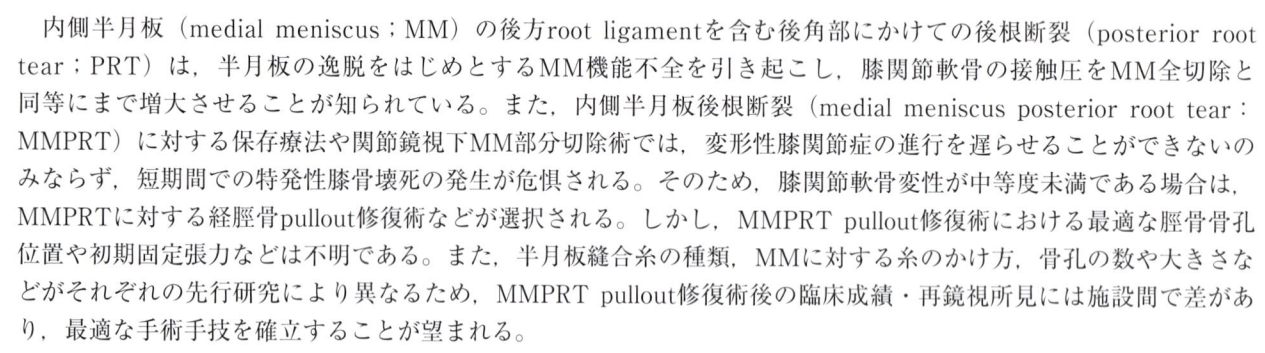

1. ポータル作製
2. 内側関節裂隙の開大と視野の確保
3. MMPRTの評価と後根付着部周囲の郭清
4. MMPRTガイドを用いた脛骨骨孔作製
　・MMPRTガイドの設置
　・脛骨骨孔の作製
5. FAST-FIX◇ 360を用いたF-MMA suture
6. 断裂形態による縫合様式の工夫
7. Pulloutした縫合糸の固定
8. 術後リハビリテーション

●麻酔

全身麻酔もしくは腰椎麻酔（手術時間は通常45〜60分）を行う。

●手術体位

体位は仰臥位とする。側板を2つ用いて膝屈曲45°で保持でき **図2a**，かつ駆血帯部の側板を支点として，術者が膝の屈曲角度と下腿外反ストレスを自由にコントロールできる状態とする **図2b**。術者は執刀医と助手1名以上が望ましい。

●確定診断，手術までの待機期間

MMPRTではMMの内側方逸脱（medial extrusion）とともに膝関節90°屈曲位における後方逸脱（posterior extrusion）が顕著となるため，膝関節の深屈曲動作を避けるように指導する。特に荷重した状態での膝関節屈曲は病態・症状を悪化させる。

MMPRTは中高年女性に好発するため，骨の脆弱性を基盤として病態が急激に悪化することが多い。必要があれば，患肢の免荷や骨粗鬆症治療薬の内服などを開始する。

●MMPRT pullout修復術に必要な手術機器

MMPRT pullout修復術には，**表2**，**図3** に示す手術機器が必要である。

●MMPRTガイド
（Smith & Nephew社 **図3①**，**図3②**）
●ACUFEXTM Director◇ドリルガイド
（Smith & Nephew社）
●2号ULTRABRAID◇スーチャー
（Smith & Nephew社）
●FAST-FIX◇ 360リバースカーブ
（Smith & Nephew社）
●ダブルスパイクプレート
（スモール，メイラ社）
●GTSキャンセラススクリュー
（5.0×25mm，Smith & Nephew社）
●Knee Scorpion™ Suture Passer
およびNeedle（Arthrex社 **図3⑤**）
●Micro SutureLasso™
（Arthrex社 **図3⑦**）
（縫合糸のpulloutに便利）

表2 MMPRT pullout修復術に必要な手術機器-1

	よい適応	適応	相対的適応	他の手術法が望ましい症例
発症からの期間	3カ月以内	12カ月以内	12カ月以内	−
変形性膝関節症（KL分類）	Grade 0，1	Grade 0，1，2	Grade 0，1，2	Grade 3，4
特発性膝骨壊死（腰野分類）	−	Stage 1	Stage 1，2	Stage 3，4
MFC軟骨損傷	軽度	中等度	中等度	高度
FTA(°)	−	−	180°以上	185°以上

KL：Kellgren-Lawrence
MFC：medial femoral condyle（内側大腿骨顆部）
FTA：femorotibial angle（大腿脛骨角）

表1 MMPRT pullout修復術の適応と禁忌

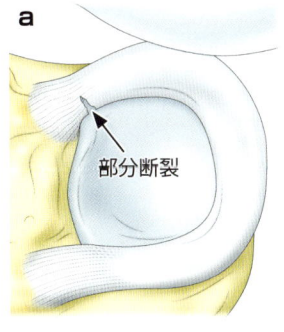

a

部分断裂

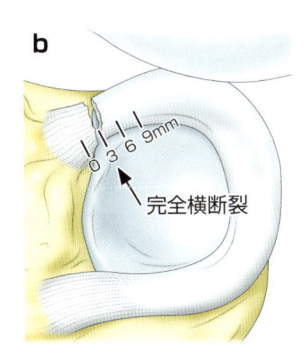

b

0 3 6 9mm
完全横断裂

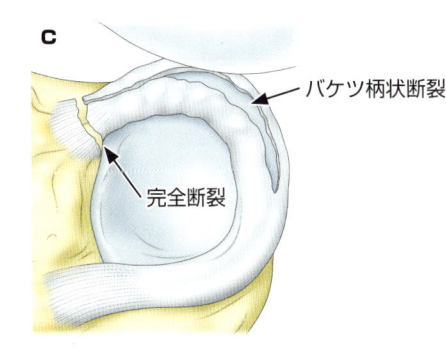

c

バケツ柄状断裂

完全断裂

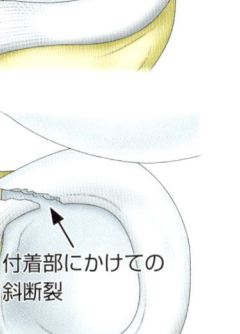

d

付着部にかけての斜断裂

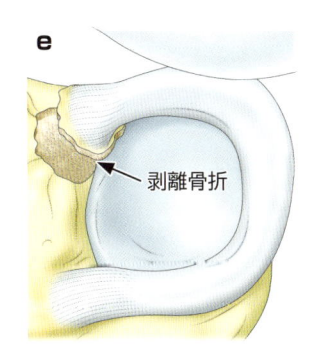

e

剥離骨折

図1 LaPrade分類[2]

a：Type 1
b：Type 2
Type 2はさらに，2A（後根付着部より0〜3mm離れた完全横断裂），2B（3〜6mm離れた完全横断裂），2C（6〜9mm離れた完全横断裂）に分類される。
c：Type 3
d：Type 4
e：Type 5

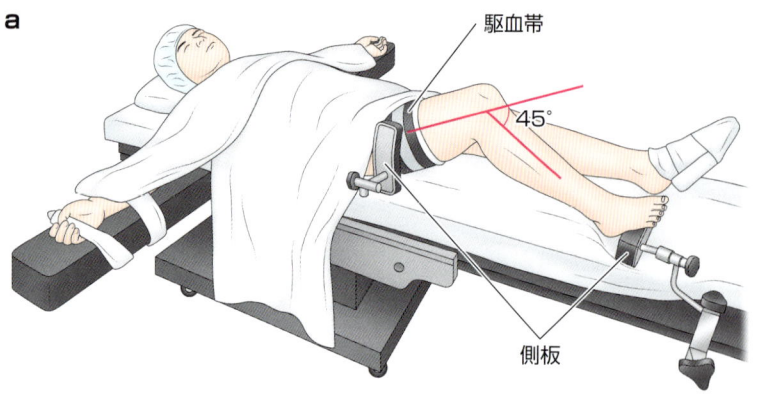

a

駆血帯

45°

側板

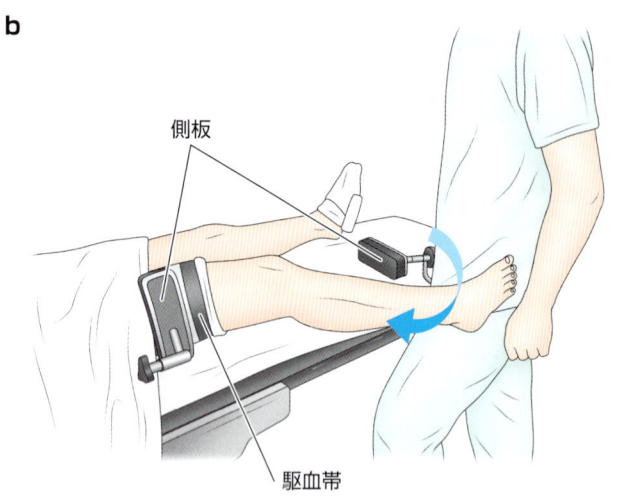

b

側板

駆血帯

図2 手術体位

a：患肢を2つの側板で膝45°屈曲位に固定する。

b：術者が下腿外反ストレスを自由にかけることができるように側板を固定する。

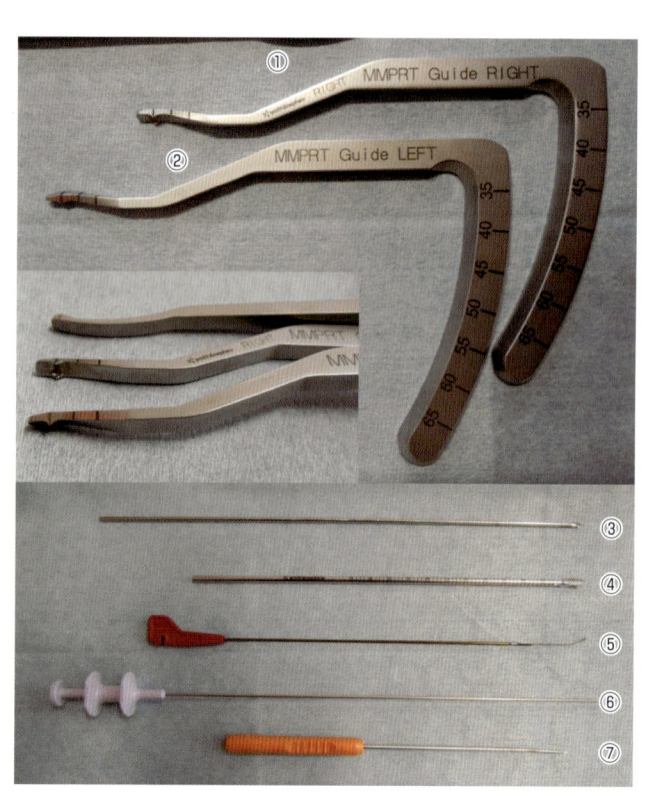

図3 MMPRT pullout修復術に必要な手術機器-2

①MMPRTガイド（右用）
②MMPRTガイド（左用）
③2.4mm径ドリルチップガイドワイヤー
④4.5mm径ENDOBUTTON◇ドリル
⑤Knee Scorpion™ Needle
⑥スーチャーレトリバー
⑦Micro SutureLasso™

Fast Check

❶MMPRTガイドを用いて解剖学的MM後根付着部に骨孔を作製する。
❷FAST-FIX◇ 360を用いたmodified Mason-Allen（F-MMA）sutureで確実にMM後角断端をとらえる。
❸適切な縫合糸固定法と術後リハビリテーションにより，再断裂を予防する。

手術手技

1 ポータル作製

　前内側ポータルは横（水平）皮切，前外側ポータルは縦皮切とする 図4 。ともに半月板の上面から数mm離して，顆間部に容易にアクセスできるように作製する。

　関節鏡，手術機器，縫合糸の出し入れを頻回に行うために約8mmの皮切から，シェーバーを用いて膝蓋下脂肪体・ポータル周辺軟部組織を十分に郭清しておく。

> **コツ&注意　NEXUS view**
>
> 脛骨骨孔作製用MMPRTガイドの手元を左右に動かして骨孔位置を調節するために，前内側ポータルは横皮切が望ましい。ポータル周囲の軟部組織を十分に郭清することで，縫合糸のリレーに伴う引っかかりを防ぐ。

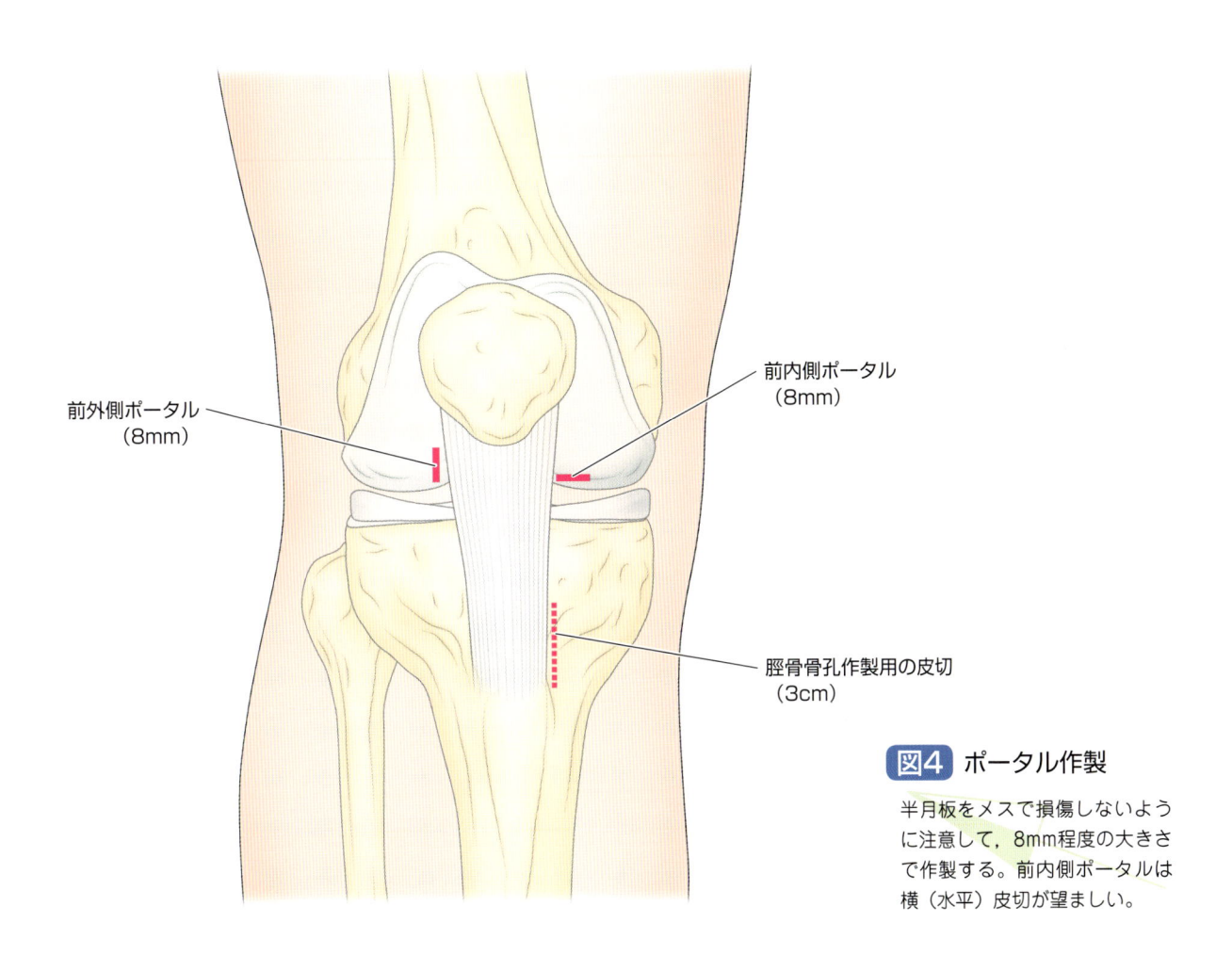

前外側ポータル
（8mm）

前内側ポータル
（8mm）

脛骨骨孔作製用の皮切
（3cm）

図4 ポータル作製

半月板をメスで損傷しないように注意して，8mm程度の大きさで作製する。前内側ポータルは横（水平）皮切が望ましい。

2 内側関節裂隙の開大と視野の確保

　MMPRTでは内側関節裂隙が狭い症例が多く，MM後節・後角から後根付着部，後十字靱帯（posterior cruciate ligament；PCL）前縁にかけての視野確保が手術操作の明暗を分ける。

　内側関節裂隙の開大には，内側側副靱帯（medial collateral ligament；MCL）後方1/3の線維束を18ゲージ針により数回穿通するoutside-in pie-crustingテクニックが有用である **図5** 。

コツ&注意 NEXUS view ////

　前外側ポータルから鏡視しながら，MM中後節の下面に18ゲージ針先端を穿通させる**図5a** 。同じ皮膚刺入点から前後方向に針先を変え，MCLを3〜5回穿通する。半月板実質・関節軟骨損傷に注意する。

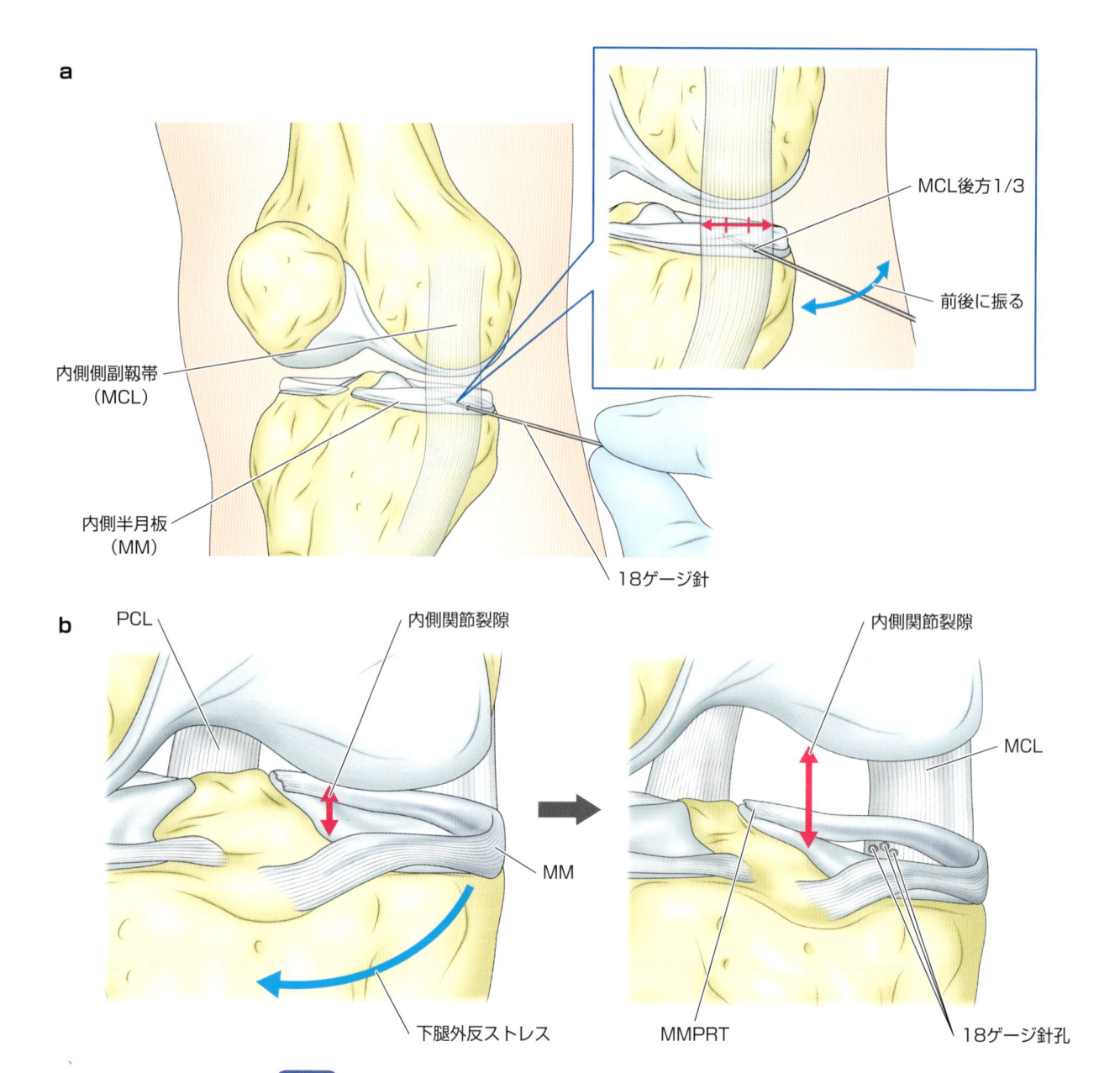

a

MCL後方1/3
前後に振る
内側側副靱帯（MCL）
内側半月板（MM）
18ゲージ針

b

PCL
内側関節裂隙
MM
下腿外反ストレス
内側関節裂隙
MCL
MMPRT
18ゲージ針孔

図5 Outside-in pie-crustingテクニックによる内側関節裂隙の開大と視野の確保

a：MCLの後方1/3を貫通させてMM中後節の下面に針先を穿通する。針先を前後方向に振り，3〜5回穿通する。

b：下腿外反ストレスにより，関節裂隙が開大する。ときに，popping音を伴うが，術後にMCLの疼痛をきたすことはまれである。

③ MMPRTの評価と後根付着部周囲の郭清

　MMPRTの状態，分類[2]，不安定性をプローブで確認・評価する。MMPRT pullout 修復術症例の多くがLaPrade分類type 2の完全横断裂である 図6a 。

　良好な視野を獲得するために，PCL前面や後根付着部の滑膜組織（ 図6a 矢印）や脂肪組織はradiofrequency（RF）デバイスで郭清しておく 図6b 。断裂部に過剰な瘢痕様組織が存在することはまれであるが，後角側断端を軽く新鮮化してもよい。

　MM後節下面からmeniscotibial ligament周囲をラスピングする。グラスパーなどでMM後角部を把持し，解剖学的MM後根付着部にpulloutする際の可動性を確認しておく。

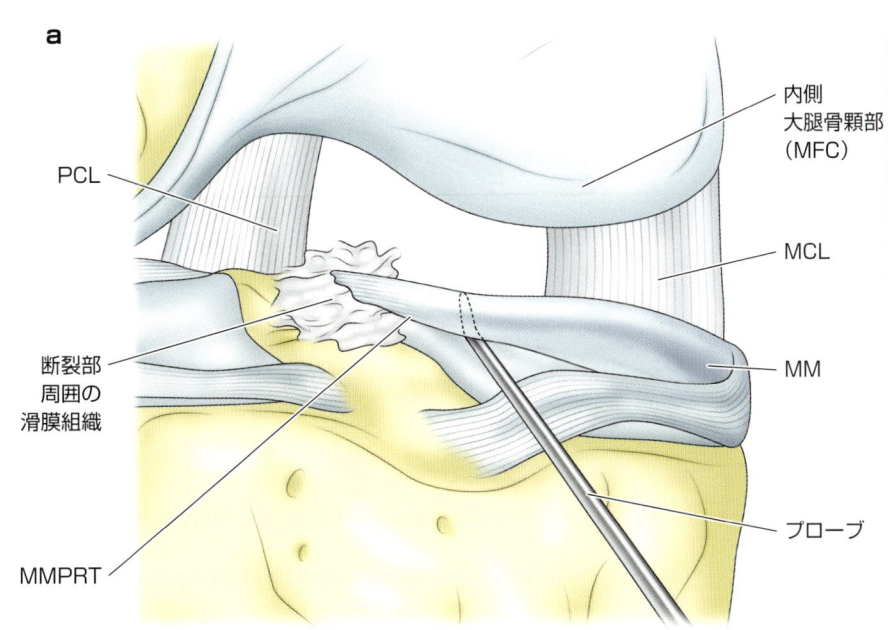
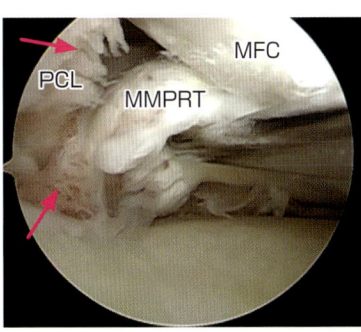
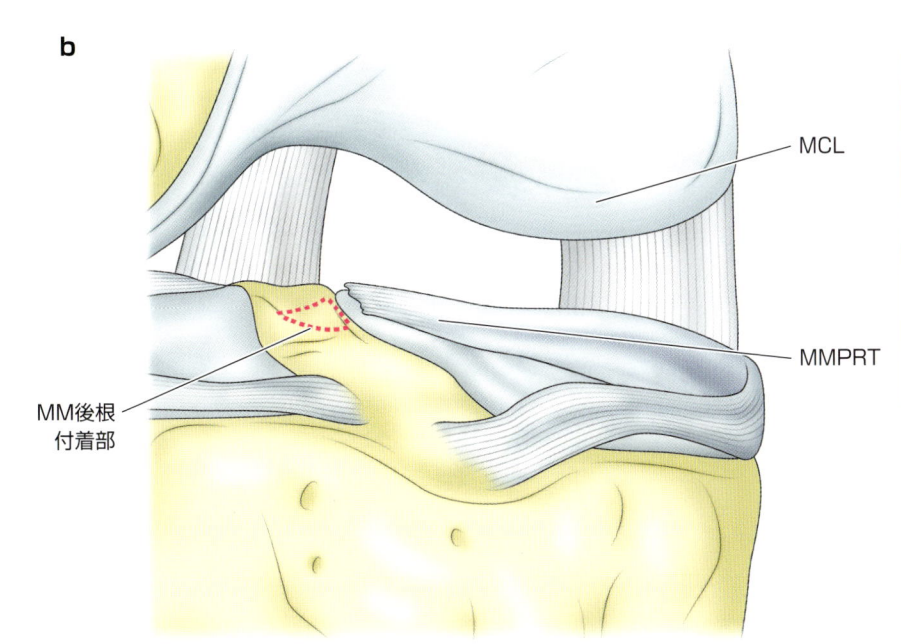
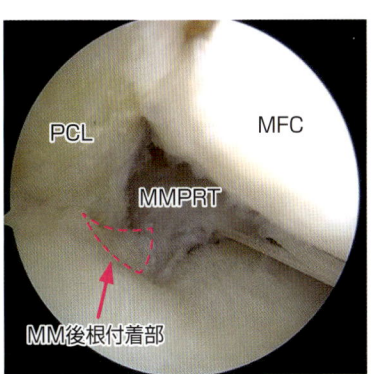

図6 MMPRTの評価と後根付着部周囲の郭清

a：MMPRT LaPrade分類type 2B（MM後根付着部より3〜6mm離れた完全横断裂）損傷。プロービングによる不安定性の評価を行う。断裂部周囲の滑膜組織（赤矢印）。
b：適切な郭清により，正確な解剖学的MM後根付着部（赤囲み部分）を確認する。

4 MMPRTガイドを用いた脛骨骨孔作製

MMPRTガイドの設置

プローブで内側脛骨顆間隆起（medial tibial eminence；MTE）の頂点 図7a を触知し，位置を確認しておく．RFデバイスで印を付けておくのもよい．解剖学的MM後根付着部は，PCL前縁（図7a ①），内側脛骨プラトー（図7a ②），retro-eminence ridge（図7a ③）に囲まれる三角形の領域に存在する 図7a ．その付着部中心は，MTE頂点から約10mm後方で，PCLのすぐ前方とされる[1,5]．

MMPRTガイドを前内側ポータルから挿入し，MTE頂点からの距離を参考にしながら 図7b ，MMPRTガイド先端をMM後根付着部に設置する．その際に，ガイド表面に記された10mmの目盛りがMTE頂点より少しだけ後方に鏡視される位置が最適である 図7c ．

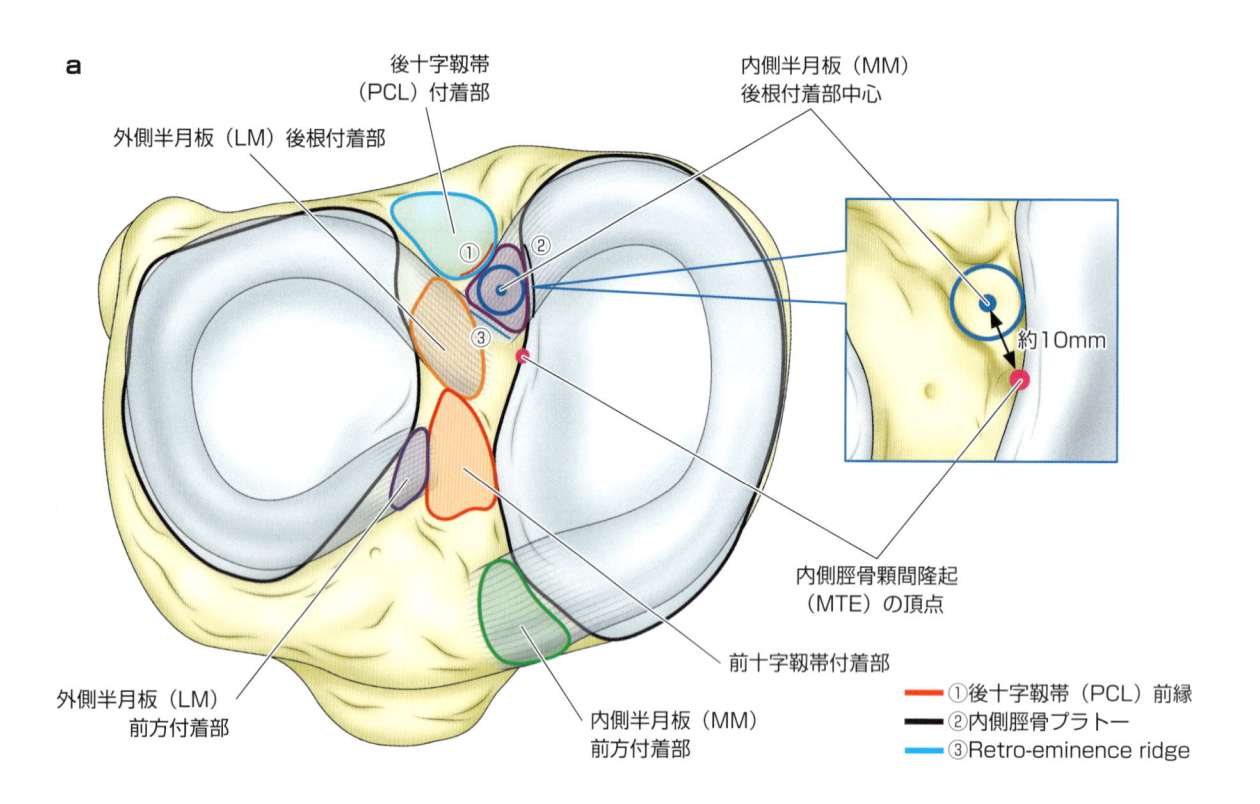

a

外側半月板（LM）後根付着部

後十字靱帯（PCL）付着部

内側半月板（MM）後根付着部中心

① ② ③

約10mm

内側脛骨顆間隆起（MTE）の頂点

前十字靱帯付着部

外側半月板（LM）前方付着部

内側半月板（MM）前方付着部

━━① 後十字靱帯（PCL）前縁
━━② 内側脛骨プラトー
━━③ Retro-eminence ridge

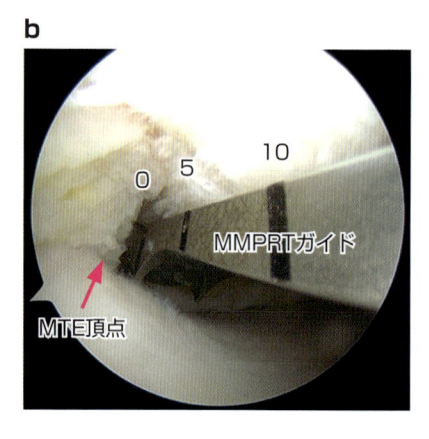

b

0　5　10

MMPRTガイド

MTE頂点

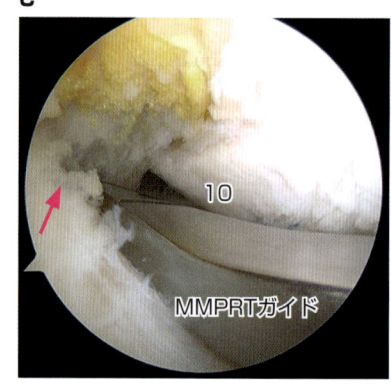

c

10

MMPRTガイド

図7 MMPRTガイドを用いた脛骨骨孔作製

a：解剖学的MM後根付着部中心．MTE頂点から約10mm後方で，PCLのすぐ前方に位置する．

b，c：MMPRTガイドの目盛りを参考に，先端をMM後根付着部に設置する．

脛骨骨孔の作製

ドリルスリーブを装着し，ガイドワイヤー刺入点（脛骨内側面）に縦皮切を作製する 図4 。ダブルスパイクプレート固定のために約3cm遠位に延長するとよい。ドリルガイドを45°に設定すると，鵞足に干渉せずにダブルスパイクプレートを固定することが可能となる 図7d 。

鏡視によりMMPRTガイドの位置を再度確認し，ガイドワイヤーを刺入する 図7e 。ガイドワイヤー先端がMM後根付着部に誘導されたら，鋭匙などでワイヤー先端を防護しながら4.5mm径ENDOBUTTON◇ドリル（Smith & Nephew社）で脛骨骨孔を作製する。

コツ&注意 NEXUS view ////

MMPRTガイド先端をPCLにしっかりと当てて，後方に少し押し込むようにする。ガイドの先端を後方に十分挿入できないときは，周辺軟部組織の郭清を追加する。MMPRTガイド先端はPCL穿通を防止する形状となっているため，安全にガイドワイヤーを刺入することが可能である。

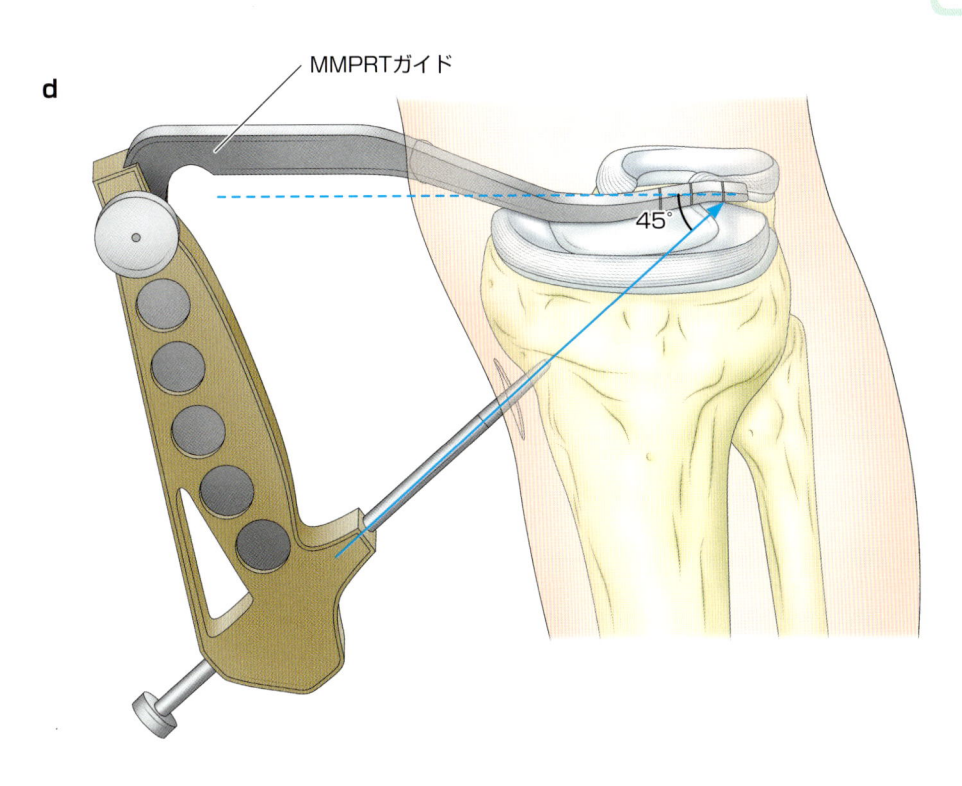

d

MMPRTガイド

45°

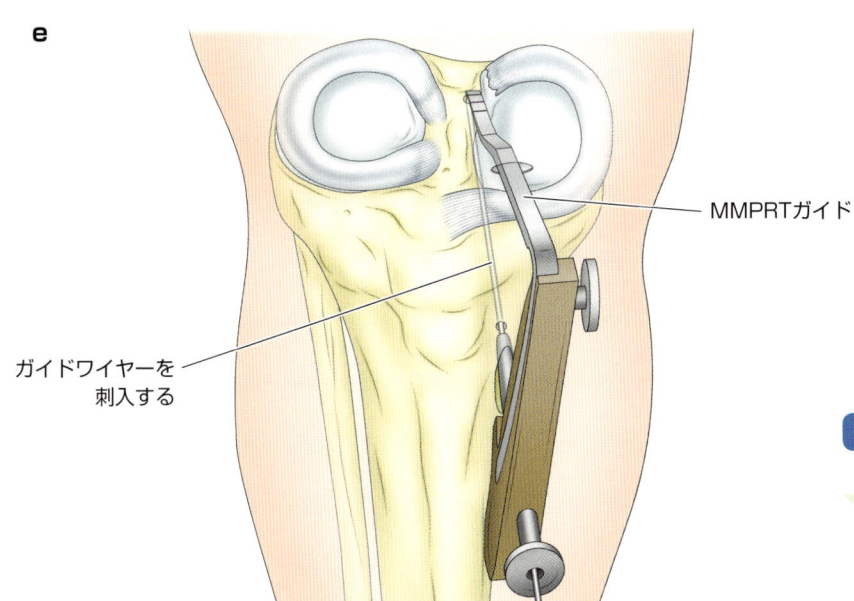

e

MMPRTガイド

ガイドワイヤーを刺入する

図7 MMPRTガイドを用いた脛骨骨孔作製（つづき）

d：ドリルガイドは45°に設定する。
e：MMPRTガイドを用いることで，安全にガイドワイヤーを刺入することが可能となる。

Knee Scorpion™ Suture Passerに2号ULTRABRAID◇ スーチャー（ultra high molecular weight polyethylene fiber，強度の高い非吸収糸であればよい）を装着し，MM断端から5mm以上離れた変性の少ないMM後角に縫合糸を貫通させる **図8a**。

MM outer 1/3～2/3の領域に，下面から上面に向けてsimple stitch（single loop）をかけるのが理想的である。Double-locking loop（cinch-loop）にする必要性は感じていない。

貫通させた2号ULTRABRAID◇ スーチャーを前外側ポータルから引っぱりながら，FAST-FIX◇ 360リバースカーブによるoblique mattress sutureを設置する **図8b**。ペネトレーションリミッターは18mmにセットしておく。

デリバリーニードル先端を2号ULTRABRAID◇スーチャー貫通点から約5mm内側のMM middle 1/3領域に刺入し，MM後角をやや中央に寄せるように水平移動してから関節包を貫通させ，1個目のインプラントを留置する。MM上面から出る2号ULTRABRAID◇スーチャーの下をくぐるようにして，デリバリーニードルをMM断端から3mm程度離れたouter 1/3領域に刺入する。同様に2個目のインプラントを留置する **図8b**。

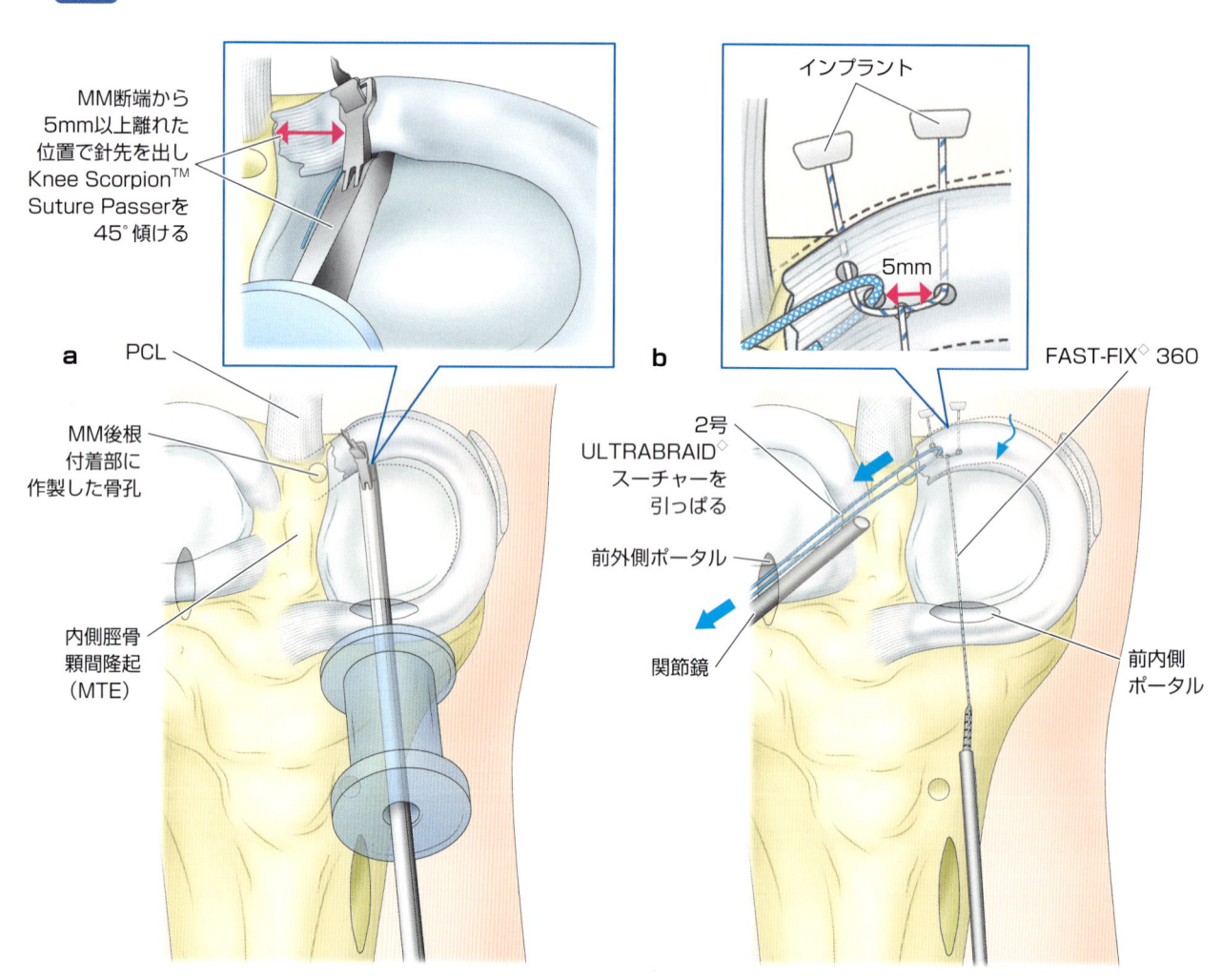

図8 FAST-FIX◇ 360を用いたmodified Mason-Allen（F-MMA）suture

a：2号ULTRABRAID◇スーチャーによるsingle simple stitch。Knee Scorpion™ Suture Passerを傾けるようにして針先を出す。
b：FAST-FIX◇ 360リバースカーブによるoblique mattress suture。2号ULTRABRAID◇スーチャーの間を跨ぐようにインプラントを留置する。

プローブを利用してスライディングノットを適切に締める。FAST-FIX◇ 360縫合糸の遊離端はpullout修復に利用するため，ノットプッシャー/スーチャーカッターで切断してはいけない。FAST-FIX◇ 360の結び目から関節外に至る余剰糸は，pulloutするための糸として利用する。2号ULTRABRAID◇スーチャーはMMを貫通しているため，関節鏡視では2本の糸として確認される。FAST-FIX◇ 360の結び目から連続する1本の糸を含め，前内側ポータルから引き抜いた3本の縫合糸を，脛骨骨孔へとスーチャーリレーする [図8c]。3本の縫合糸がF-MMA様式でMM後角にかかり [図8d]，膝関節屈曲に伴うMMの後方逸脱を抑制することが可能となる。

コツ&注意 NEXUS view

FAST-FIX◇ 360が関節包を貫通するまでは，助手に2号ULTRABRAID◇スーチャーを外側に軽く牽引してもらう。その後，牽引を緩めてインプラントを確実に関節包外へと留置する。この操作により，MM断端をより骨孔に近い位置へと安全に誘導できる。

落とし穴 NEXUS view

FAST-FIX◇ 360のインプラントが関節包にひっかからない！
2号ULTRABRAID◇スーチャーによる牽引を弱める。助手にFAST-FIX◇ 360のハンドル後端をしっかりと押さえてもらいながら，ディプロイメントノブを両手で前方に押し出す。片手で操作しないこと。FAST-FIX◇ 360刺入の位置・深度・方向を変える。

FAST-FIX◇ 360の2個目のインプラントが関節内に脱落してしまう！
1個目のインプラント留置点からデリバリーニードル先端を30mm以上離さないように慎重に移動させる。

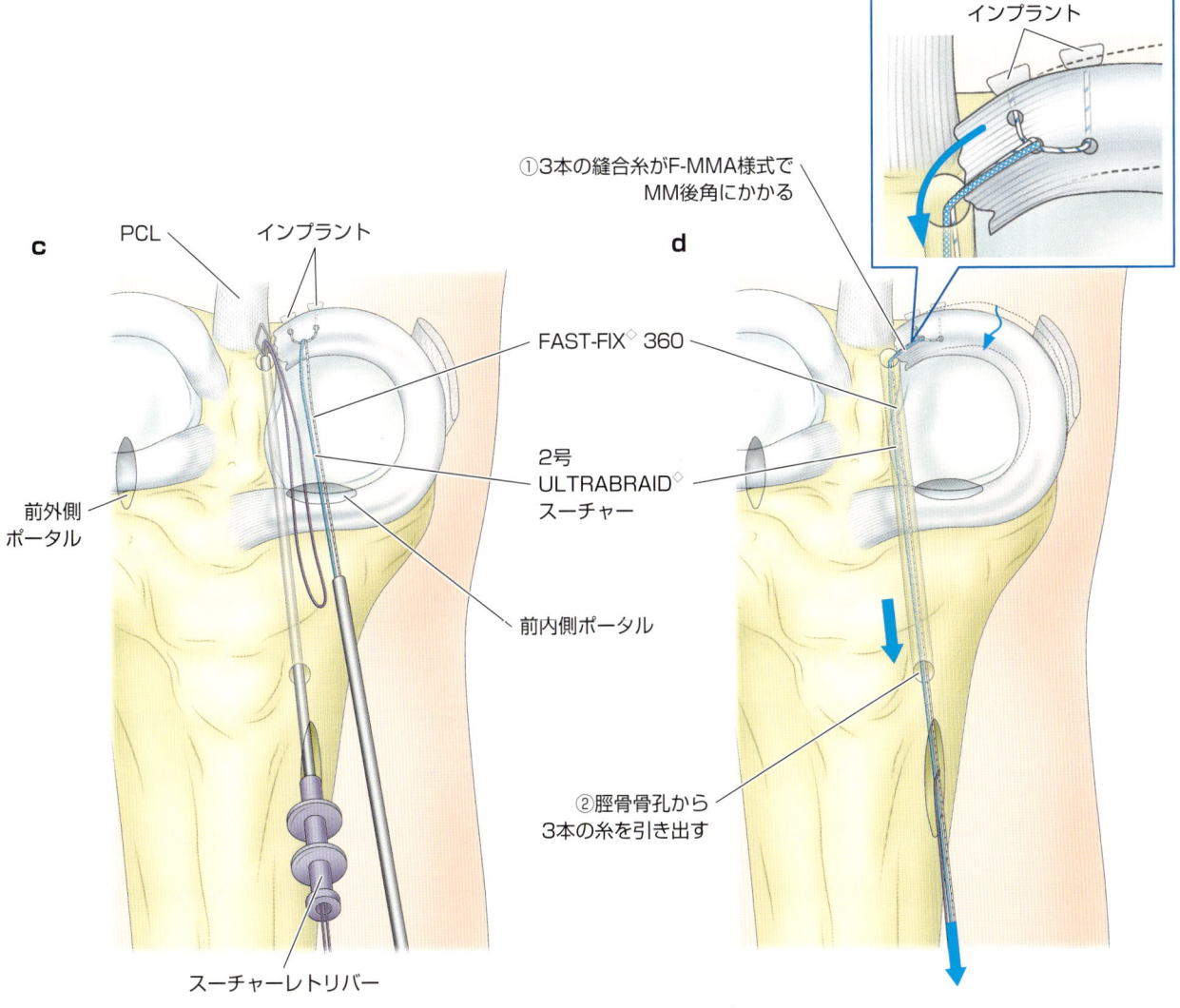

図8 FAST-FIX◇ 360を用いたmodified Mason-Allen（F-MMA）suture（つづき）

c：3本の縫合糸を脛骨骨孔からスーチャーリレーによりpulloutする。
d：F-MMA sutureの完成。2本の2号ULTRABRAID◇スーチャーを用いたMMA sutureと同等の強度をもつ[8]。

6 | 断裂形態による縫合様式の工夫

　LaPradeら[2]によるMMPRTの分類が参考となる。MMPRTのほとんどがtype 2損傷であり，ときにtype 4損傷が存在する。Type 3・5損傷はまれである。

　Type 2〜4損傷ともに，MM後角をF-MMA縫合法で把持し（図8，図9a 〜 図9c），解剖学的MM後根付着部に作製した骨孔からpulloutすることが基本となる。

　Type 3損傷では，pulloutした縫合糸を固定した後に，バケツ柄状断裂部位にinside-out法でvertical sutureを追加する 図9b 。残存する縦断裂が短い場合はFAST-FIX◇360を用いたall-inside法で縫合することも可能である。

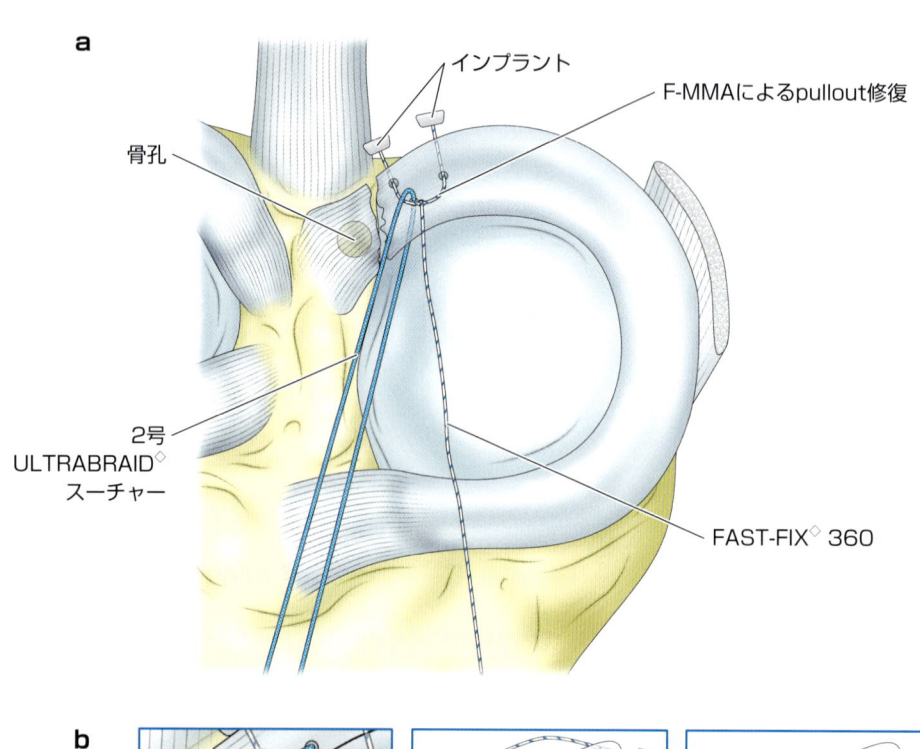

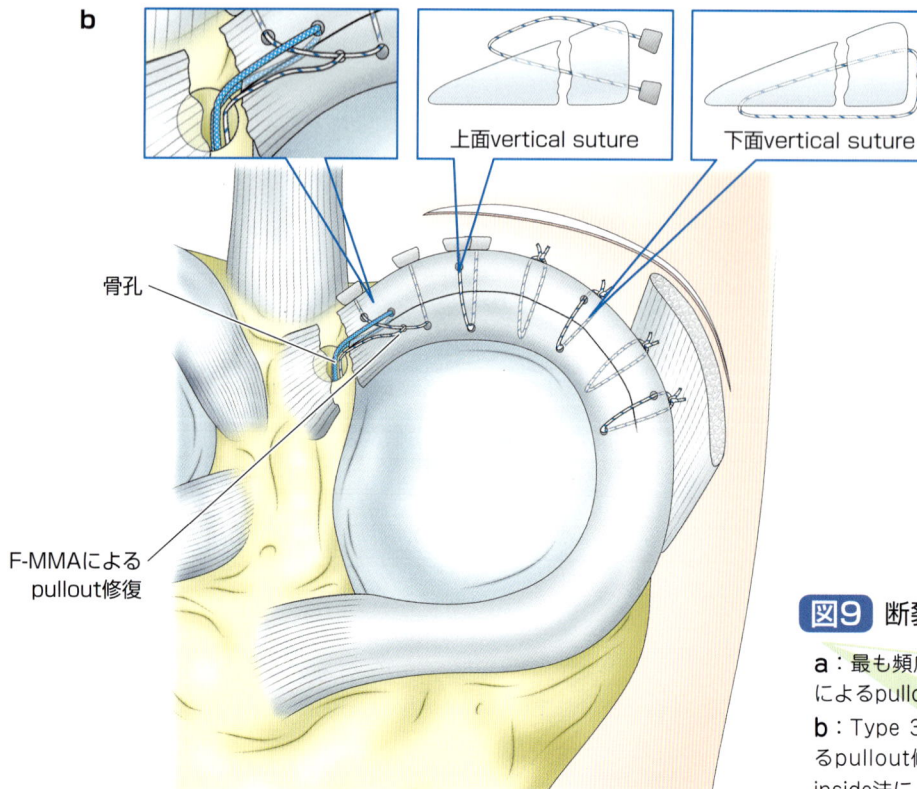

図9 断裂形態による縫合様式の工夫

a：最も頻度の高いtype 2損傷では，F-MMAによるpullout修復が望ましい。

b：Type 3損傷はまれであるが，F-MMAによるpullout修復後に，inside-outもしくはall-inside法によるvertical sutureを追加する。

　MM後根から後角にかけての斜断裂であるtype 4損傷では，後根付着部組織が豊富に残存しており，かつ変性が少ないと判断される場合に限り，FAST-FIX◇ 360を利用したall-inside法によるhorizontal sutureを試みてもよい 図9d 。

c

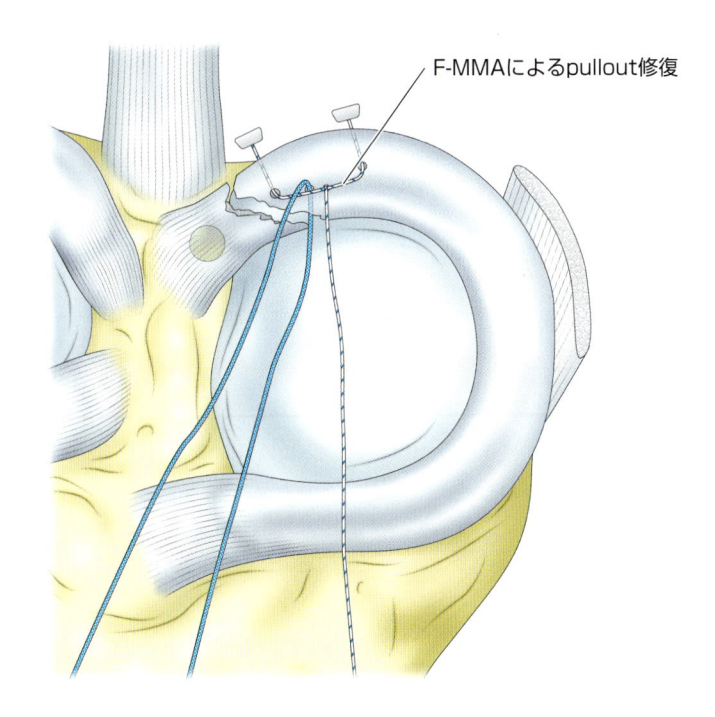

F-MMAによるpullout修復

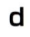

d

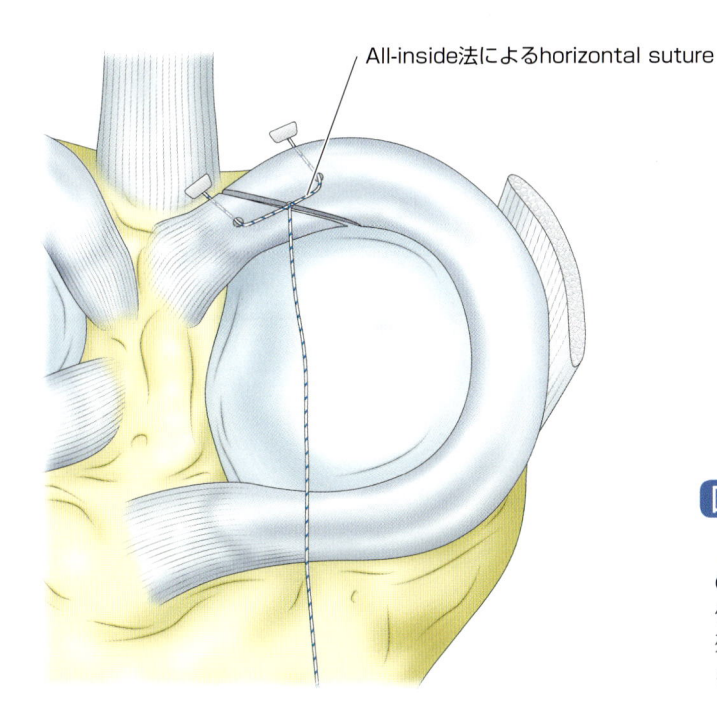

All-inside法によるhorizontal suture

> **図9** 断裂形態による縫合様式の工夫
> 　　（つづき）
>
> c, d：Type 4損傷でもF-MMAによるpullout修復が基本となる（c）。MM後根付着部の遺残組織に変性が少なければ，all-inside法によるhorizontal sutureを試みてもよい（d）。

FAST-FIX◇ 360遊離端をダブルスパイクプレート近位側の孔に通しておく．脛骨骨孔遠位部出口から5mm程度離して，2号ULTRABRAID◇スーチャーをダブルスパイクプレートに締結する（その際にFAST-FIX◇ 360遊離端は結ばない）図10a。

膝伸展位でダブルスパイクプレートに15Nの張力をかけながら，FAST-FIX◇ 360縫合糸をしっかりと引き出し，2号ULTRABRAID◇スーチャーと結ぶ．膝伸展位でmanual maxの張力によりpulloutした縫合糸を固定した場合，縫合部位の破綻を引き起こす可能性がある．MM後角部は変性しているため，術中の膝関節屈曲動作だけでpopping音とともに再断裂をきたすことがある．膝関節0〜90°までの屈曲に伴い，MM後角が約3〜6mm後方に移動するため，膝関節屈曲位では縫合糸にかかる張力が高まる．著者は，膝関節（40°〜）45°屈曲位で20N（〜25N）の張力をかけてダブルスパイクプレートを脛骨に固定している図10b。

コツ&注意 NEXUS view

FAST-FIX◇ 360と2号ULTRABRAID◇スーチャーにある程度均等に張力がかかるようにダブルスパイクプレートに締結することが必要である。

糸の緩みがないように膝伸展位で，3本の糸を関節外にしっかりと引き出しておく。2号ULTRABRAID◇スーチャーをダブルスパイクプレートに締結した後，プレートを遠位方向に軽く引っ張りながらFAST-FIX◇ 360の遊離糸を引き糸として1本の2号ULTRABRAID◇スーチャーと締結するとよい。最後は，2号ULTRABRAID◇スーチャー同士で再度結紮する。

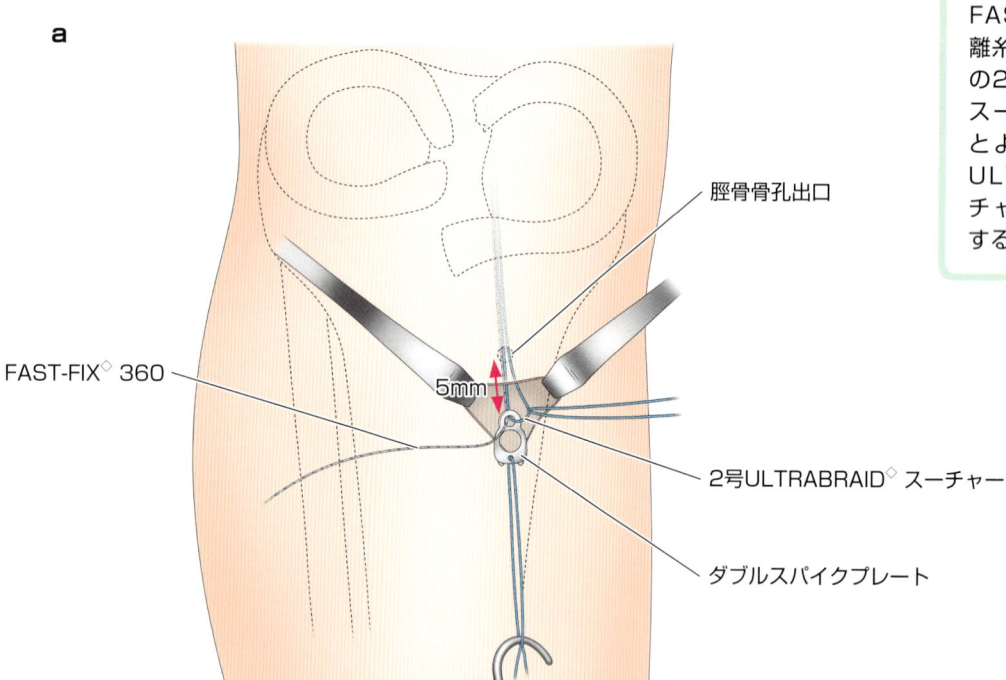

a

脛骨骨孔出口

FAST-FIX◇ 360

5mm

2号ULTRABRAID◇ スーチャー

ダブルスパイクプレート

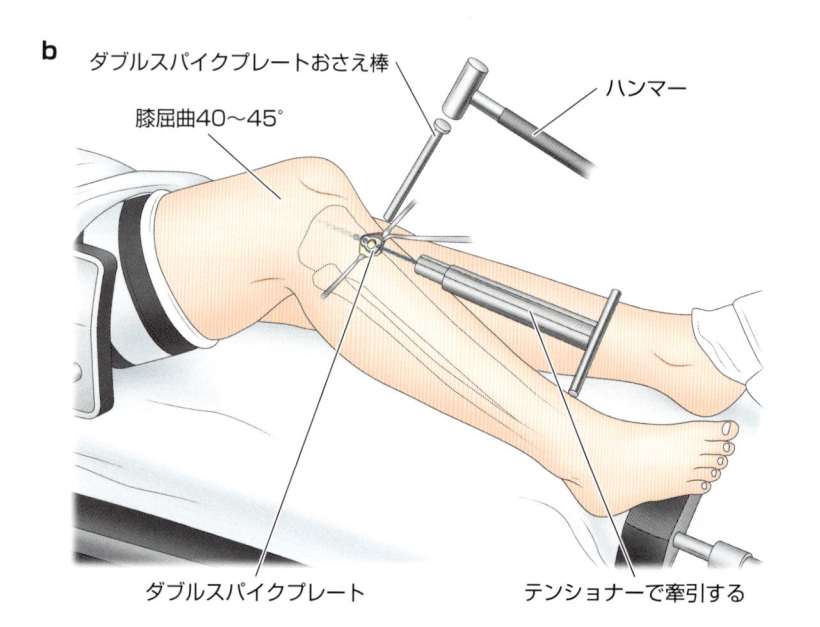

b　ダブルスパイクプレートおさえ棒　　ハンマー

膝屈曲40〜45°

ダブルスパイクプレート　　テンショナーで牽引する

図10 Pulloutした F-MMA縫合糸の固定

a：ダブルスパイクプレートへの縫合糸の締結。2号ULTRABRAID◇スーチャーを先に締結し，膝伸展位0°で15Nの張力を加えながら，FAST-FIX◇ 360の遊離端に緩みがないように2号ULTRABRAID◇スーチャーと締結する。

b：ダブルスパイクプレートの固定。膝45°屈曲位で20Nの張力を加えながら，鵞足近傍にダブルスパイクプレートを固定する。

8 術後リハビリテーション 表3

　膝関節屈曲動作は，MM後角を後方に移動させ，縫合糸に過度な張力を与えてしまうため，術後2週までは禁止する。

　術後2週以降に，45°までの膝可動域訓練と20kgの部分荷重歩行を開始する。

　術後3週以降に，60°までの膝可動域訓練と40kgの部分荷重歩行を開始する。

　術後4週以降に，90°までの膝可動域訓練と60kgの荷重を許可する。

　術後5週以降では，ほとんどの患者で全荷重が可能となるが，荷重位での膝関節屈曲動作はなるべく避けるように指導する。しゃがみ込み動作，深屈曲位からの立ち上がり，和式トイレの使用は厳禁とする。通常，術後3〜6ヵ月で臨床成績は大きく改善し，職場復帰も可能となる。

	術後2週まで	術後2週以降	術後3週以降	術後4週以降	術後5週以降
膝伸展位固定装具	常時着用	荷重時着用 就眠時着用	就眠時着用	−	−
可動域訓練	−	屈曲0〜45°	屈曲0〜60°	屈曲0〜90°	屈曲0〜120°
荷重歩行	−	20kg	40kg	60kg	80kg〜全荷重

表3 術後リハビリテーション

文献
1) Furumatsu T, Kodama Y, Fujii M, et al. A new aiming guide can create the tibial tunnel at favorable position in transtibial pullout repair for the medial meniscus posterior root tear. Orthop Traumatol Surg Res 2017；103：367-71.
2) LaPrade CM, James EW, Cram TR, et al. Meniscal root tears：a classification system based on tear morphology. Am J Sports Med 2015；43：363-9.
3) Furumatsu T, Kamatsuki Y, Fujii M, et al. Medial meniscus extrusion correlates with disease duration of the sudden symptomatic medial meniscus posterior root tear. Orthop Traumatol Surg Res 2017；103：1179-82.
4) Furumatsu T, Fujii M, Kodama Y, et al. A giraffe neck sign of the medial meniscus：A characteristic finding of the medial meniscus posterior root tear on magnetic resonance imaging. J Orthop Sci 2017；22：731-6.
5) Fujii M, Furumatsu T, Miyazawa S, et al. Bony landmark between the attachment of the medial meniscus posterior root and the posterior cruciate ligament：CT and MR imaging assessment. Skeletal Radiol 2017；46：1041-5.
6) Kodama Y, Furumatsu T, Fujii M, et al. Pullout repair of a medial meniscus posterior root tear using a FasT-Fix® all-inside suture technique. Orthop Traumatol Surg Res 2016；102：951-4.
7) Fujii M, Furumatsu T, Kodama Y, et al. A novel suture technique using the FasT-Fix combined with Ultrabraid for pullout repair of the medial meniscus posterior root tear. Eur J Orthop Surg Traumatol 2017；27：559-62.
8) Fujii M, Furumatsu T, Xue H, et al. Tensile strength of the pullout repair technique for the medial meniscus posterior root tear：a porcine study. Int Orthop 2017；41：2113-8.

◇Trademark of Smith & Nephew

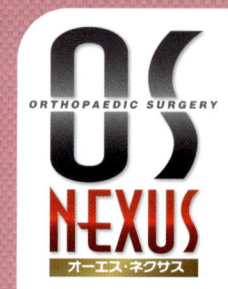

Ⅱ. 半月板縫合法，ほか

後外側半月板ルート損傷（PLMRT）に対する縫合法の落とし穴

久留米大学人間健康学部スポーツ医科学科，JCHO久留米総合病院ひざ・スポーツ専門外来　**副島　崇**

Introduction

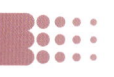

　外側半月板後角の付着部から約1cmまでの範囲を，後外側半月板ルート（posterior lateral meniscus root；PLMR）とよぶ。軟らかい半月板体部が平たく強靭な靱帯様組織に変化しながら強固に骨に固着していく，力学的に重要な部位である。このPLMRの断裂，すなわち，後外側半月板ルート損傷（PLMR tear；PLMRT）は，前十字靱帯（anterior cruciate ligament；ACL）損傷の7〜12%に合併し，完全断裂では外側コンパートメントの接触圧が約50%上昇する[1]。また近年，膝の回旋安定性にも悪影響を及ぼすことが示唆されており，できるだけ修復することが望ましい。

　ほとんどがACL損傷に合併して発生する外傷性損傷であるので，修復に対するhealing responceは比較的高く，同時に行われるACL再建術は，さらにhealingを促す。損傷したACLを郭清してしまえば術中操作も容易で，よほどの陳旧性でない限りPLMRTを放置する理由は特に見当たらない。

　ただし，ここで述べる修復法を駆使して組織学的な治癒を得ても，果たして，力学的に十分に回復できているか，長期的に変形性変化を防げられるのか，という問いに対してはいまだ答えは出ていない。

術前情報

●断裂様式と手術適応

　断裂様式の分類は，いまだ確立されたものはない。著者は，Ahnら[2]，Moatsheら[3]の分類を整理し 図1a 〜 図1e ，これにfull radial posterior lateral meniscus tear 図1f を加えて使用している。Full radial posterior lateral meniscus tearは厳密にはPLMRTではないが，円周線維の連続性が絶たれmeniscus hoopが完全に失われるという点で，PLMRTと同等に扱っている。

　Chronic inner loss type 図1d の一部を除くすべてが修復の適応となる。

手術進行

1 関節鏡による評価および前処置
2 ポータルの作製
外周辺線維の連続性の回復
3 All inside法
4 Inside out法
5 Pull out法
付随する縦・斜断裂への対応
6 縦・斜断裂に対する縫合

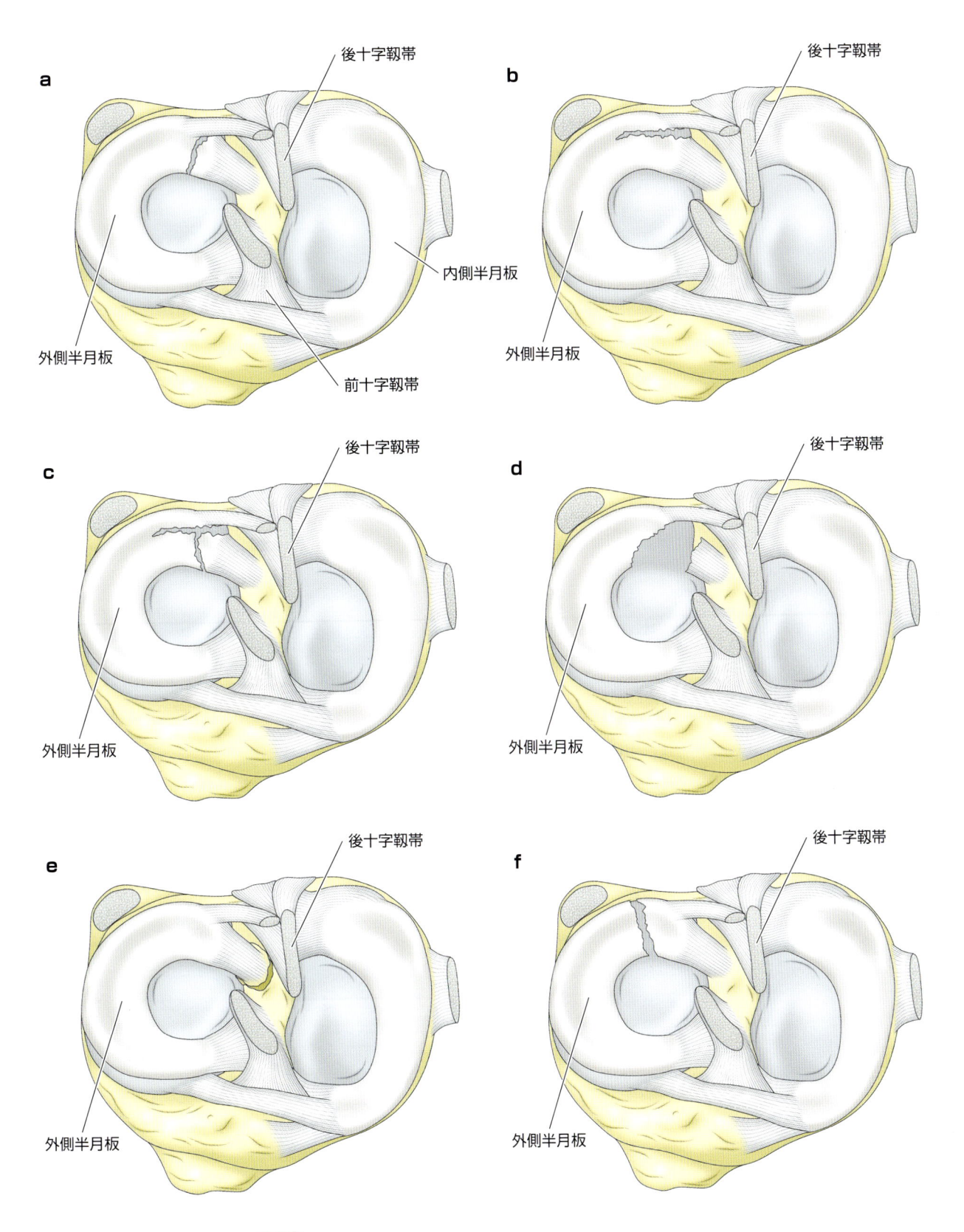

図1 後外側半月ルート損傷（PLMRT）の分類

a：Radial tear with oblique flap[2]. Complete radial meniscal tear to within 9 mm of bony root attachment[3]. Complex oblique meniscal tear extending into the root attachment[3].

b：Longitudinal cleavage between the bony insertion and meniscofemoral ligament insertion.[2]

c：Acute T-type[2]. Bucket-handle tear with complete meniscal root detachment[3].

d：Chronic inner loss type[2].

e：Avulsion fracture of the meniscal root attachment[3].

f：Full radial posterior lateral meniscus tear[5].

●修復術の基本

修復術のポイントは，外側半月板の可動性を残しつつ外周辺線維の連続性を回復することにある。そのため，著者は関節包を介さずに横断裂やavulsion（剥離）に対する修復を，糸のみで行うall inside法を基本としている。現状で日本で使える糸のみによるall inside法デバイスとしては，Knee Scorpion™（Arthrex社），Meniscal Viper™（Arthrex社），Suture hook （Linvatec社）などがある。ただし，バックアップとしてあらゆる状況に対応できるHenning法[4]のキット（日本ストライカー社）を準備しておくことを勧める。

アンカーデバイス方式のall inside deviceは，関節包を介して半月板の動きを強く制限するうえに，ルート部に使用するとニードルの進行方向がきわめて危険な方向に向くので，著者はあまり推奨しない。

万一アンカーが関節内に遊離するときわめて重篤な軟骨損傷をきたすので，使用する場合は自己責任で使用してもらいたい（著者はそのような症例を幾度もサルベージしてきた）。

●麻酔

麻酔法は基本的にACL再建術に準ずる。単独損傷例では術後疼痛管理はあまり必要とならないので，術中に十分な除痛と筋弛緩がとれればどの麻酔法でもかまわない。

●手術体位

手術台上で，仰臥位あぐら座位とする。足関節の下にシーツを重ねて高くすることで自然と膝に外反力が加わり，関節裂隙が広がる。この体位は術者一人でも手術を完遂することができるので有用である。

Knee holderを使って下垂位で行う場合は，助手に足部を持ってあぐら座位を保持してもらう。通常，駆血帯は必要ないが，視野が悪いときや後のACL再建で使用するので，準備は怠らない。

Fast Check

❶手術の目的は外側半月板の可動性を残しつつ外周辺線維の連続性を回復することである。
❷縫合法・デバイスの違いをよく理解し，選択する。
❸常にHenning法の準備をしておくことが望ましい。

手術手技

1 関節鏡による評価および前処置

　関節鏡用ポータルの作製は基本的にACL再建術に準ずる。

　まず，関節鏡により，半月板の断裂の位置・様式・変性の有無などを詳細に確認する。特に骨付着部側の断端の質をプロービングでよく確認する。ここに十分な縫い代を確保できない場合や縫合糸が簡単にcut outしてしまうようなときには，躊躇せずpull out法を選択する。

　ACL損傷を合併しているとき（ほとんどがそうであるが）には操作を容易かつ安全にするために，ACL遺残組織の郭清を行う。

2 ポータルの作製

　All inside法では断裂断端に直行するように縫合デバイスを挿入するため，基本的に内側ポータルを鏡視用，外側ポータルをワーキングポータルとする **図2**。断裂部にアプローチしにくい場合は必要に応じて，脛骨関節面に平行にデバイスを挿入できるような低めのワーキングポータルを追加する。ACL損傷を伴わないPLMRTであれば，外側ポータルをあらかじめやや低めに作っておくとよい **図2**。Inside out法では逆に，内側ポータルがワーキングポータル，外側ポータルが鏡視用となる。

> **コツ&注意 NEXUS view**
>
> ワーキングポータルを半月板前節のすぐ上に作ると，デバイスを脛骨関節面に平行に挿入してPLMRに容易に到達できる。

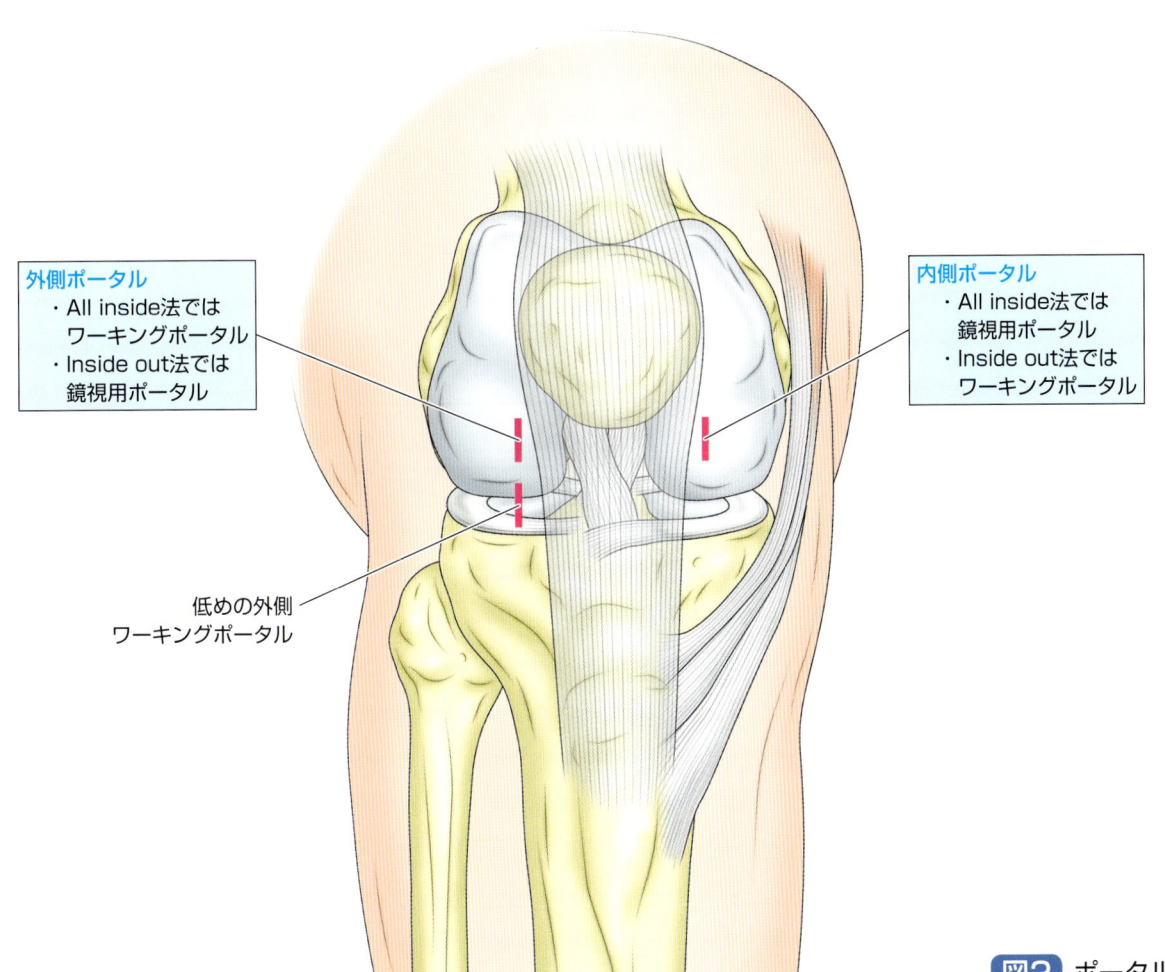

外側ポータル
・All inside法では
　ワーキングポータル
・Inside out法では
　鏡視用ポータル

内側ポータル
・All inside法では
　鏡視用ポータル
・Inside out法では
　ワーキングポータル

低めの外側
ワーキングポータル

図2 ポータルの作製

外周辺線維の連続性の回復

Radial tear with oblique flap（図1a 参照），acute T-type（図1c 参照），および，full radial posterior lateral meniscus tear（図1f 参照）の症例では，横断裂の端々縫合をall inside法もしくはinside out法で行う。ただし，十分な縫い代を確保できない，あるいは縫合糸が簡単にcut outしてしまうような場合，また，avulsion（剥離）の場合はpull out法（後述）で対処する。

3 All inside法

外側ポータルから挿入したデバイスで断裂部の両端に糸をかける。Knee Scorpion™を用いる場合，まず，一端に糸を通して外側ポータルに引き出し 図3a，糸のもう一方の端をデバイスにセットし，もう一方の断端に糸を通して引き出す 図3b。

次にこの糸をノットプッシャーを用いてスライディングノットテクニックで糸を結紮する 図3c（著者はTennessee sliderを好んで用いている）。

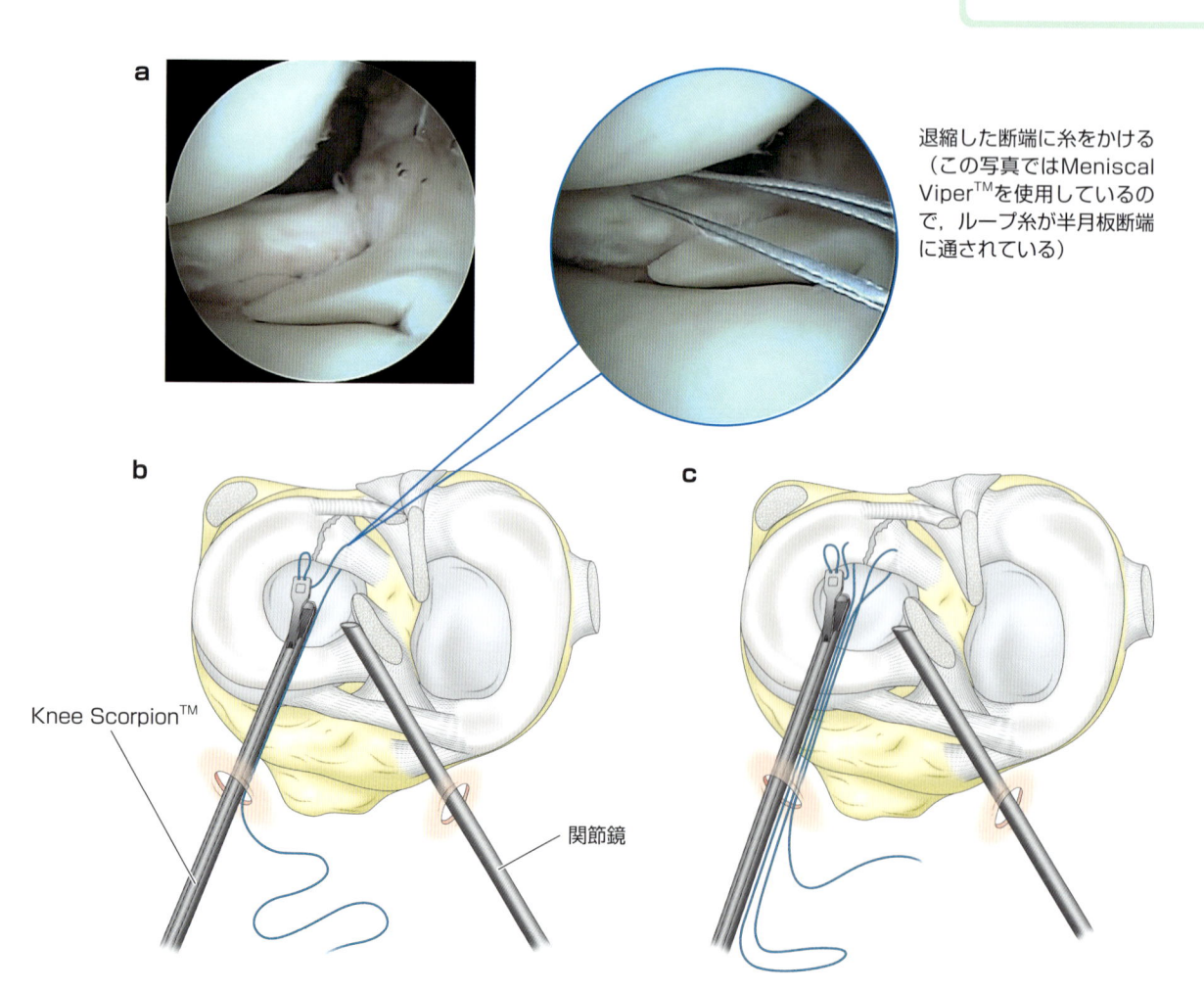

a

退縮した断端に糸をかける（この写真ではMeniscal Viper™を使用しているので，ループ糸が半月板断端に通されている）

b

Knee Scorpion™

c

関節鏡

図3 All inside法

a：Complex oblique meniscal tear extending into the root attachment[3].
b：外側ポータルから挿入したデバイスで断裂部の一端に糸をかけ，いったん関節外に引き出す。
c：糸の反対側をデバイスにセットして関節内に挿入し，断裂部のもう一方の断端に糸を通して関節外に引き出す。

Meniscal Viper™の場合，一端ずつに1本のループ糸を通し，このループに別の1本の縫合糸を通して引き抜くことで両端に1本の糸をかけることができる。面倒ではあるが，糸の結節を関節面に接しない半月板の背側に持ってこられるメリットがある。

最近のstrong sutureの結節はそれ自体が十分に軟骨損傷の原因になりうるので，半月板体部に近い損傷やfull radial posterior lateral meniscus tear（ 図1f 参照）の症例では有益だと考えている（詳細は文献5を参照）。

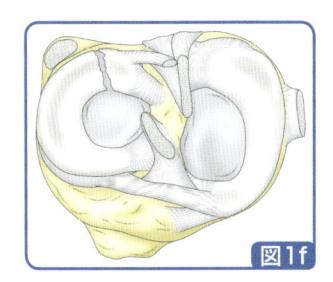
図1f

コツ&注意 NEXUS view

ポータル周辺の脂肪組織，滑膜，関節包などを縫合糸で巻き込んでしまうことがある。強引に糸で引きちぎろうとすると半月板体部をカットアウトするおそれがあるので，始めから糸をかけ直さなければならなくなる。ポータルをあらかじめ大きめにあけて周囲の滑膜組織をシェーバーで十分に除去しておくか，市販のカニューラを使用するとよい。

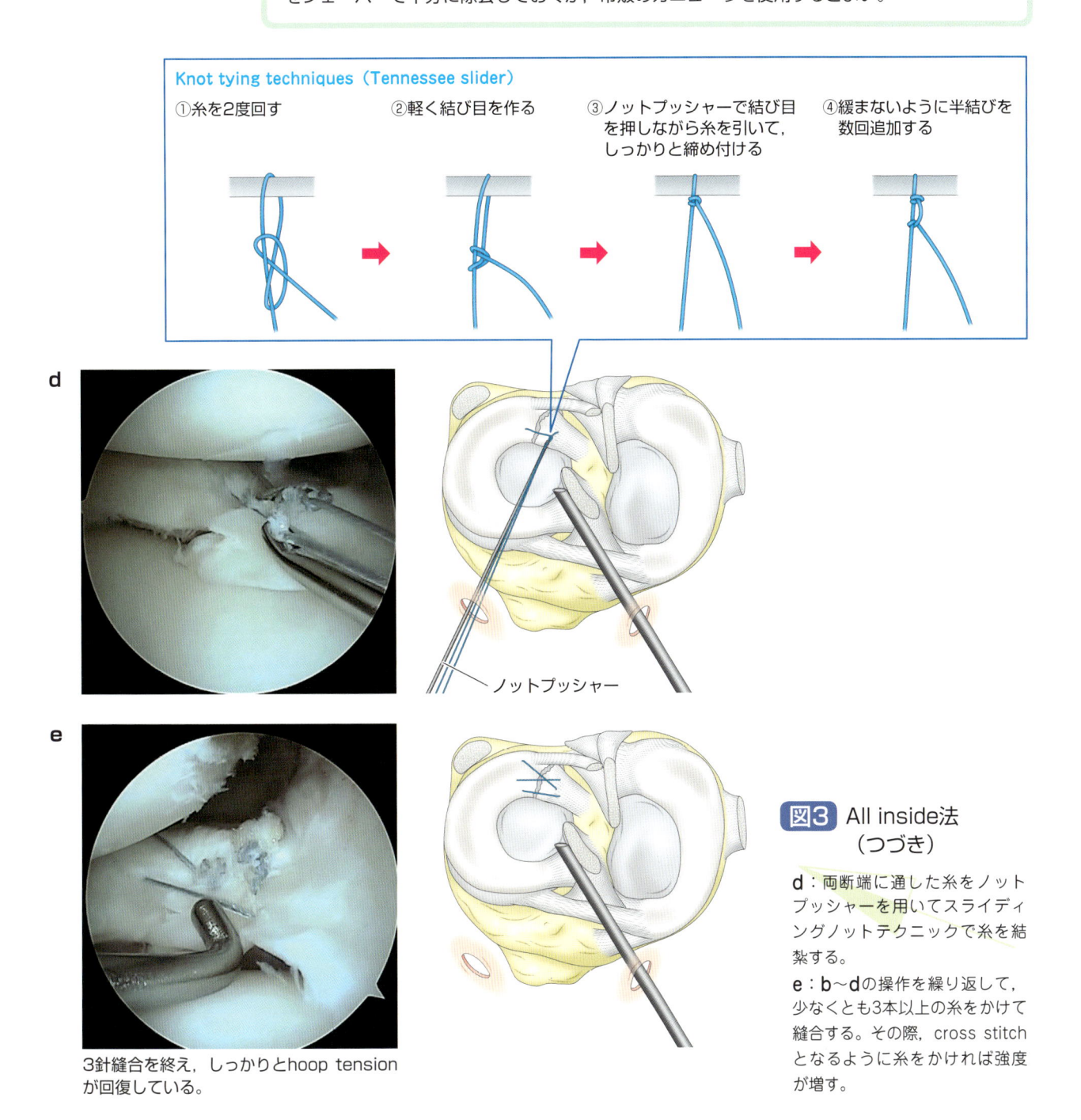

Knot tying techniques（Tennessee slider）

①糸を2度回す ②軽く結び目を作る ③ノットプッシャーで結び目を押しながら糸を引いて，しっかりと締め付ける ④緩まないように半結びを数回追加する

d

ノットプッシャー

e

3針縫合を終え，しっかりとhoop tensionが回復している。

図3 All inside法（つづき）

d：両断端に通した糸をノットプッシャーを用いてスライディングノットテクニックで糸を結紮する。

e：b〜dの操作を繰り返して，少なくとも3本以上の糸をかけて縫合する。その際，cross stitchとなるように糸をかければ強度が増す。

4 Inside out法

皮切

Henning法[4]では，まず，膝90°屈曲位とし，外側側副靱帯（lateral collateral ligament；LCL）の後方で大腿二頭筋前縁に沿って約3cm皮切を加える。腸脛靱帯（iliotibial band；ITB）の下方（後方）で筋膜を切開し，大腿二頭筋を下方（後方）に避け，さらに腓腹筋外側頭起始部を後方に避けると後方関節包に達する。ここに神経血管組織を保護するためのレトラクターを挿入して，腓腹筋外側頭以後の組織を後方に避ける。

縫合

縫合は，必ず外側ポータルから鏡視して，内側ポータルから針を刺入する。

1本目の針を半月板付着部の最も骨側から骨をかすめるように刺入して，外側に関節包を貫きレトラクターに届ける 図4a 。このとき，助手はレトラクターを針の刺入方向を見極めてコントロールしてキャッチする。

次に，2本目の針を遊離端側に刺入し打ち抜く 図4b 。同様の操作を繰り返して，少なくとも3本以上の糸をかける 図4c 。

結紮

最後に1本ずつ糸を結紮していく。しかし，この部位でのHenning法の施行はACLが損傷していないときにはかなり困難で，十分な経験を必要とする。また，外側ポータルから打ち抜くことはきわめて危険で，アンカー式のall insideデバイスではさらに危険が増す。

> **トラブル NEXUS view**
>
> PLMRにHenning法でアプローチする場合，遺残ACLを十分に郭清して必ず内側ポータルから行う。それ以外のシチュエーションでは神経血管束損傷という大きな危険を伴う。

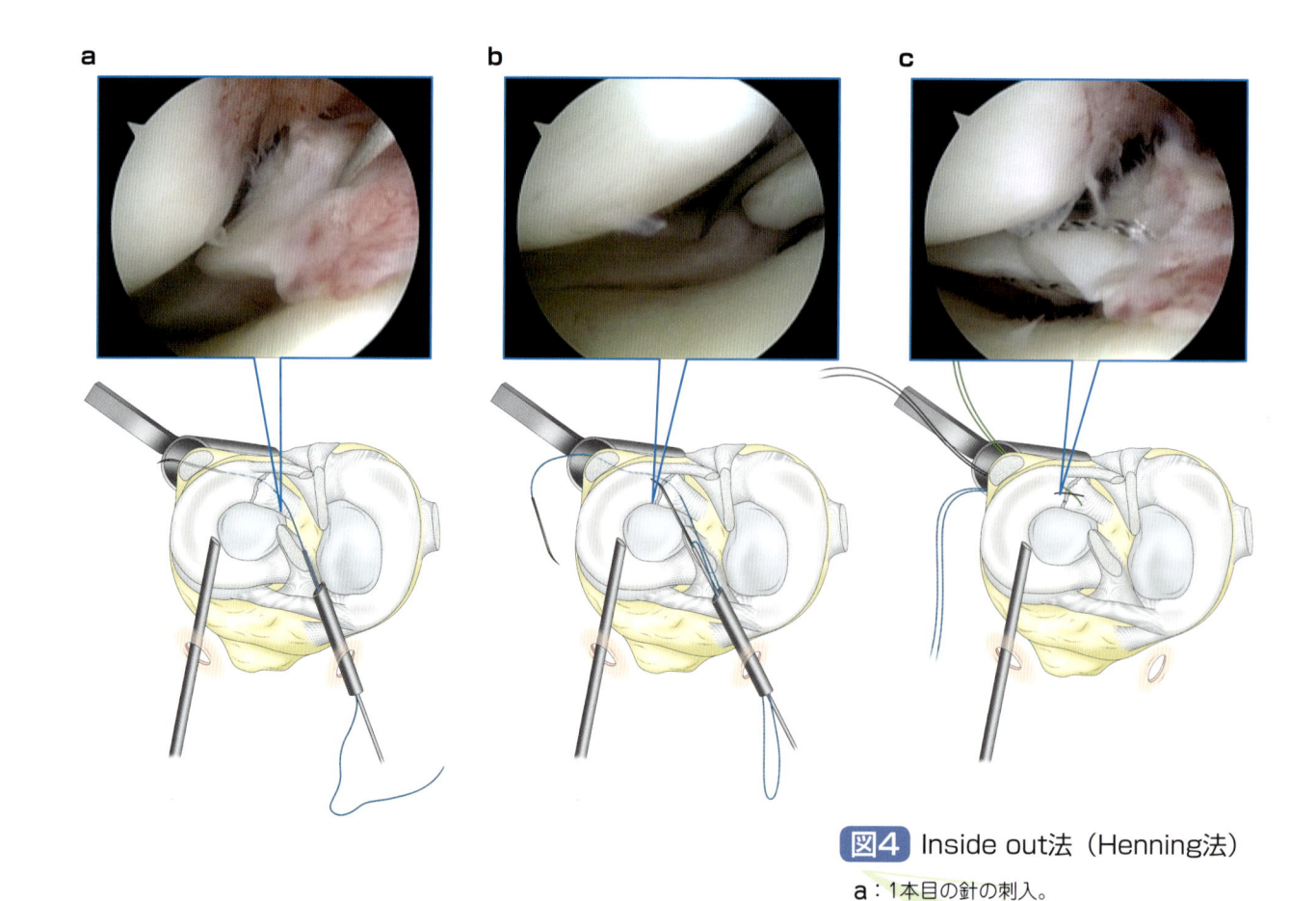

図4 Inside out法（Henning法）
a：1本目の針の刺入。
b：2本目の針の刺入。
c：3本の糸を通す。

5 Pull out法

Root avulsion fracture（図1e 参照）や，他の断裂様式で母床側に十分な縫い代を確保できない場合には骨孔を介するpull out法を用いて修復する。

まず，剥離部の母床をbone abraderなどでやや広めに十分に郭清した後，ACL再建用tibial guide（Tip Aimer）を用いて，母床の中央内側寄りの位置に脛骨の前内側部（鵞足のやや遠位）からガイドワイヤーを穿ちオーバードリルする 図5。骨孔径は糸を引き抜くのに使用するレトリバーが通る最小径でよい。

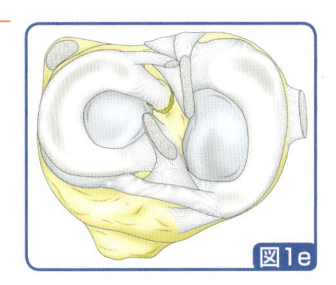

図1e

コツ&注意 NEXUS view

ACL再建術を同時に行う場合は，ACL骨孔用の皮切内でACL骨孔のやや遠位からACL骨孔とほぼ平行に穿つことになる。脛骨前外側から骨孔を穿ってもよいが，前内側から穿つことで糸の断端を引く力の向きが半月板の円周方向に近くなり，断端を引き寄せやすくカットアウトを防ぐことができる。ルート損傷専用のターゲッティングデバイスも発売されているが，外側半月板ルート損傷ではACL再建用で十分に対応できる。

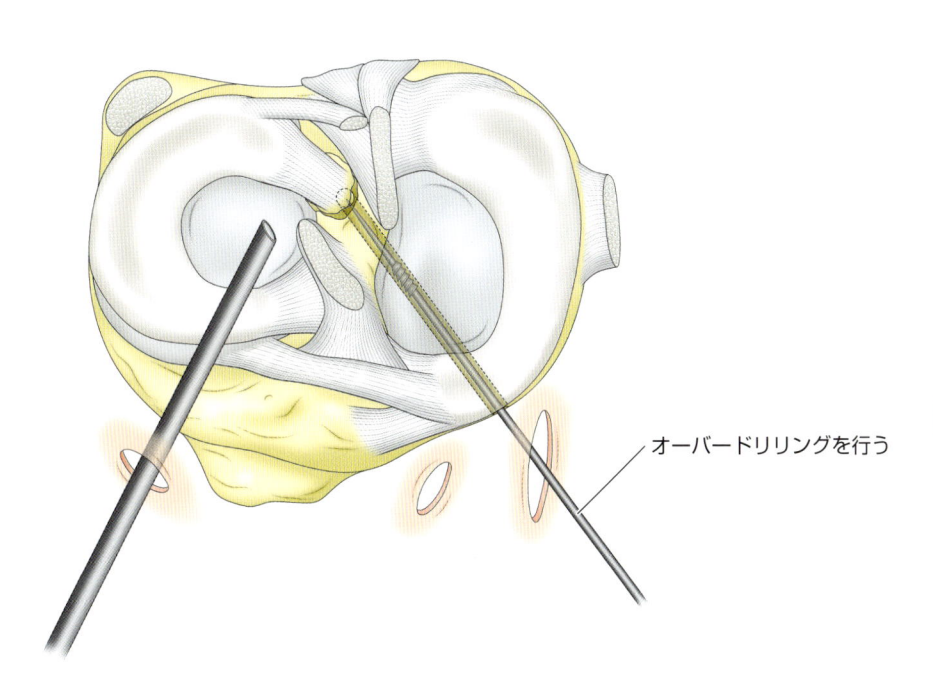

オーバードリリングを行う

図5 脛骨前内側部の骨孔作製

ACL再建用tibial guide（Tip Aimer）を用いて，母床の中央よりやや内側の位置に脛骨の前内側部（鵞足のやや遠位）からガイドワイヤーを穿ちオーバードリルする。

外側ポータルから挿入したデバイスで断裂部の断端に糸をかける（図6b）。Knee Scorpion™の場合，糸の中央（通常は糸の端だが）をセットして断端に糸を通して外側ポータルに引き出す。このループ糸をracking hitch loop（図6c）で締結するか，もしくは，racking hitch knot（図6c）で結紮して，レトリバーで糸を脛骨全内側部に引き抜く（図6c）。これを少なくとも3回以上繰り返し3本以上のループ糸を骨孔を介して関節外に引き出す。

コツ&注意 NEXUS view ////

1本はループ糸に別のループ糸を引っかけて引き抜き（要するにスーチャーリレーをする），半月板の裏側から骨孔内に引き込むようにすると，骨片の浮き上がりを防ぐことができる。引き抜いた糸のペアを見失わないようにその都度モスキートペアンなどで把持しておく。

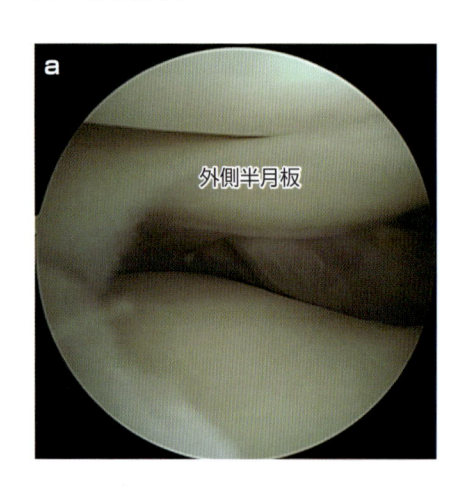

a

外側半月板

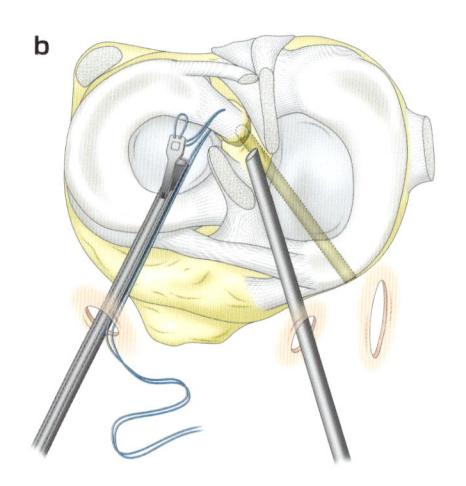

b

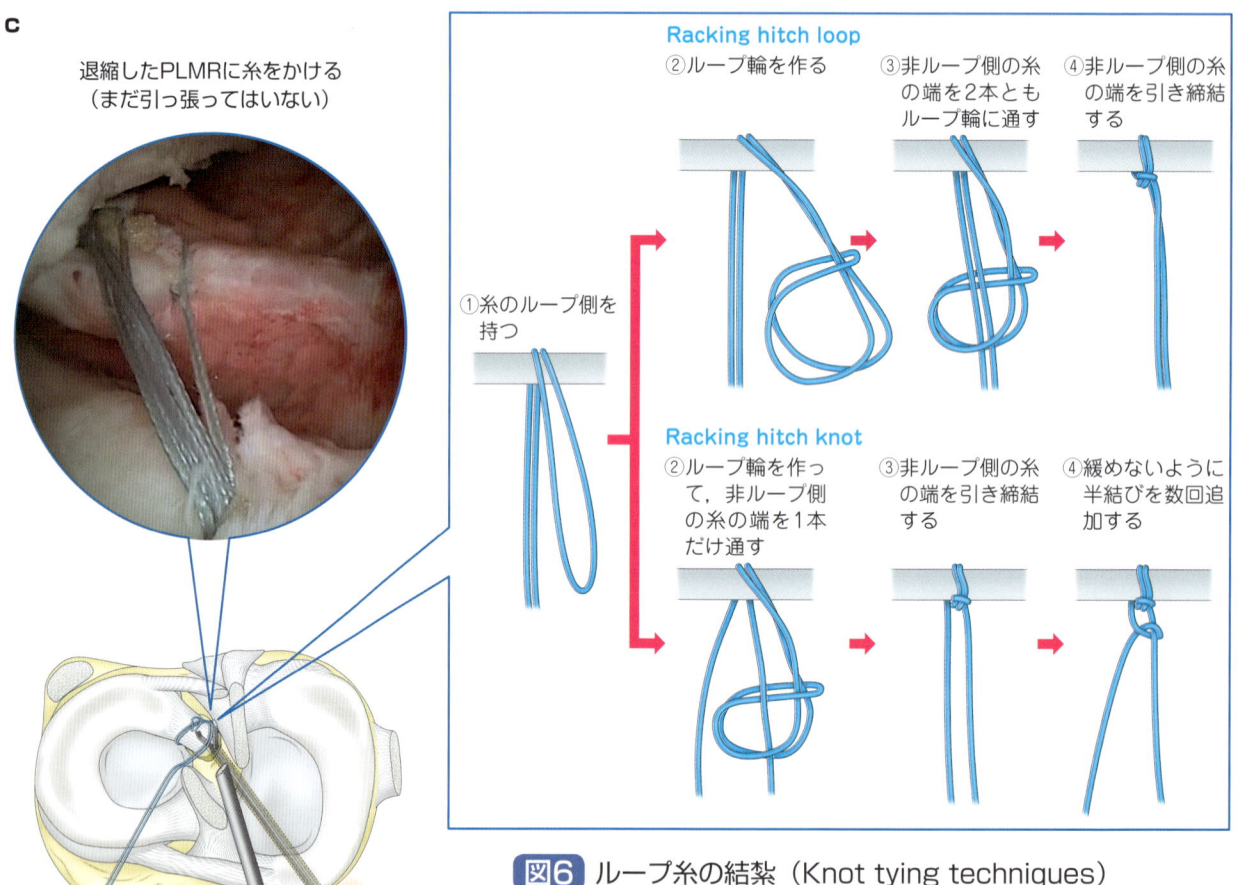

c

退縮したPLMRに糸をかける
（まだ引っ張ってはいない）

レトリバー

Racking hitch loop
①糸のループ側を持つ
②ループ輪を作る
③非ループ側の糸の端を2本ともループ輪に通す
④非ループ側の糸の端を引き締結する

Racking hitch knot
②ループ輪を作って，非ループ側の糸の端を1本だけ通す
③非ループ側の糸の端を引き締結する
④緩めないように半結びを数回追加する

図6 ループ糸の結紮（Knot tying techniques）
a：固定前，外側半月板は脛骨から浮き上がり不安定である。
b：外側ポータルから挿入したデバイスで断裂部の断端にループ糸をかける。Knee Scorpion™の場合，糸の中央をセットして断端に糸を通して外側ポータルに引き出す。
c：ループ糸をracking hitch loopで締結して，レトリバーで糸を脛骨前内側部に引き抜く。組織の状態が悪いときにはracking hitch knotとする。

　脛骨前内側から引き出したペアの糸の2つの自由端をそれぞれENDOBUTTON◇（Smith & Nephew社）の中央の2つの孔に通して **図7a**，ENDOBUTTON◇上でmanual maxで結紮していく。この最終固定法はENDOBUTTON◇にこだわらず術者の好みでよいが，必ず鏡視で整復状態を確認しながら行う。

コツ&注意 **NEXUS view**
　スーチャーリレーで，うまく糸の引き出される方向をコントロールして，骨片や剥離面が浮き上がらないように工夫する。

落とし穴 **NEXUS view**
　Knee Scorpion™でループ糸を通す場合，把持したループ部の糸が損傷している時があり，そのまま結紮すると糸が切れてしまうおそれがある。新しい糸に入れ替えて結紮することが必要である。

a
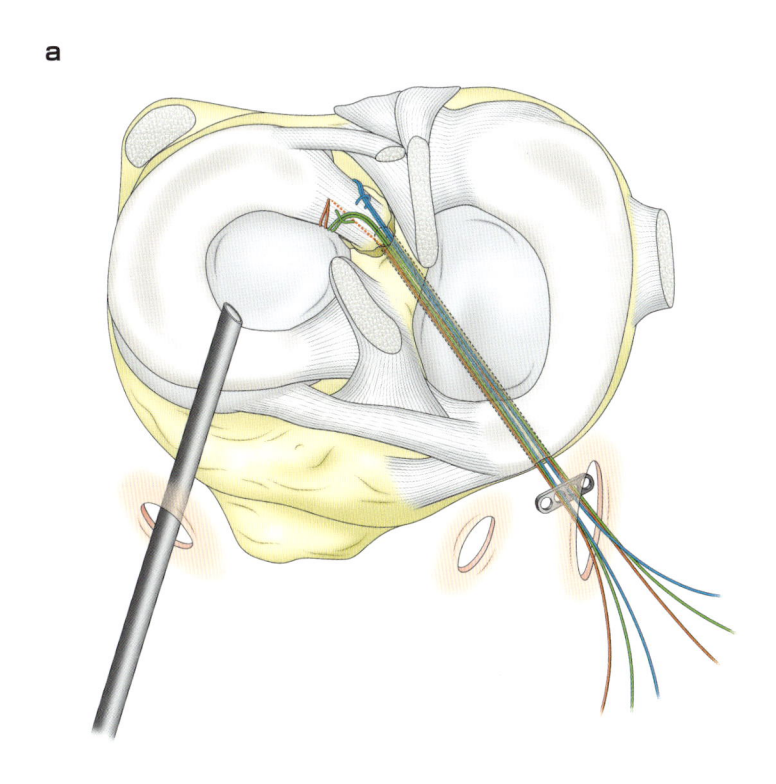

b
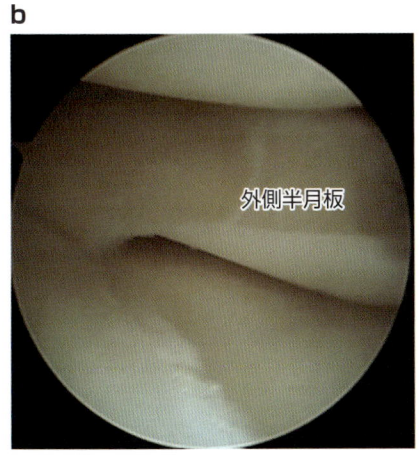
外側半月板

c
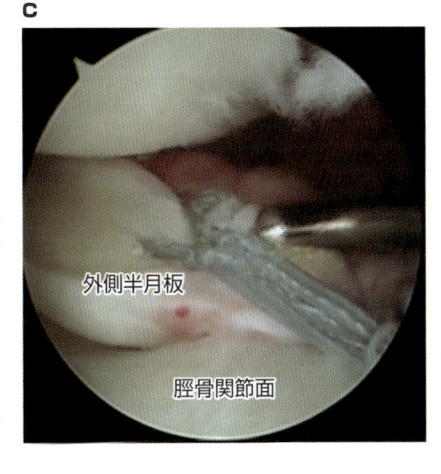
外側半月板

胫骨関節面

図7 Pull out法

a：**図6** b〜cの手順を少なくとも3回以上繰り返し3本以上のループ糸を骨孔を介して関節外に引き出し，ENDOBUTTON◇上で結紮する。
b，c：糸を引きPLMRを引き寄せると，外側半月板は胫骨関節面を安定的に被覆するようになる。この例ではracking hitch knotで引き込んでいる。

付随する縦・斜断裂への対応

「All inside法・Inside out法」もしくは「Pull out法」の方法で横断裂や剥離を修復しても，半月大腿靱帯とPLMRとの間が裂けたような縦・斜断裂（図1b，図1c参照）を修復しなければ，meniscus hoopを回復させたことにはならない。横断裂の縫合糸を避けて垂直縫合を行う。

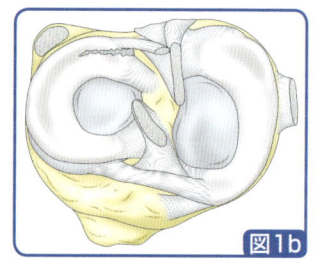

図1b

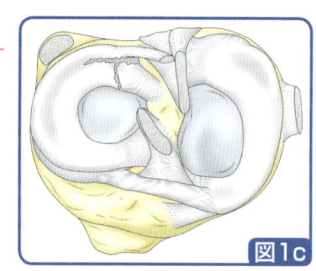

図1c

6 縦・斜断裂に対する縫合

Knee Scorpion™で可能であれば，図2a〜図2cの要領で断裂に対して今度は垂直に縫合していく。しかし，Knee Scorpion™は半月板の下からニードルが穿孔して出てくるので，ポイントを細かく制御して，横断裂縫合糸を避けるのは意外と困難である。その点，Meniscal Viper™は，ニードルの刺入ポイントを直視下に確認しながら，横断裂縫合糸と異なる方向（前方から後方背側）に刺入できるので，著者は好んで使用している図8a。どうしても横断裂縫合糸を避けることが困難な場合は，多少，半月板の可動性を失うことになるが，Henning法で対処せざるをえない図8b。

半月大腿靱帯とPLMRとの裂け口がどうしても閉じられないときには，半月大腿靱帯側にのみループ糸を通してpull out法で引き寄せるとよい。

> **コツ&注意 NEXUS view**
>
> 半月大腿靱帯とPLMRとの間が裂けたような縦・斜断裂を修復しなければ，meniscus hoopを回復させたことにはならない。

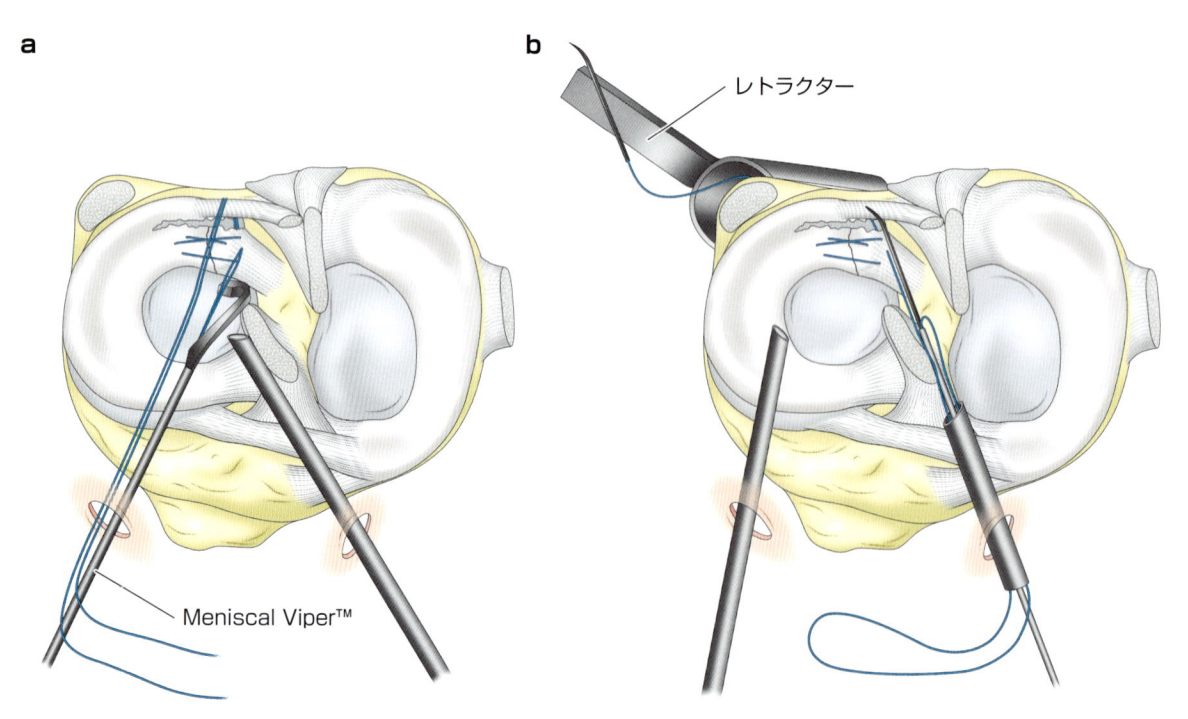

a

b

レトラクター

Meniscal Viper™

図8 縦・斜断裂に対する縫合

Acute T Typeのように半月大腿靱帯とPLMRとの間が裂けた縦・斜断裂があるときは，これを修復しなければmeniscus hoopは回復しない。
a：Meniscal Viper™は，ニードルの刺入ポイントを直視下に確認しながら，横断裂縫合糸と異なる方向（前方から後方背側）に刺入できる。
b：Henning法。内側ポータルから針を刺入し，半月板付着部の最も骨側から骨をかすめるように刺入して関節包を貫きレトラクターに届ける。

文献
1）Feucht MJ, Salzmann GM, Bode G, et al. Posterior root tears of the lateral meniscus. Knee Surg Sports Traumatol Athrosc 2015；23：119-25.
2）Ahn JH, Lee SH, Freychet B, et al. Hidden lesions and root tears. Surgery of the meniscus. Hulet C, et al. editors. Berlin：Springer；2016. p93-105.
3）Moatshe G, Chahla J, Slette E, et al. Posterior meniscal root injuries：A comprehensive review from anatomy to surgical treatment. Acta Orthop 2016；87：452-8.
4）史野根生. 鏡視下半月縫合術－Henning法 手術手技ガイド. 日本ストライカー社. 2013.
5）Soejima T, Tabuchi K, Noguchi K, et al. An all-inside repair for full radial posterior lateral meniscus tears. Arthrosc Tech 2016；5：e133-8.

◇Trademark of Smith & Nephew

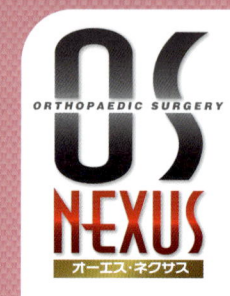

II. 半月板縫合法，ほか

放射状断裂に対する縫合法の落とし穴

東京女子医科大学整形外科学　岡崎　賢

Introduction

　半月板損傷のなかで，放射状断裂（radial tear）は重要で，治療の難しい断裂形態である。

　半月板は大腿骨からの荷重や剪断力を，ちょうど相撲の土俵のように受け止めているが，圧迫力も剪断力も半月板内で張力に変換され，常に強い張力を受けている。半月板内の線維は，まさに土俵の綱のように半月板の長軸方向に走っており，抗張力を維持している。これをhoop tensionとよぶ。放射状断裂は，このhoop tensionの破綻をきたし，半月板の抗張力を失う断裂である。そのため，土俵が切れた状態となり，半月板は関節の圧迫力や剪断力に負けて，関節面から逸脱していく。半月板は機能を失い，関節軟骨への力学的負荷が上昇し，変形性関節症（osteoarthritis；OA）へと進行する 図1。また，その縫合・修復においては，縫合糸の走行が半月板の線維方向と平行に近くなるため，半月板線維をつかめずに縫合不全をきたしやすい。さらに，断裂は血行のないwhite zoneも含むため，治療に不利な状況である。このような理由で，放射状断裂に対する縫合の適応の有無が議論されてきたが，縫合法の工夫がいくつか報告され，縫合術が広まってきている。しかし，適応を含めて，いくつか注意すべき点がある。

術前情報

●手術適応

　活動性の高い若年者で，半月板の変性がほとんどない外傷性の放射状断裂はよい適応である。外側半月板の中節部の頻度が高い。

　中年以降で，半月板変性所見が加わっているような症例では注意が必要である。内側半月板の中節部や後角部では，関節軟骨の損傷や変性の所見がないかをよく確認する。その際には全下肢のアライメントチェックを必ず行う。単純X線立位膝正面像で関節裂隙の狭小化や骨棘形成が認められなくても，潜在する軟骨損傷や変性がありうる。内反アライメントが強ければ，縫合術は不成功に終わる危険性がある。OAの発症リスクが高いと判断されれば，骨切り術の適応の有無も検討すべきである。

手術進行

1. 断裂部の確認と新鮮化
2. 内側または外側の展開
3. 半月板縫合
4. オプション：fibrin clotの挿入
5. 糸結び
6. 後療法

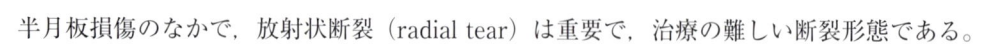

落とし穴 NEXUS view

　中高年の内側半月板の症例においては，立位単純X線像にて関節裂隙の狭小化が明らかでない場合でも，関節軟骨荷重部に損傷があり，下肢アライメントが内反である場合には，半月板縫合を行っても，関節軟骨変性からOAへの進行を防げないおそれがある。明確なリスク因子は明らかではないが，上記のような場合は適応を慎重に考える必要がある。骨切り術によるアライメント矯正と比べて，どちらが患者にとって利益となるか十分に検討する。

●麻酔

　全身麻酔，硬膜外麻酔，脊椎麻酔のいずれでも可能である。

●手術体位

　仰臥位で，駆血帯を使用しているが，駆血帯は必須ではない。ベッド端から下垂させても，ベッド上で行ってもよい。内側半月板の処置が必要なときは，外反ストレスを加えた際に外側から大腿をおさえてカウンターをかける支持器を使用する。

●手術器具

・関節鏡セット，各種鉗子

・半月板縫合器：inside-out法の器具を用意する。Henning法によるゾーンカニューラやStryker社の半月板縫合針など，使い慣れたものを用意する。FAST-FIX◇（Smith ＆ Nephew社）では，半月板の関節包側を締めることができないため，放射状断裂の縫合には不向きである 図2。

図1 中高年（60歳代，女性）に対する半月板切除術と縫合術の術後経過

内側半月板中節部放射状断裂に対して半月板切除術と縫合術を行った単純X線像を示す。

a，b：術前立位X線正面像（a）と半月板部分切除術後6カ月の立位X線正面像（b）。術後6カ月で内側裂隙の狭小化が生じている。

c：Cross suture法を用いて行った半月板縫合術後5年の立位X線正面像。関節裂隙は保たれており，全下肢アライメントは正常であった。

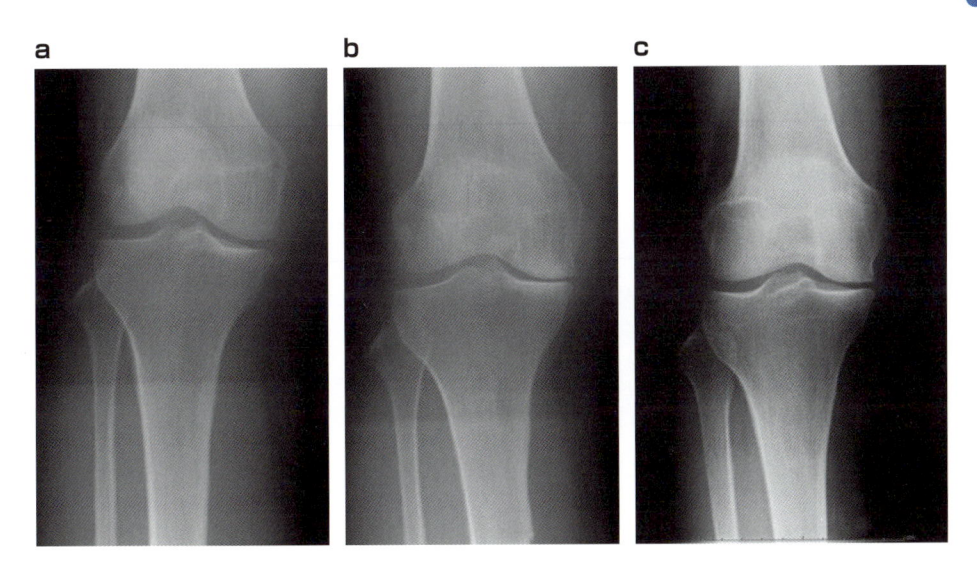

a　　　　b　　　　c

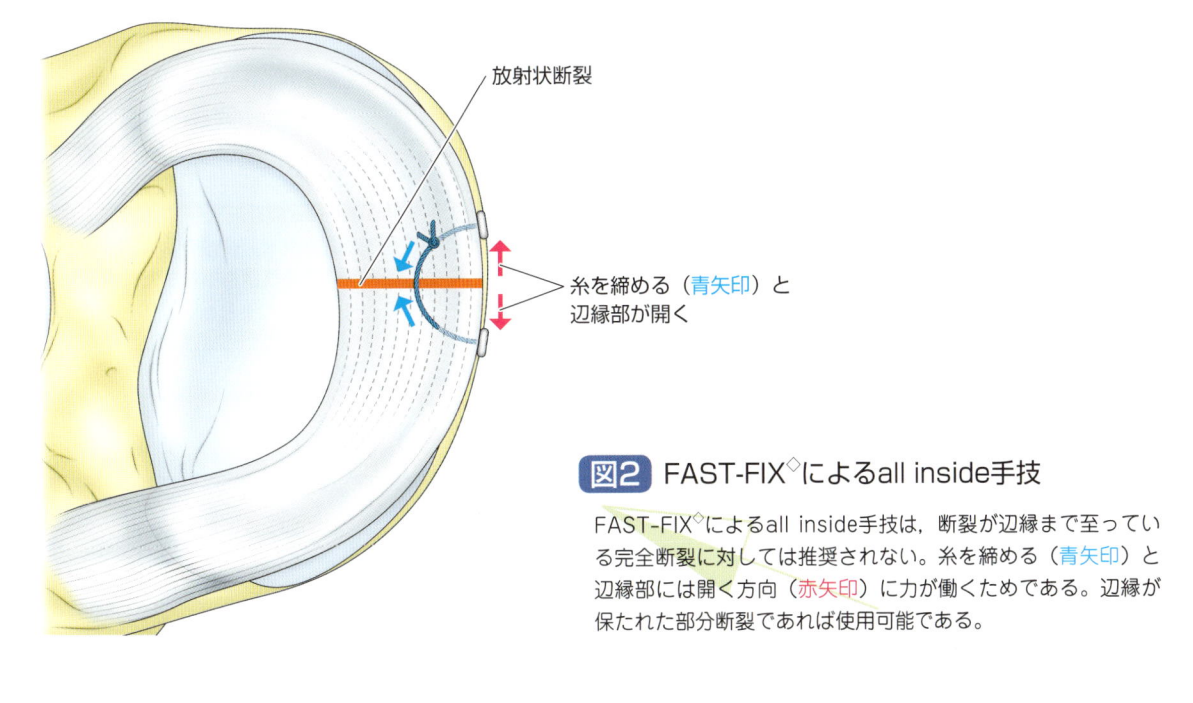

放射状断裂

糸を締める（青矢印）と辺縁部が開く

図2 FAST-FIX◇によるall inside手技

FAST-FIX◇によるall inside手技は，断裂が辺縁まで至っている完全断裂に対しては推奨されない。糸を締める（青矢印）と辺縁部には開く方向（赤矢印）に力が働くためである。辺縁が保たれた部分断裂であれば使用可能である。

103

　　MRIによる放射状断裂の術前診断は難しい。特に中節部において，MRIスライスと平行の断裂は，ある1つのスライス画像のみに半月板が不鮮明になる像を示す。矢状断像では，関節の最も辺縁を映した像において半月板の中央が不連続となる 図3 。術前に診断がついていないと，縫合器具が用意されていない状況もありうる。

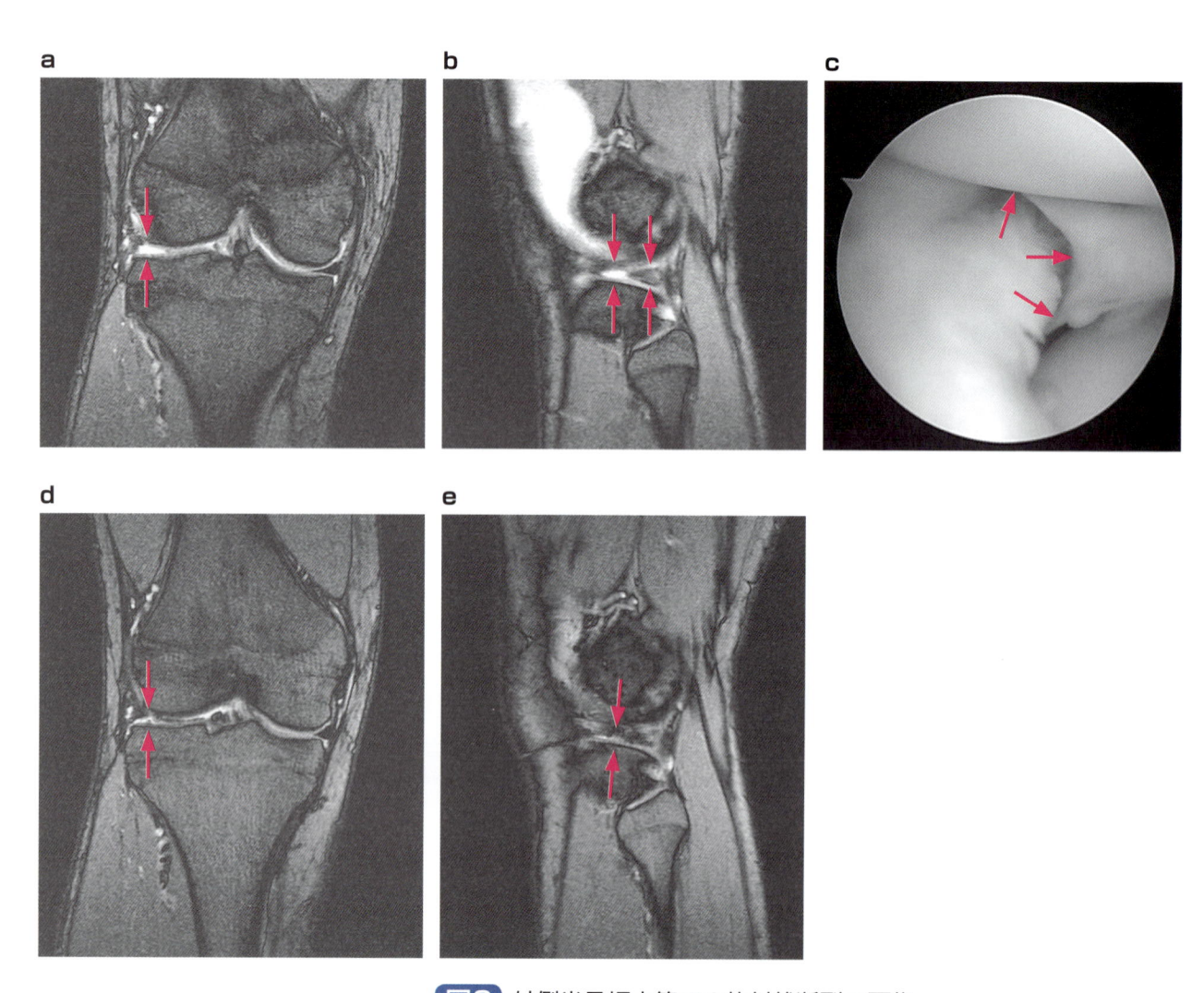

図3 **外側半月板中節での放射状断裂の画像**

a：MRI冠状断像。1つのスライスでのみ半月板像が消失している（矢印）。
b：同症例の矢状断像。最も辺縁の像で半月板中央に空隙がある（矢印）。
c：関節鏡視像。外側半月板中節に辺縁まで達する放射状断裂を認める（矢印）。
d：縫合術後のMRI冠状断像。術前に消失していた半月板像が描出されている（矢印）。
e：同症例の術後矢状断像。中央の空隙が消失している（矢印）。

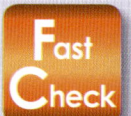

Fast Check

❶放射状断裂のMRIの特徴をよく理解し，術前診断に活かす。
❷中高年では，軟骨変性・部分欠損，半月板変性，下肢アライメント不良に注意する。
❸Tie-grip suture法やcross suture法を使って，縫合糸の組織保持力を担保する。

手術手技

1 断裂部の確認と新鮮化

断裂部の確認

　関節鏡にて断裂部の状態をよく観察する。断裂が辺縁まで至っている完全断裂か 図4a ，無血行野が主の部分断裂か 図4b をよく確認する。無血行野のみの断裂であれば縫合の成功率は低くなるので，適応を慎重に検討する。

　断端の変性所見の有無を確認する。変性が強いと縫合糸の組織保持力が低下する。

　ポータルから断裂部へのアクセスを確認する。中節部から後節部にかけてはinside-out法を用いる。内側半月板に対しては外側ポータルより運針し，外側半月板に対しては内側ポータルより運針する。ポータルの位置によって断裂部へのアクセスの難易度が変わってくるので，ポータルの位置決めは重要である。術前に診断がついているなら，ワーキングポータルは後で鏡視をしながら作るようにするとよい。

断裂部の新鮮化

　断端を十分に新鮮化する。半月板縫合専用のラスプを用いて念入りに瘢痕様組織を除去する。シェーバーを使ってもよい。

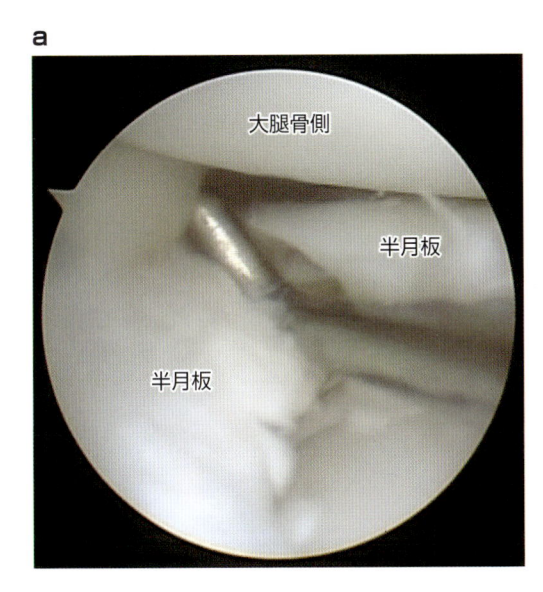
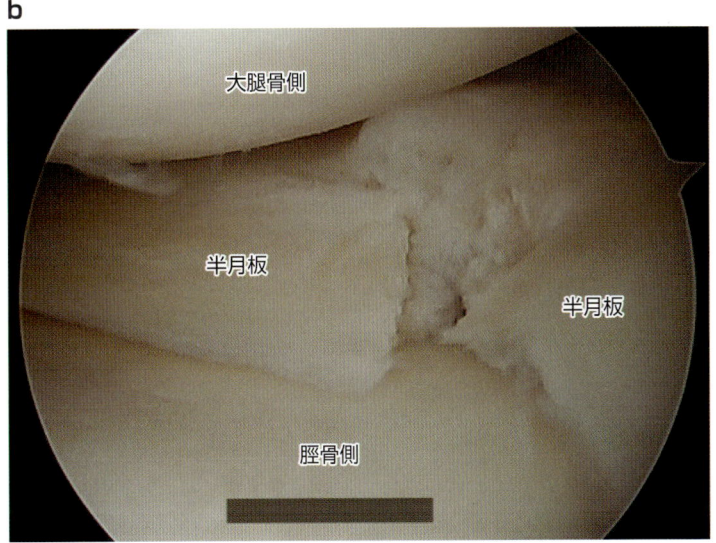

図4　断裂部の確認

a：断裂が辺縁まで至っている完全断裂の鏡視像。
b：無血行野が主の部分断裂の鏡視像。

2 内側または外側の展開

　半月板断裂部と膝表面との位置関係を，注射針などを利用して明らかにし，断裂部近傍に皮切を加える。縦切開のほうが簡単であるが，横切開も高さを間違えないよう注意すれば可能である。筋膜を切開し，関節包の表面まで丁寧に展開する。

　内側では，通常は内側側副靱帯の後方で，縫工筋の筋膜を切開し，伏在神経とともに縫工筋の筋腹を後方によけて関節包の表面にレトラクターをかける 図5a 。

　外側では，通常は外側側副靱帯の後方で，腸脛靱帯と大腿二頭筋の間を展開する 図5b 。

コツ&注意 NEXUS view /////
　断裂部の位置によってはもう少し前のこともあるので，断裂部をあらかじめよく確認して展開する。

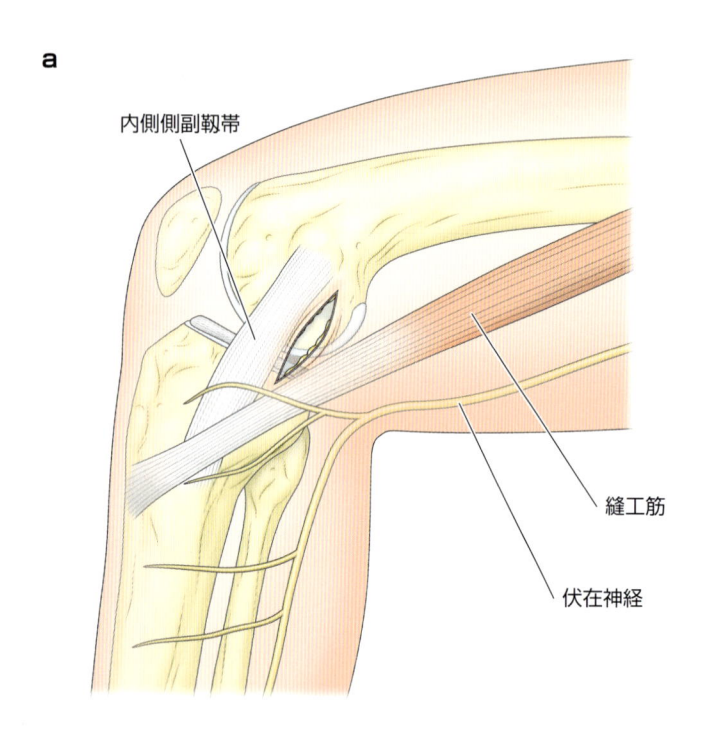

a

内側側副靱帯

縫工筋

伏在神経

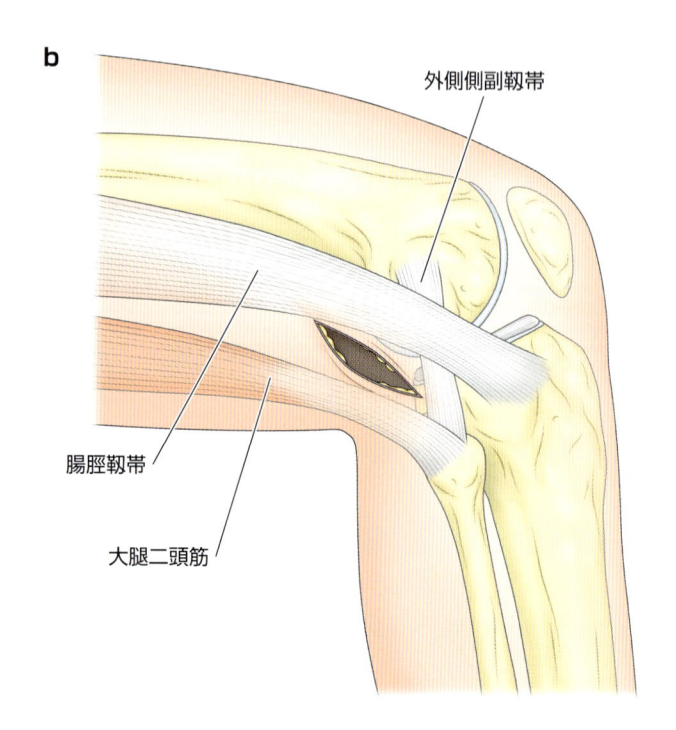

b

外側側副靱帯

腸脛靱帯

大腿二頭筋

図5 内側・外側の展開

a：内側展開。
b：外側展開。

3 半月板縫合

放射状断裂に対しては，水平マットレス縫合をかけても断裂部を寄せることは難しい。前述のように，縫合糸が半月板線維に対して平行にかかるため，線維を保持することが難しく，糸が半月板をチーズカットするように緩みやすい。半月板には荷重によってhoop tensionがかかっているため，断端を開かせる力が常に働いている。それを防ぐために2つの方法がある。

Tie-grip suture法

中田ら[1]は半月板放射状断裂に対する縫合法として，tie-grip sutureを追加する方法を報告した。半月板断裂部両端の近傍に，それぞれ1本ずつ垂直縫合糸をかけ，それぞれの縫合糸をまたいで両脇に水平マットレス縫合をかけることで，縫合糸による半月板線維のチーズカットを垂直縫合糸で防ぐ方法である 図6。

落とし穴 NEXUS view

垂直縫合のバイトが大きすぎるとチーズカットを防ぐ保持力も弱くなるので，あまり大きくかけずに辺縁部を中心に小さめにかけるほうがよい。重要なことは血行のよい辺縁部を確実に癒合させ，hoop tensionを維持することである。

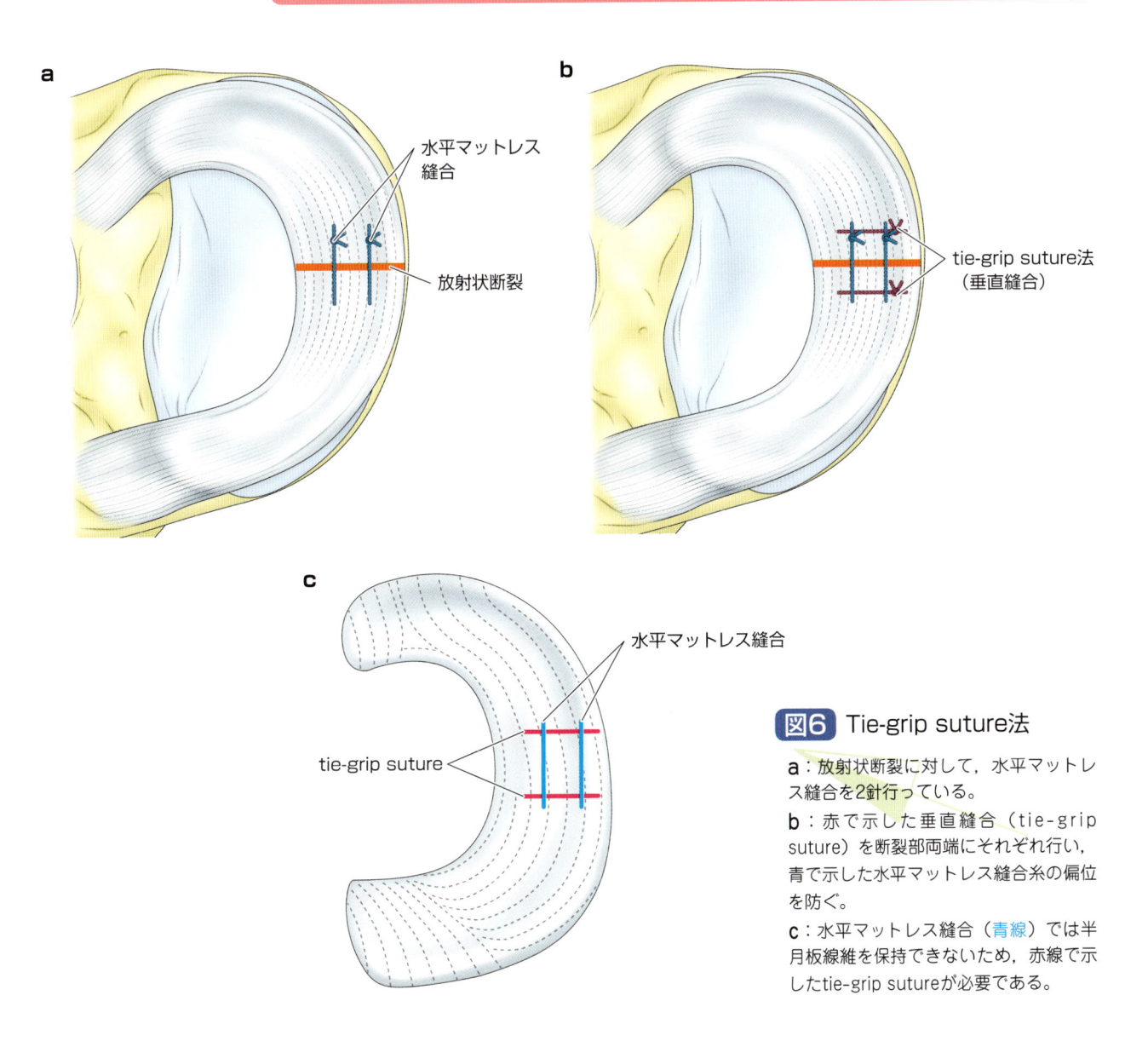

a：水平マットレス縫合　放射状断裂

b：tie-grip suture法（垂直縫合）

c：水平マットレス縫合　tie-grip suture

図6 Tie-grip suture法

a：放射状断裂に対して，水平マットレス縫合を2針行っている。

b：赤で示した垂直縫合（tie-grip suture）を断裂部両端にそれぞれ行い，青で示した水平マットレス縫合糸の偏位を防ぐ。

c：水平マットレス縫合（青線）では半月板線維を保持できないため，赤線で示したtie-grip sutureが必要である。

Cross suture法

　水平マットレス縫合の代わりに，斜めに交差させて運針する方法である **図7**。
Matsubaraら[2]は，生体力学的研究で水平マットレス縫合2本とcross suture法を比較
し，同じ部位を縫合しても後者のほうが縫合部の保持力が高いことを示した。糸が線
維をよりつかみやすくなるため，チーズカットのリスクが低下する。

> **コツ&注意　NEXUS view**
>
> 　運針の方向を変えるのみの簡便な手技である。半月板の変性が強い場合は，tie-grip suture
> 法と組み合わせることも可能である（**図6**参照）。

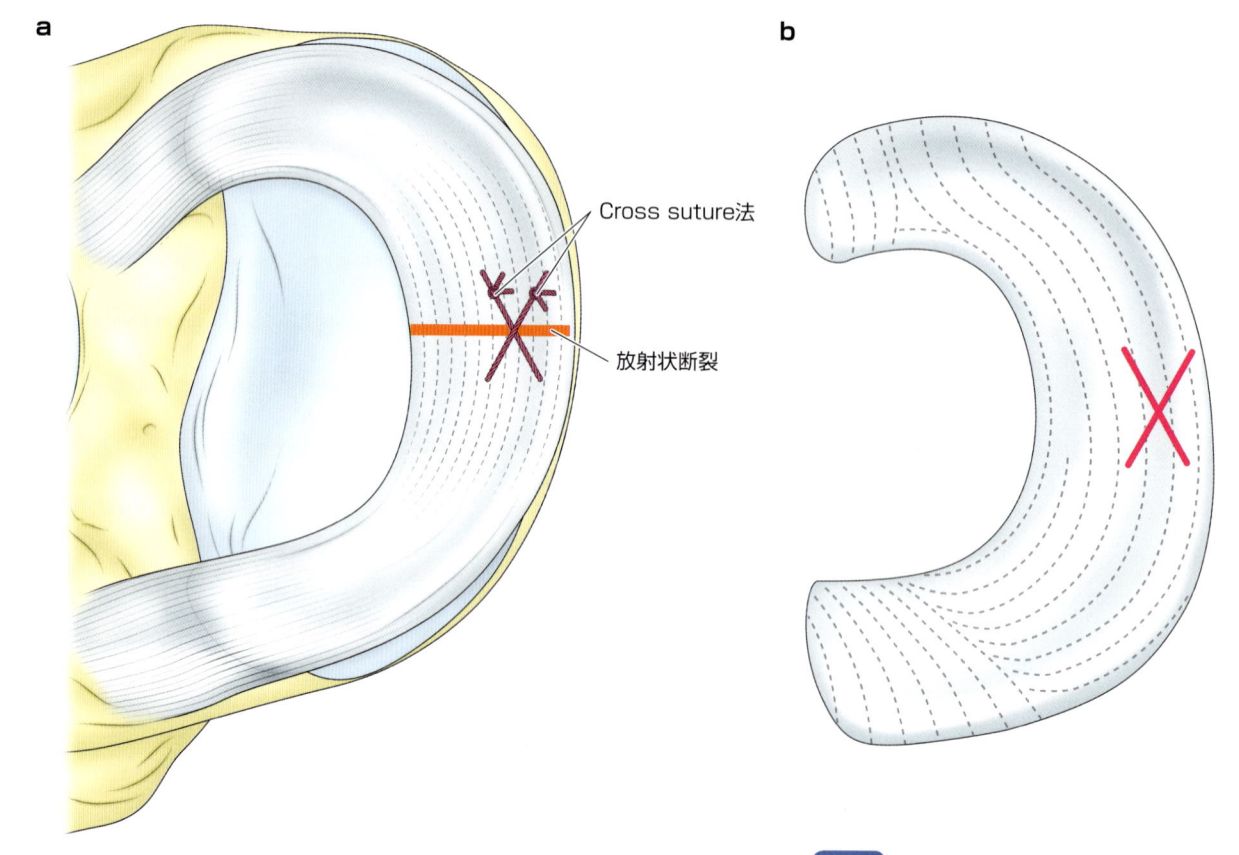

図7 Cross suture法

a：放射状断裂に対して，水平マットレス縫合
の代わりにcross suture法を行っている。
b：Cross suture法では半月板線維を保持す
ることができる。

4 オプション：fibrin clotの挿入

半月板に変性所見があるなど，より条件の悪い場合にはadjuvant therapyとして，fibrin clotの挿入も検討する 図8 。Fibrin clotには種々の成長因子が含まれており，縫合半月板の治癒に有効である可能性がある。

末梢血を10ccほど採取し，小瓶などのなかに入れ，ガラス棒などで10分ほどかき混ぜておくと，棒に血餅が付着してくる。これを縫合糸につけて断裂部の間に運び込んで縫い付け，その血餅を半月板断端ではさみ込むように縫合する。

コツ&注意 NEXUS view

最初に血餅を入れると，その後の操作中に遊離してしまうこともあるため，半月板縫合の運針をある程度行っておき，糸結びの直前に血餅を入れる順番で行うとよい。

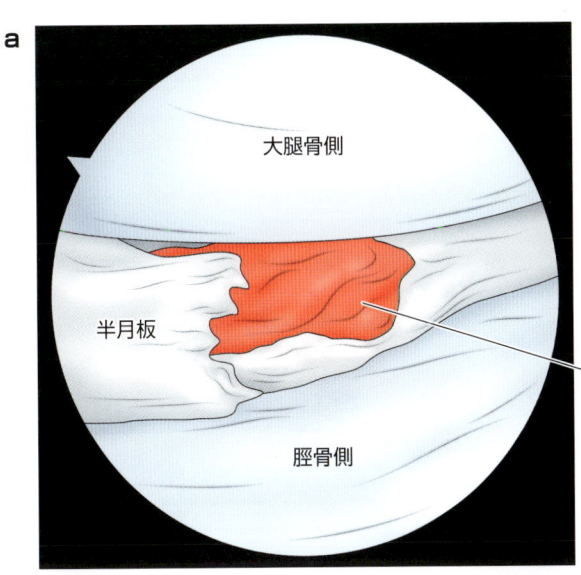

a

大腿骨側

半月板

脛骨側

半月板断裂部に挿入された
fibrin clot

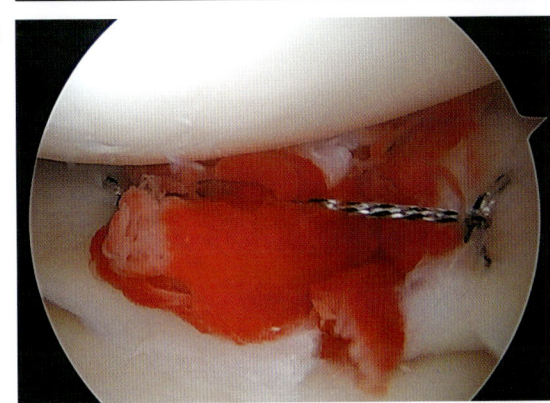

b

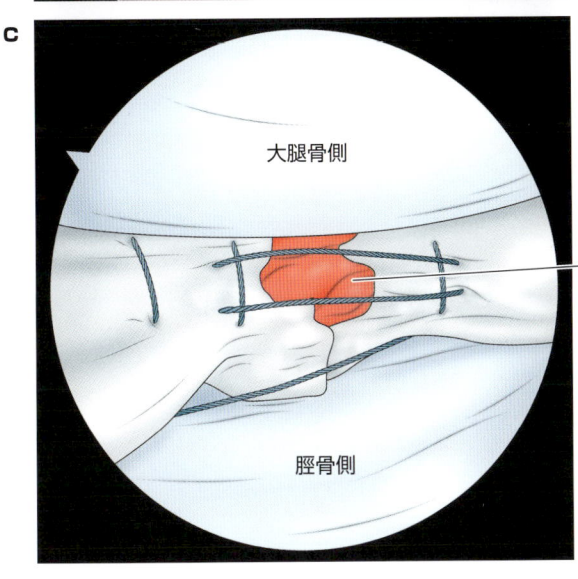

c

大腿骨側

脛骨側

半月板断端ではさみ込むように
縫合されているfibrin clot

図8 Fibrin clotの挿入

a：作製したfibrin clotを半月板断裂部に挿入する。

b，c：fibrin clotを半月板断端ではさみ込み，tie-grip suture法で縫合している。

5 糸結び

あらかじめ糸結びの緊張と半月板の縫合の様子を鏡視で確認した後に，糸結びを行う。糸の締め具合と断裂部の寄り具合を調節しながら糸結びを行う。

> **コツ&注意 NEXUS view**
>
> 糸結びの最後で糸が切れることがよくあるため，最終結びのときは特に注意する。

6 後療法

半月板縫合における後療法に準じる。当院では以下のように行っている。

術翌日は下肢筋力訓練および免荷歩行訓練を開始する。膝関節伸展位にて簡易装具固定，免荷歩行が安定すれば退院させる。断裂の程度によって適宜荷重時期の変更は行っている。

術後4週で1/3部分荷重を開始する。自動屈曲90°まで許可する。

術後6週で1/2部分荷重を開始する。自動屈曲120°まで許可する。

術後8週で全荷重を許可する。

> **Column**
>
> ### ◆生体力学的研究および臨床成績
>
> 外側半月板放射状断裂についての生体力学的研究がいくつか報告されている。
>
> Mononenら[3]は，3D膝モデルを用いた有限要素法による解析で，外側半月板の放射状断裂は半月板断裂部へのストレスを3倍以上に上昇させるため，部分損傷でも完全損傷に移行しやすいことを示した。これは同時に縫合部へのストレスも同様にかかることを示唆する。
>
> Tachibanaら[4]は，ブタ膝を用いた生体力学研究で外側半月板の放射状断裂が辺縁まで至ると，半月板にかかる圧が著しく低下して半月板機能の消失をきたし，脛骨が内側に偏位することを示した。
>
> Tsujiら[5]は，18例の外側半月板放射状断裂に対するtie-grip suture併用でのinside-out法縫合例の再鏡視の成績を報告した。約60％の症例で治癒が認められたが，治癒していなかった症例の多くは，無血行野での断裂に対する縫合であったと述べている。

文献
1) 中田　研, 金本隆司, 田川泰弘, ほか. 縫合困難な半月板横断裂に対する新たなIN-SIDE OUT縫合法と臨床成績. 関節鏡 2003；28：99.
2) Matsubara H, Okazaki K, Izawa T, et al. New suture method for radial tears of the meniscus：Biomechanical analysis of cross-suture and double horizontal suture techniques using cyclic load testing. Am J Sports Med 2012；40：414-8.
3) Mononen ME, Jurvelin JS, Korhonen RK. Effects of radial tears and partial meniscectomy of lateral meniscus on the knee joint mechanics during the stance phase of the gait cycle - A 3D finite element study. J Orthop Res 2013；31：1208-17.
4) Taschibana Y, Mae T, Fujie H, et al. Effect of radial meniscal tear on in situ forces of meniscus and tibiofemoral relationship. Knee Surg Sports Traumatol Arthrosc 2017：25：355-61.
5) Tsujii A, Amano H, Tanaka Y, et al. Second look arthroscopic evaluation of repaired radial/oblique tears of the midbody of the lateral meniscus in stable knees. J Orthop Sci 2018；23:122-6.

◇　Trademark of Smith & Nephew

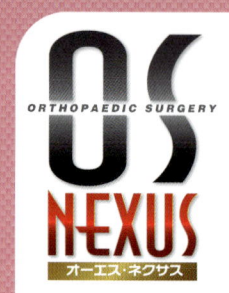

Ⅱ. 半月板縫合法，ほか

変性内側半月板に対する縫合法の落とし穴

善衆会病院群馬スポーツ医学研究所 **萩原　敬一**
善衆会病院群馬スポーツ医学研究所 **木村　雅史**
善衆会病院群馬スポーツ医学研究所 **柳澤　真也**

Introduction

術前情報

●適応

半月板水平断裂（horizontal cleavage tear；HCT）は変性半月板損傷における最も特徴的な断裂形態である。主に内側半月板（medial meniscus；MM）の中〜後節部に生じ，MRIにおいては半月板表面に達する半月板内の線状高信号（Mink分類Grade 3）としてみられる **図1**。

通常は多くの症例で保存的に症状が改善するため，保存療法による半月板温存が治療の主体である。しかし，理学療法により身体機能が向上しても半月板症状によるADL上の支障があり，運動や仕事に必要な屈曲動作での制限などをきたしている症例に対しては手術療法を考える。

HCTは初期変形性関節症（osteoarthritis；OA）の一所見の範疇とも考えられ無血行野に及ぶ断裂であることから，手術法としては半月板切除術が適応とされてきた。しかし辺縁近くまでの断裂部を切除した場合，関節面における大幅な接触面積の低下や接触圧の増加をきたしてしまうこと，たとえpartial（single）leaf resectionとしても接触圧は大きく増加してしまうことから[1]，著者ら[2,3]はこれらを極力回避するため適応を拡大し，縫合術を行うようにしている。長期的な効果などについてはいまだ結論を論ずるに至らないが，短期的には良好な結果が得られている。

●麻酔

全身麻酔，腰椎麻酔のどちらでも手術が可能である。基本的には筋弛緩の得られる全身麻酔で行い，術中・術後の鎮痛目的に大腿神経または伏在神経ブロックを行っている。

●手術体位

体位は仰臥位にて行う。大腿部に巻いた駆血帯の外側に側板を当てておき，股関節外転時にサイドサポートとして膝に外反が加わるようにしておく **図2**。駆血は関節外操作の際に状況に応じて行う。

手術進行

1. 関節鏡による評価
2. 半月板遊離縁の部分切除，トリミング
3. 半月板断裂部の新鮮化
4. Fibrin clotの作製
5. 半月板縫合（袋とじ縫合法）
   ・展開
   ・Fibrin clotの挿入
   ・袋とじ縫合
6. 後療法

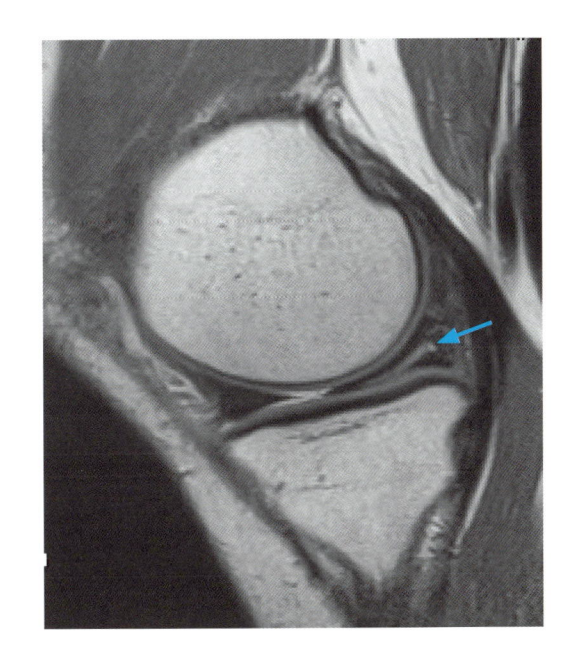

図1 変性内側半月板水平断裂（HCT）の
MRI PD強調矢状断像

半月板内に線状高信号がみられる（矢印）。

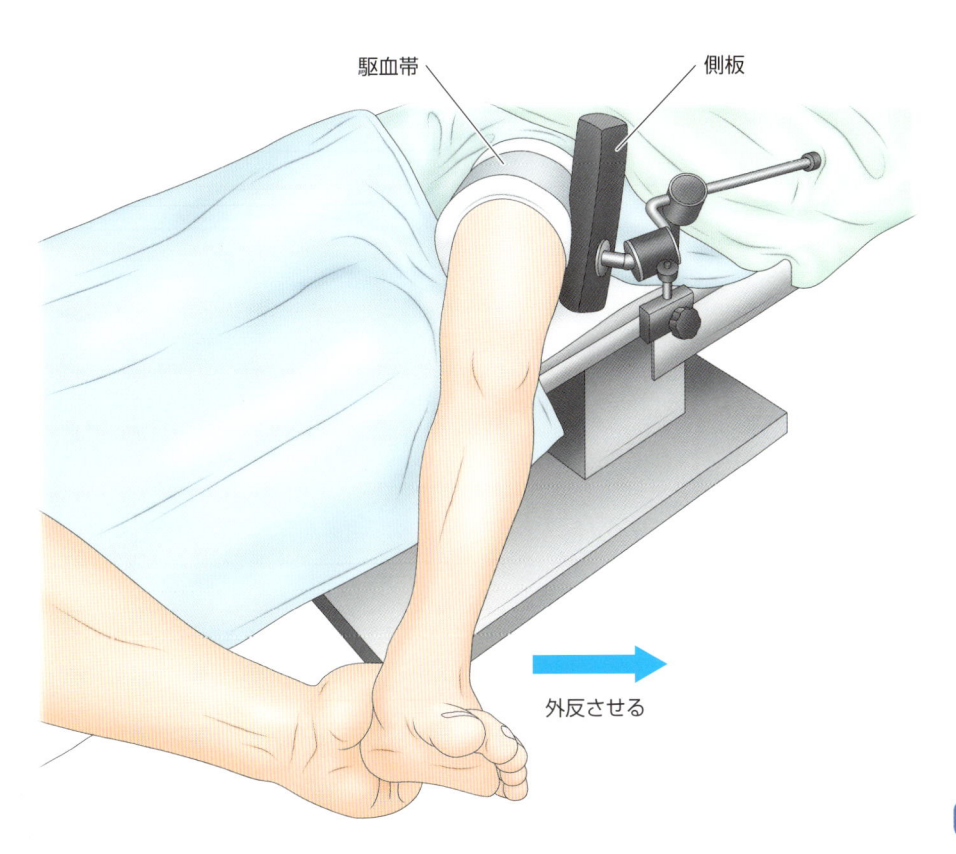

駆血帯　　　　側板

外反させる

図2 手術体位

Fast
Check

❶しっかりと保存療法を行ったうえで手術適応を適切に選択する。
❷関節鏡視下に変性の強い遊離縁をあらかじめトリミングして断裂開口部を明らかにし，断裂部を
ラスプにて十分新鮮化する。
❸Inside-out法にて袋とじ縫合を行う。上下の半月板leafの間にfibrin clotをはさみ，開口部を閉
じるように縫合し，断裂部を安定化させる。

1 関節鏡による評価

　基本的に外側膝蓋下刺入孔および前内側刺入孔による2箇所の標準ポータルより，関節鏡（30°斜視鏡）と手術器械を適宜入れ替えて行う。MM後節を鏡視する際には膝屈曲を弱め（20°程度），さらに足部または下腿を持ち膝を外反させることで内側関節腔が開大し，視野が得られる。

　HCTは主に中〜後節に生じ，断裂部は下面（脛骨面）に開口していることが多い 図3a 。プロービングにより変性の程度や辺縁まで至る深い断裂かどうかなど確認する。また靱帯損傷や軟骨損傷などの合併病変の有無についても観察し，必要に応じて処置を行う。

　OA変化による関節軟骨損傷は，あってもその範囲が限局的でGrade Ⅱまでの症例が望ましい。内反アライメントが強い場合は高位脛骨骨切り術（high tibial osteotomy；HTO）も同時に行う。

2 半月板遊離縁の部分切除，トリミング

　半月板遊離縁のめくれ込みやばさつきがある場合や，鏡視にて一見断裂範囲がはっきりしないような場合には，その遊離縁を最小限にトリミングすることで水平断裂の開口部が明らかになる 図3b 。

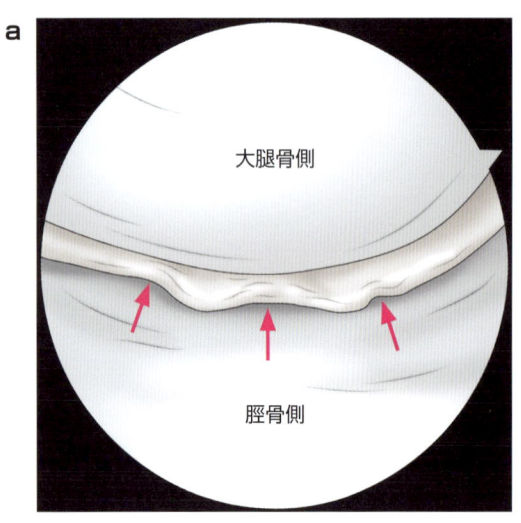

中〜後節

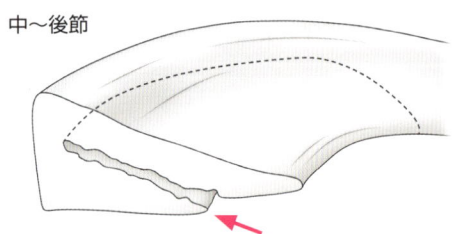

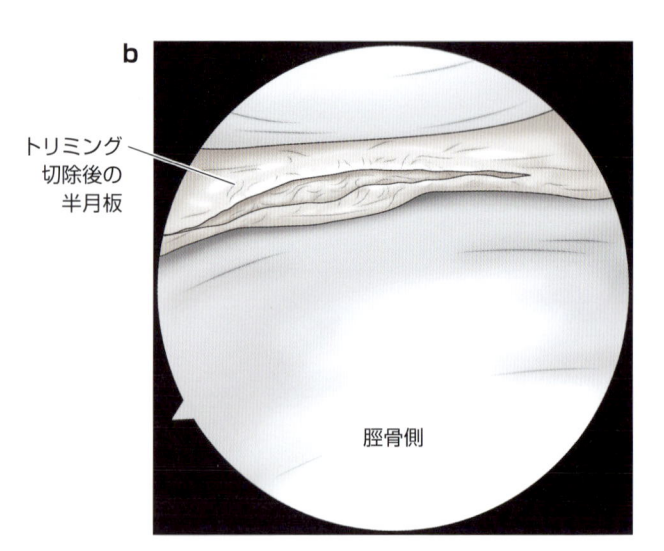

トリミング切除後の半月板

脛骨側

辺縁近くまで至る断裂

遊離縁のトリミング

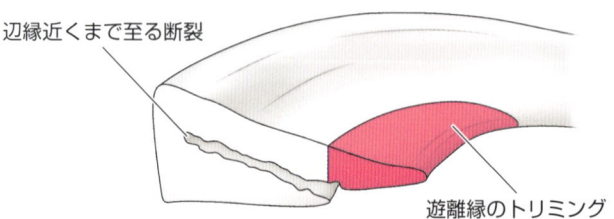

図3 関節鏡による評価と半月板のトリミング

a：関節鏡による評価（左膝）。HCTは主に中〜後節に生じ，断裂部は下面（脛骨面）に開口することが多い（矢印）。

b：半月板遊離縁の部分切除。遊離縁のトリミングを行うが，それ以上は切除せずプロービングにより断裂の状態を確認し，縫合するかどうか決定する。

3 半月板断裂部の新鮮化

　断端の状態から縫合可能と判断したら，断裂部をラスプなどにより辺縁部までよく新鮮化する 図4a ， 図4b 。さらに半月板嚢腫を合併している場合には 図4c ，断裂部よりシェーバーなどでチェックバルブとなっている辺縁部を郭清しておく。

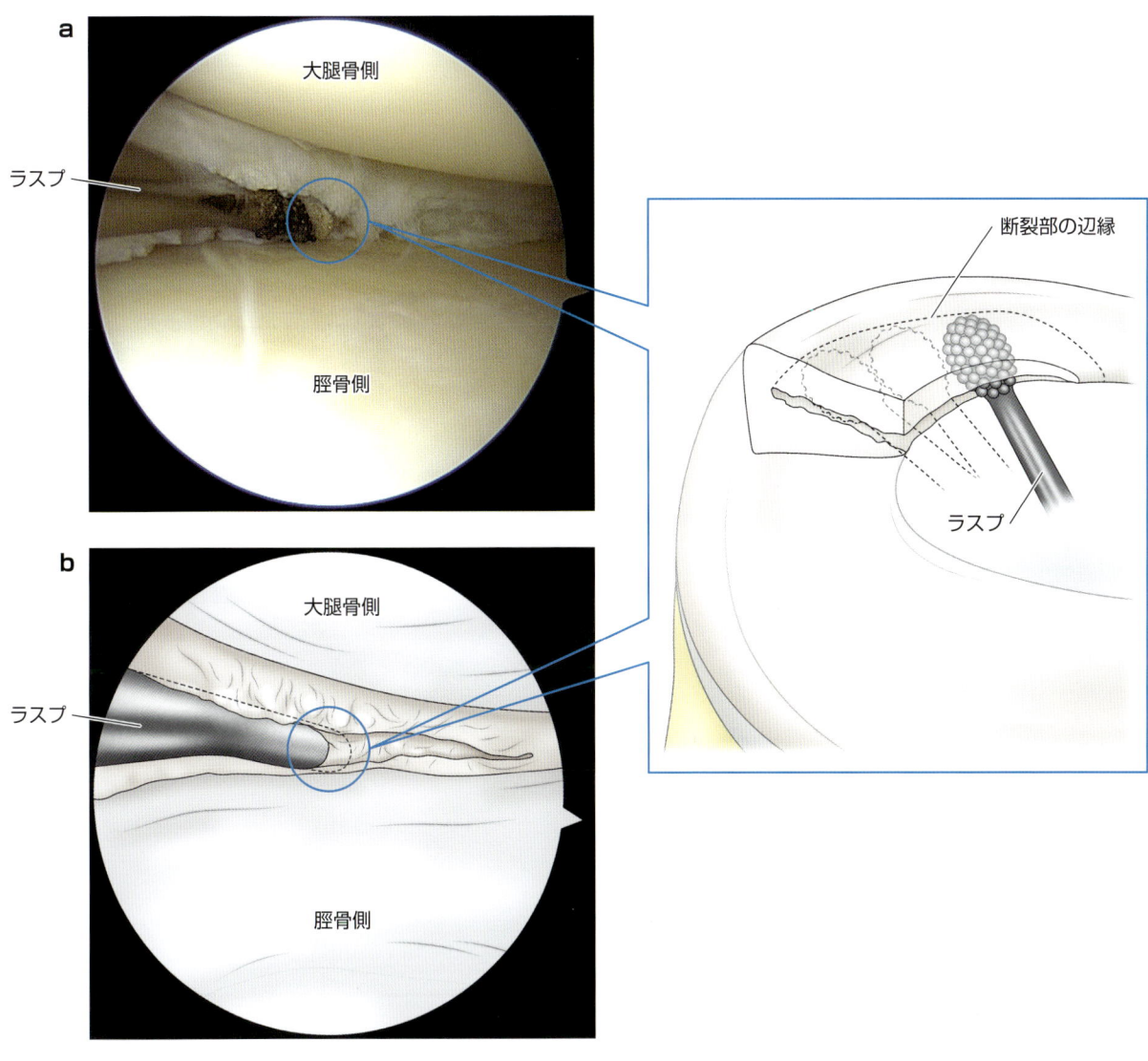

a

大腿骨側

ラスプ

脛骨側

断裂部の辺縁

ラスプ

b

大腿骨側

ラスプ

脛骨側

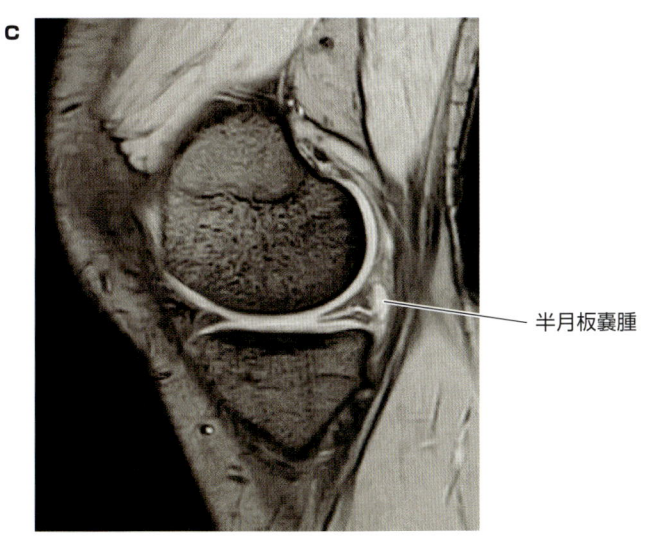

c

半月板嚢腫

図4 断裂部の新鮮化

a，b：断裂部はラスプで辺縁部までよく新鮮化する。

c：半月板嚢腫合併例のMRI。この場合は断裂部からシェーバーで内容液が流出するまで郭清する。

4　Fibrin clotの作製

　半月板断裂部の新鮮化と同時に患者の静脈血からfibrin clotを作製する。fibrin clotは癒合促進や半月板実質の補強としての役割に期待して用いている。

　清潔操作にて採血した末梢静脈血約20mLをガラス製シリンジ型容器に移し，ステンレス棒でゆっくりと撹拌する。約10分程度で撹拌棒にfibrin clotが析出してくる[4]。撹拌棒を抜いたfibrin clotを剪刀で適当な長さに切り分け，Henningの縫合針に糸通しまたは締結しておく 図5 。

> **コツ&注意　NEXUS view**
>
> 　作製したfibrin clotはそのまま挿入せず，3〜5mm程度に切り分けて断裂長に応じて3〜4箇所ほど挿入すると断裂部にはさまりやすい。

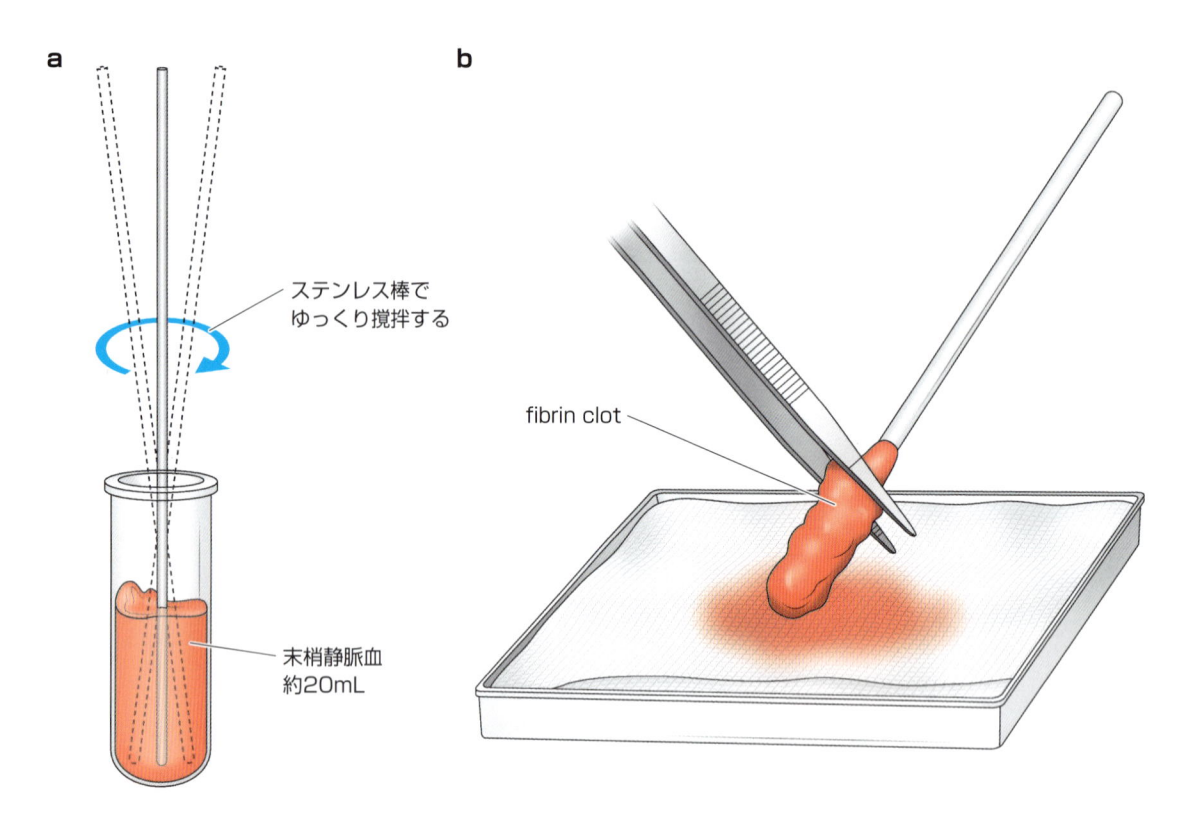

a：ステンレス棒でゆっくり撹拌する

末梢静脈血約20mL

b：fibrin clot

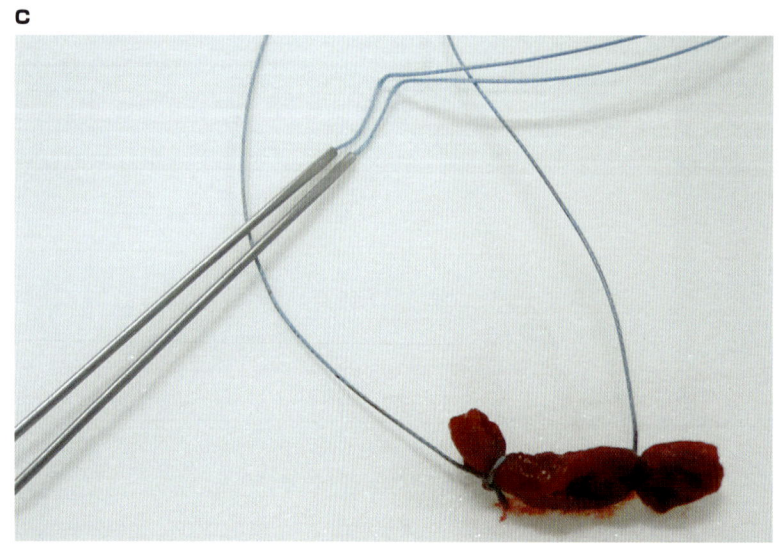

c

図5　Fibrin clot

a：採血した末梢静脈血をステンレス棒でゆっくり撹拌する。

b：ステンレス棒に付着したfibrin clotを摂子で摘出する。

c：Fibrin clotは剪刀で適当な長さ（3〜5mm）に切り分け，Henningの縫合針に糸通しまたは締結しておく。これを断裂長に応じていくつか用意する。

5 半月板縫合（袋とじ縫合法）

　著者らは上下に分層された半月板leafを閉じ，安定化させる（leaf closure）ことで臨床的効果が得られると考え，断裂部をまたぐように半月板の大腿骨側と脛骨側に縫合糸をかけて締結する袋とじ縫合法を用いている。

展開

　基本的にinside-out法で行うため，後内側皮切より関節包の層まで展開しておく。内側側副靱帯（medial collateral ligament；MCL）後方に沿って伸筋支帯を縦切開し，腓腹筋内側頭の前と後方関節包の間を展開して後内側へレトラクターを挿入しておく 図6 。

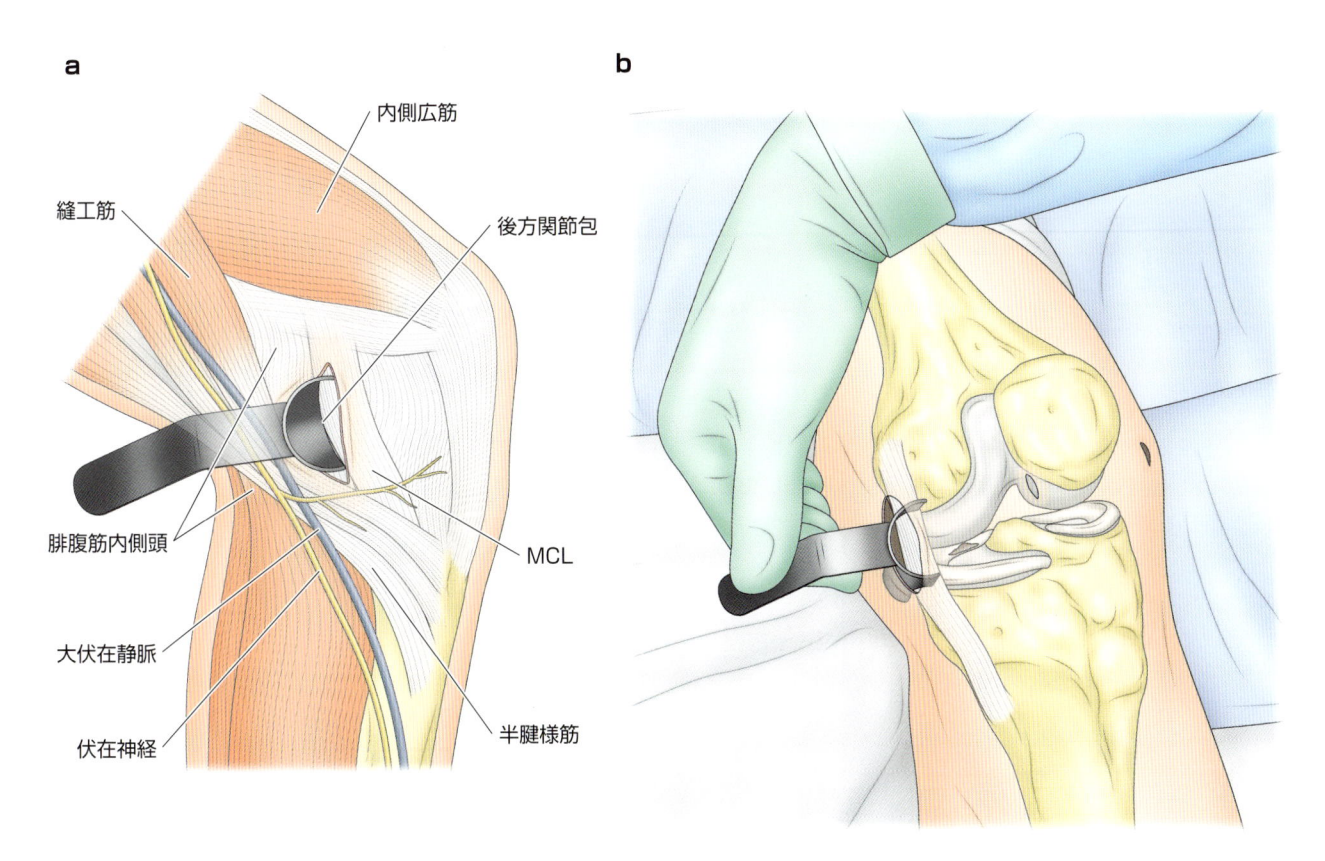

a

- 内側広筋
- 縫工筋
- 後方関節包
- 腓腹筋内側頭
- MCL
- 大伏在静脈
- 伏在神経
- 半腱様筋

b

図6 膝後内側のアプローチと展開

ａ：腓腹筋内側頭の前方にレトラクターを挿入する。
ｂ：後内側にレトラクターを挿入し，後方関節包の後方スペースを確保する。

Fibrin clotの挿入

　縫合に際しては，まず前内側刺入孔を観察用ポータルとして，外側膝蓋下刺入孔を作業用ポータルとして使用する。はじめに用意しておいたfibrin clot付きHenning針をポータルのカニューラより関節内に挿入し，断裂開口部より水平縫合のように順に両針を刺入してfibrin clotが断裂部にはさまるように調整する 図7 。関節外に誘導した糸を関節包上で縫着する。

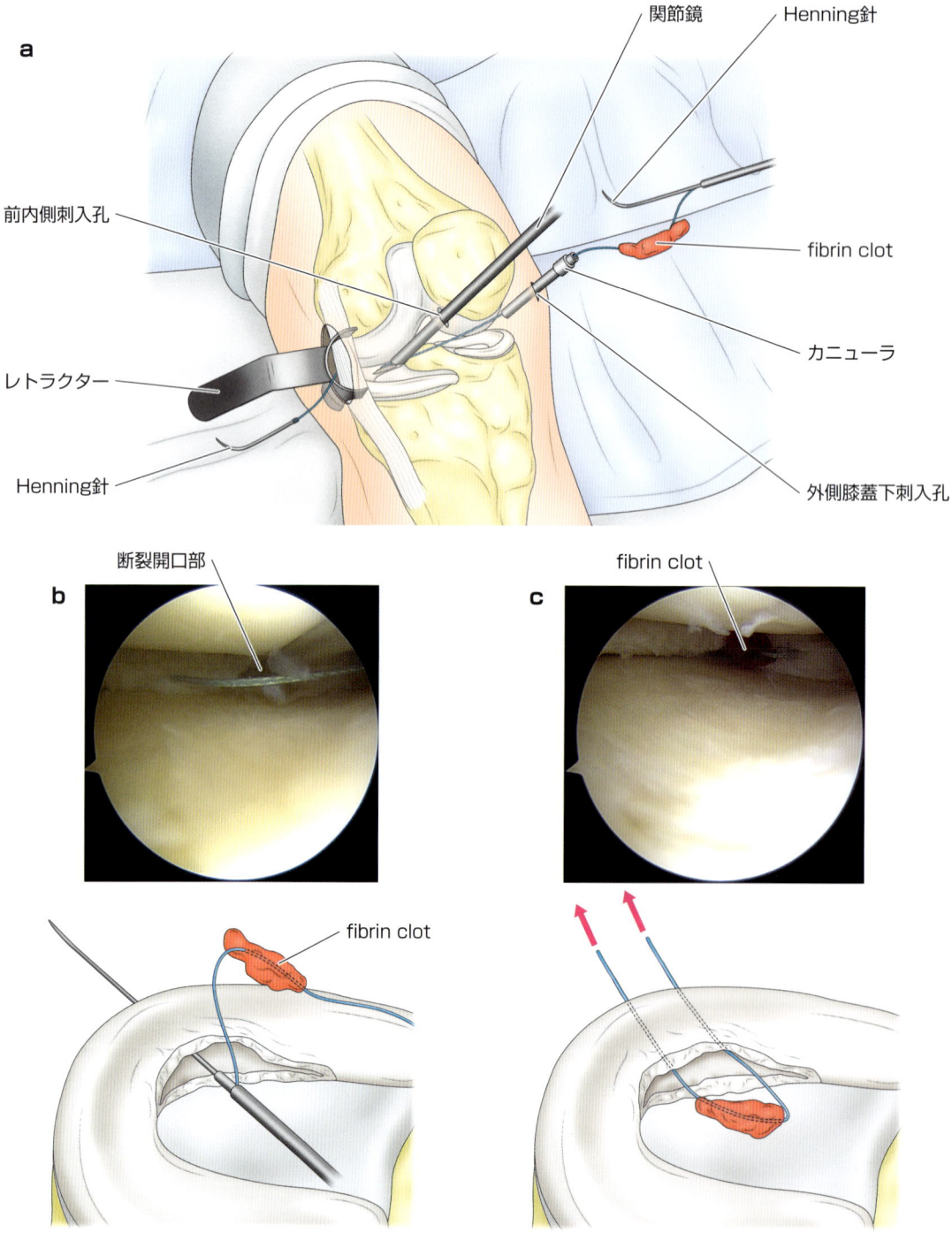

図7 Fibrin clotの関節内誘導と断裂部への挿入

a：Fibrin clot付きHenning針をポータルのカニューラより関節内に挿入する。
b：断裂開口部より水平方向に刺入する。
c：Fibrin clotが断裂部にはさまるように引き込む。

袋とじ縫合

　次に袋とじ縫合を行う。半月板のまず大腿骨側から縫合糸を通し，次いでもう一端の針糸を脛骨側より通すことで水平断裂の開口部を垂直にとじるように張力を調整し関節包上で縫合する。これを一対として，中節から3〜4mm間隔に後方に縫い進めていく **図8**。

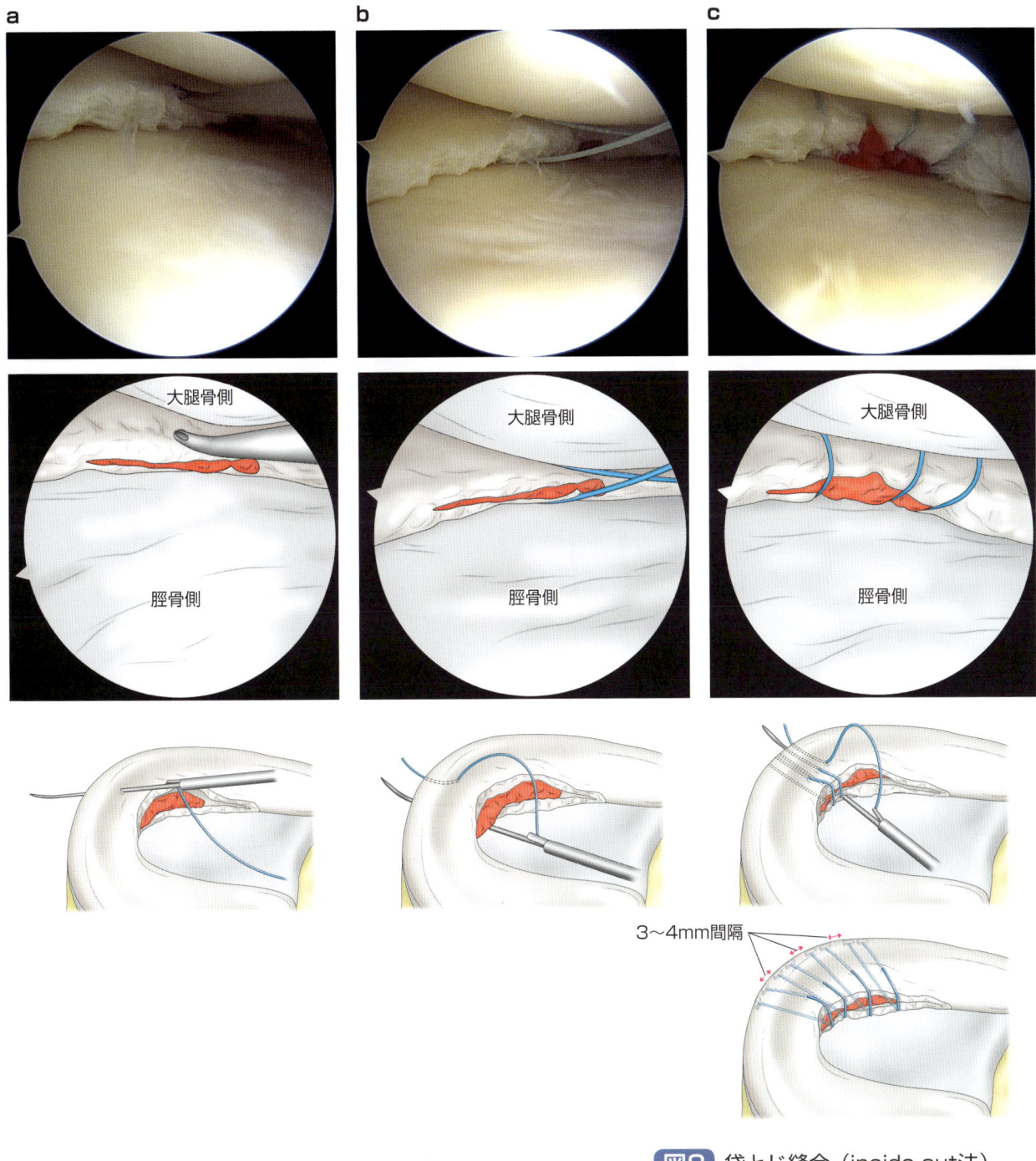

図8 袋とじ縫合（inside-out法）
a：半月板の大腿骨側から縫合糸を通す。
b：もう一端の針糸を脛骨側より通し，水平断裂の開口部を垂直にとじるよう縫合する。
c：3〜4mm間隔に後方に縫い進めて完成させる。

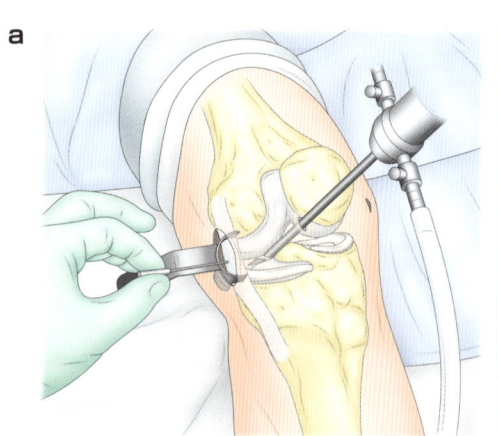

後角付近　　関節包

FAST-FIX◇で
締結する

鋭匙鉗子　　　　　　　　　fibrin clot

　最後方のMM後角部付近まで縫合を要する場合は，ポータルを入れ替えて前内側ポータルから刺入するか，FAST-FIX◇（Smith & Nephew社）を用いて同様に袋とじ状に締結してもよい（all-inside法）。その際fibrin clotは縫合糸に通さずにフリーのまま鋭匙鉗子などで誘導して詰め込む 図9。

図9 追加の補助縫合（all-inside法）

最後方のMM後角部付近を縫合する場合，FAST-FIX◇を用いて同様に袋とじ状に締結してもよい。Fibrin clotは縫合糸に通さずにフリーのまま鋭匙鉗子にて誘導し詰め込む。

関節包　　　　18針先端

a
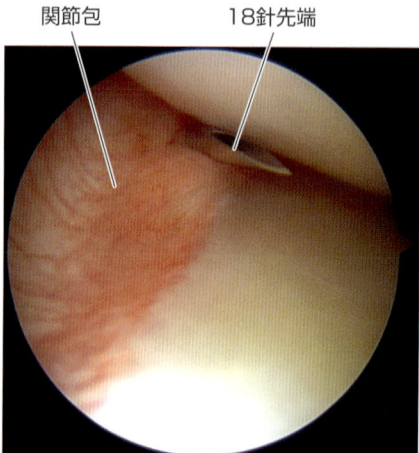

　関節鏡手術においては適切な関節鏡視野および十分なワーキングスペースの確保が最も重要である。膝外反にしても内側関節裂隙の開大困難なタイトな症例では，特にMM後方の処置の際に関節鏡先端や器具による医原性軟骨損傷や，無理な外反強制によるMCL付着部損傷の危険性がある。
　あらかじめMCLの実質部をmultiple needle punctureによりpie-crustリリースする方法が効果的である[5] 図10。

b
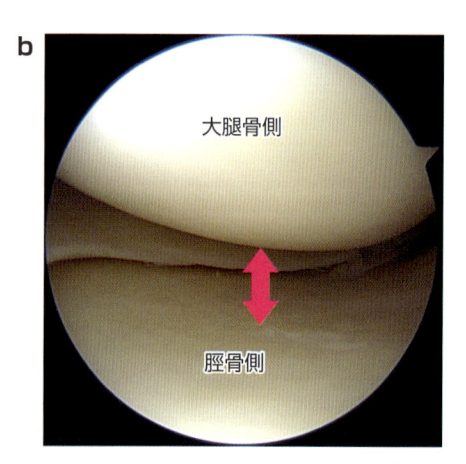

大腿骨側

脛骨側

c
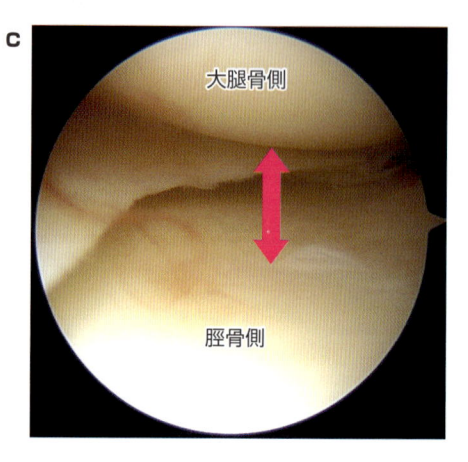

大腿骨側

脛骨側

図10 MCLに対する術中リリース法

a：18針にて数箇所MCL浅層，深層を関節包を貫くようにmultiple needle punctureを行う。
b：MCL pie-crust施行前。
c：愛護的に外反を加えリリースすると内側関節裂隙が開大される。

6 後療法

術後4週間の外固定と免荷を行った後，外側楔状足底板を装着させ，荷重および可動域訓練を開始する。ジョギングなどの軽い運動であればMRIを確認のうえ，3カ月以降に許可をする。

術前の保存療法に引き続きリハビリテーションへの理解と継続が最も大切である。

文献
1) Koh JL, Yi SJ, Ren Y, et al. Tibiofemoral Contact Mechanics with Horizontal Cleavage Tear and Resection of the Medial Meniscus in the Human Knee. J Bone Joint Surg Am 2016；98：1829-36.
2) Kamimura T, Kimura M. Repair of horizontal meniscal cleavage tears with exogenous fibrin clots. Knee Surg Sports Traumatol Arthrosc 2011；19：1154-7.
3) 萩原敬一，木村雅史，柳澤真也，ほか．中高年の変性半月断裂に対する治療：縫合術．臨整外 2016；51：233-8.
4) Rodeo SA, Warren RF. Indications and techniques for use of a fibrin clot in meniscal repair. Oper Tech Sports Med 1994；2：217-22.
5) Park YS, Moon HK, Koh YG, et al. Arthroscopic pullout repair of posterior root tear of the medial meniscus：the anterior approach using medial collateral ligament pie-crusting release. Knee Surg Sports Traumatol Arthrosc 2011；19：1334-6.

◇Trademark of Smith & Nephew

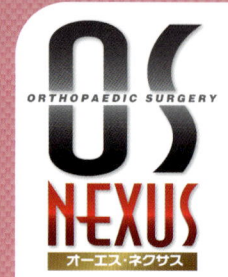

II. 半月板縫合法, ほか

高度外側型変形性膝関節症に対する外側半月板 centralization法の落とし穴

東京医科歯科大学大学院医歯学総合研究科運動器外科学　古賀　英之

Introduction

外側半月板（lateral meniscus；LM）における半月板切除術は半月板逸脱の主な原因のひとつであり[1]，膝窩筋腱裂孔の存在というその解剖学的特徴から，膝窩筋腱裂孔に切除が及ぶことにより容易にhoopが失われ，半月板が逸脱する。また，たとえ切除が膝窩筋腱裂孔に及ばずとも，半月脛骨関節包付着部の脆弱性により関節包が弛緩し，逸脱が生じることが報告されている[1,2]。加えて円板状半月板は圧倒的に外側に多く，その手術法としては従来亜全切除術が多く行われていた。このような特徴から，LM切除後には術後急速に変形性膝関節症（osteoarthritis；OA）が進行する症例が多く存在する。

著者らは逸脱半月板に対する鏡視下centralization法を開発し，逸脱したLMに対して良好な短期成績を報告しているが[3,4]，上記のような症例では残存半月板が小さい，あるいはほとんど残っていないため，残存半月板のみの内方化では効果は限定的である。そこで著者らは鏡視下centralization法を応用し，剥離した関節包を内方化させて半月板様の形態を再建することにより半月板様組織の再生を期待する術式を開発し，症例数はまだ少ないものの良好な短期成績を報告している[5]。

術前情報

●適応と禁忌

本術式の適応はLM/円板状半月板切除後あるいは他の原因により残存半月板が小さい，あるいはほぼ消失してしまった外側型OAであり，特に人工膝関節置換術が適応とならないような若年者やスポーツ選手，骨性アライメントに過度の外反がなく遠位大腿骨骨切り術の適応とならないような症例が最もよい適応である。

一方で大腿骨外側顆低形成を伴うような高度の外反膝においては，本術式に遠位大腿骨骨切り術を併用すべきである。

●麻酔

全身麻酔，腰椎麻酔のどちらでも手術が可能である。

●手術体位

仰臥位にて，通常の関節鏡用ドレープを用いて行う。外側コンパートメントの操作の際には，患肢を手術台に乗せてあぐら座位として行う。ベッドを高くし，やや患側を上にベッドを傾けると操作しやすい。駆血帯は術中に駆血できるようにあらかじめ準備しておく。

手術進行

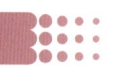

1. 関節鏡による評価
2. 大腿骨骨棘の切除
3. 外側中央ポータルの作製
4. 脛骨骨棘の切除
5. 半月脛骨関節包の剥離
6. 関節包のcentralization
7. 残存半月板を用いたhoopの再建
8. 後療法

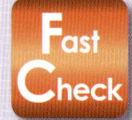

Fast Check

1. 大腿骨，脛骨の骨棘は十分に切除し，半月脛骨関節包の剥離を半月板欠損の程度に応じて十分に行う。
2. グラスパーなどを用いて内方化の程度を確認し，関節包を可能な限り元の半月板の内縁と一致するところまで内方化させる。
3. 可能であれば前・後節の残存半月板を利用し，hoopの再建を行う。

手術手技

1 関節鏡による評価

　関節鏡による関節内の評価を通常の前内側ポータルおよび前外側ポータルを用いて行う。合併する軟骨欠損についての処置をそれぞれの病態に応じて施行する。関節鏡視下にLM欠損および逸脱の程度，前・後節の残存の程度を確認する 図1 。

　大腿骨および脛骨骨棘の評価は，術前MRIを用いて軟骨棘も含めた評価を行ったうえで関節鏡視下に確認する。単純X線像のみでの骨棘評価は不十分である。

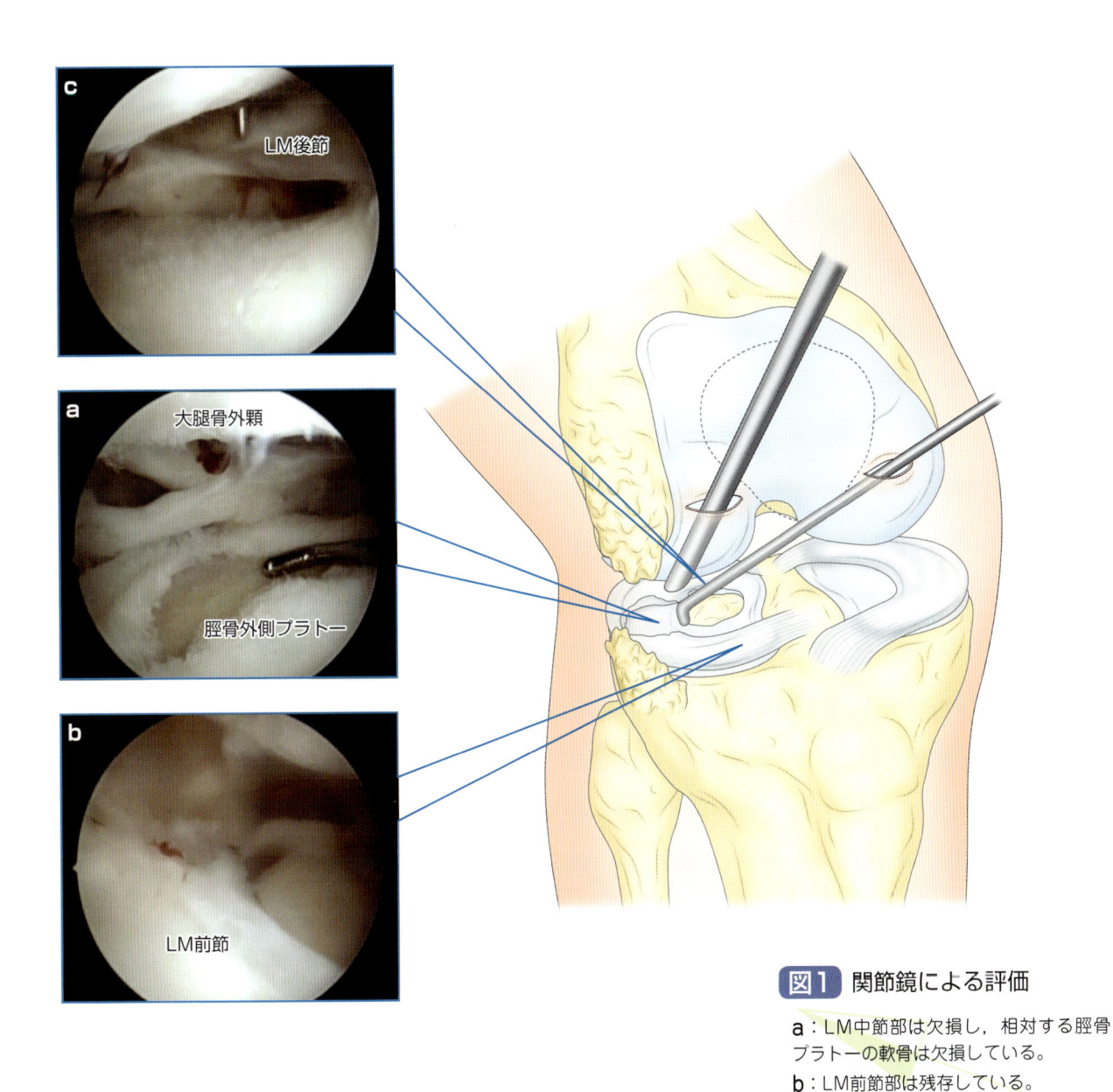

図1　関節鏡による評価

a：LM中節部は欠損し，相対する脛骨プラトーの軟骨は欠損している。
b：LM前節部は残存している。
c：LM後節部も部分的に残存している。

② 大腿骨骨棘の切除

　膝伸展位−軽度屈曲位とし，前外側ポータルより外側谷部を鏡視しながら，大腿骨骨棘切除用のポータルを作製する。23Gのカテラン針を用いて骨棘と大腿骨の間に適切にノミが入る方向を確認して作製する。平ノミを用いて大腿骨骨棘を十分に切除する 図2。

　なお，前外側ポータルを用いた前方からの骨棘切除は正確な骨棘の境界が同定しづらく，切除量が不十分となりがちなため勧めない。切除後はradiofrequency deviceを用いて切除部を凝固し，骨棘の再形成を予防する。

> **落とし穴 NEXUS view** ///
>
> **外側谷部の視野不良！**
> 　外側谷部は視野が狭く，滑膜炎を生じていることも多いため，骨棘切除に伴う出血で視野が悪くなりやすい。著者らは通常駆血帯を使用しないが，この操作に関しては駆血帯を入れたほうがよいことも多い。

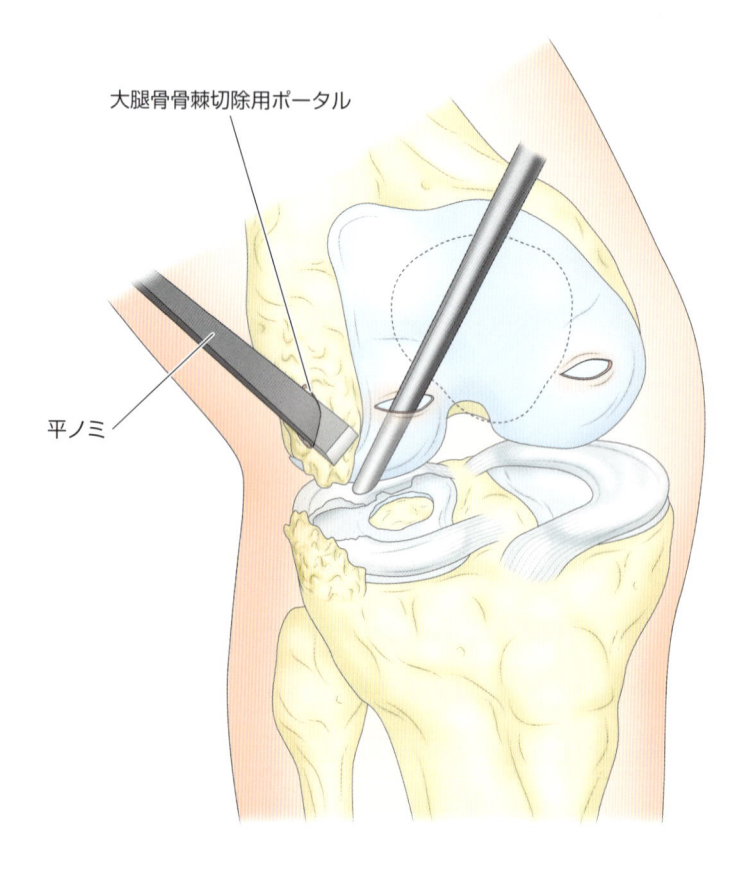

大腿骨骨棘切除用ポータル

平ノミ

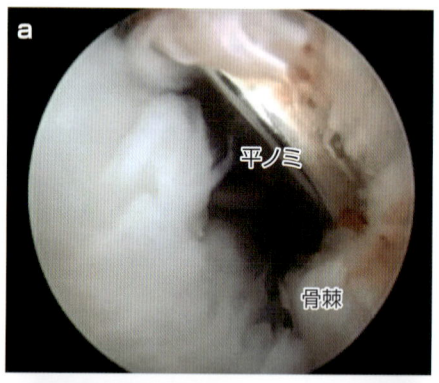

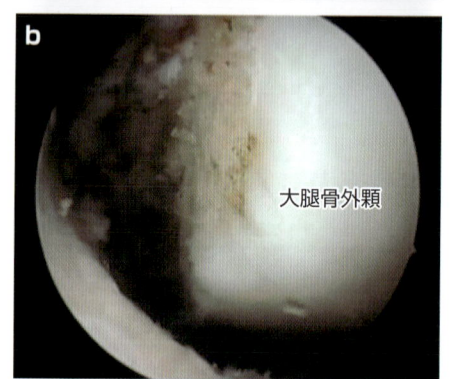

図2 骨棘の切除

a：大腿骨骨棘の切除
b：骨棘切除後

3 外側中央ポータルの作製

外側中央ポータルを膝窩筋腱裂孔の約1cm前方で，LMよりもできるだけ近位に作製する **図3**。前外側ポータルより鏡視しながら，23Gのカテラン針を用いて厳密に位置を決定すると作製が容易である。ポータルの位置をできるだけ近位に置くことにより，脛骨骨棘の切除や関節包の剥離が容易となり，なおかつアンカーを打ち込む際に適切な（脛骨プラトーのエッジに対して垂直な）角度を得ることができる。

> **コツ&注意** **NEXUS view**
>
> ポータル作製にはカテラン針を用いて厳密に行い，後の操作を容易にするためにはコッヘル鉗子などを使って十分にポータルを広げておく。視野確保のため，ときにシェーバーで滑膜切除を行うとよい。

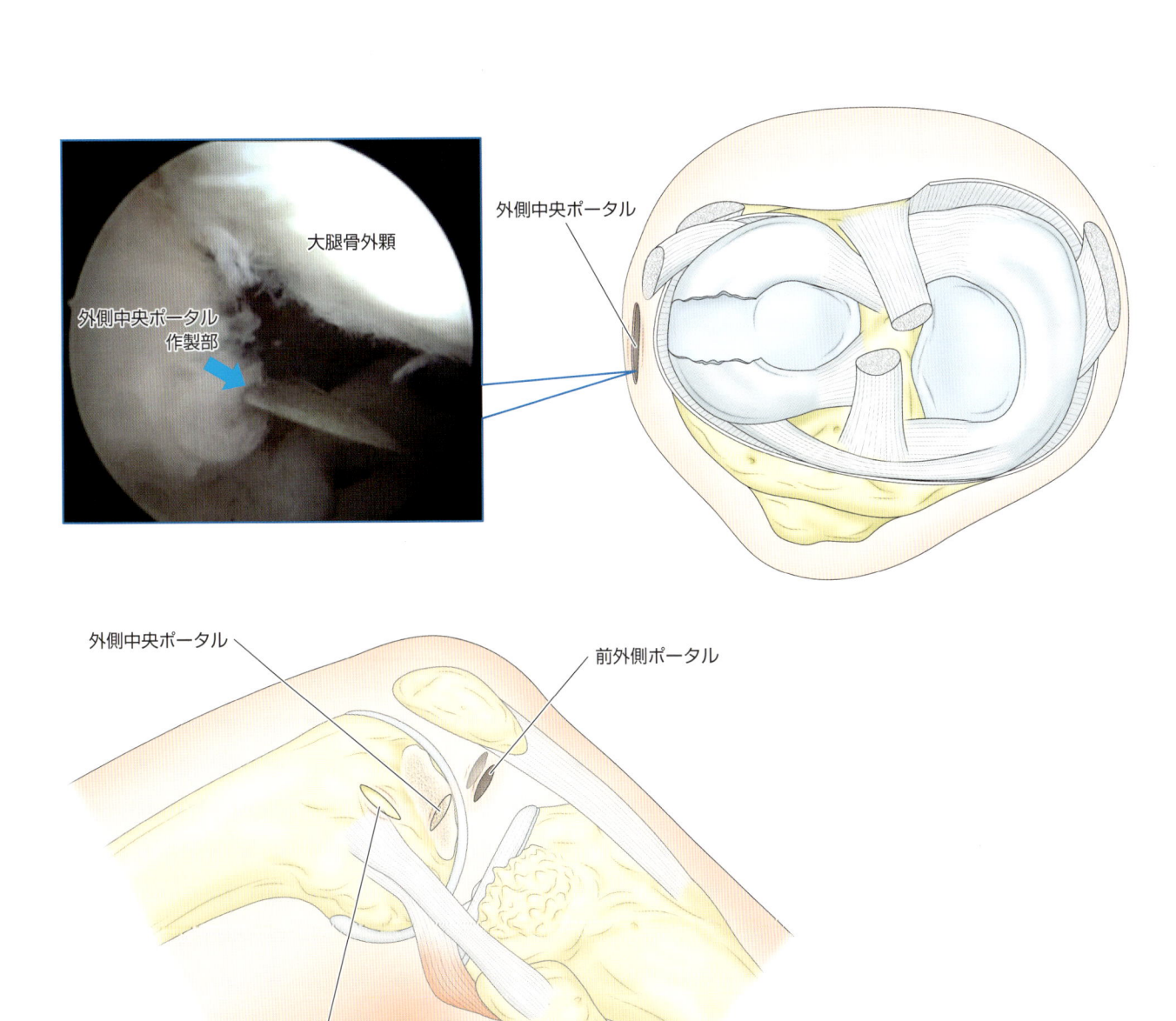

図3 外側中央ポータルの作製

外側中央ポータルより平ノミを挿入し，脛骨外側高原の辺縁の骨棘を切除する**図4**。LMが残存している場合は損傷しないように十分に注意して行う。膝窩筋腱裂孔の後方まで骨棘が存在することもあり，後方の骨棘も十分に切除する。

前方の骨棘は前内側鏡視とし，前外側ポータルから平ノミを挿入したほうが切除しやすいことが多い。脛骨骨棘切除部については凝固止血は一切行わない。同部からの出血により，内方化した関節包の半月様組織への再生，半月脛骨関節包と脛骨プラトーとの癒着を期待する。

落とし穴 NEXUS view

切除骨棘がみえない！

切除した脛骨骨棘は半月板や関節包に隠れて目視しにくいため，切除骨棘の取り残しに注意する。鋭匙鉗子などを用いて摘出するが，困難な場合には鋭匙で掻き出して摘出する。取り残しで遊離体のリスクが生じる。

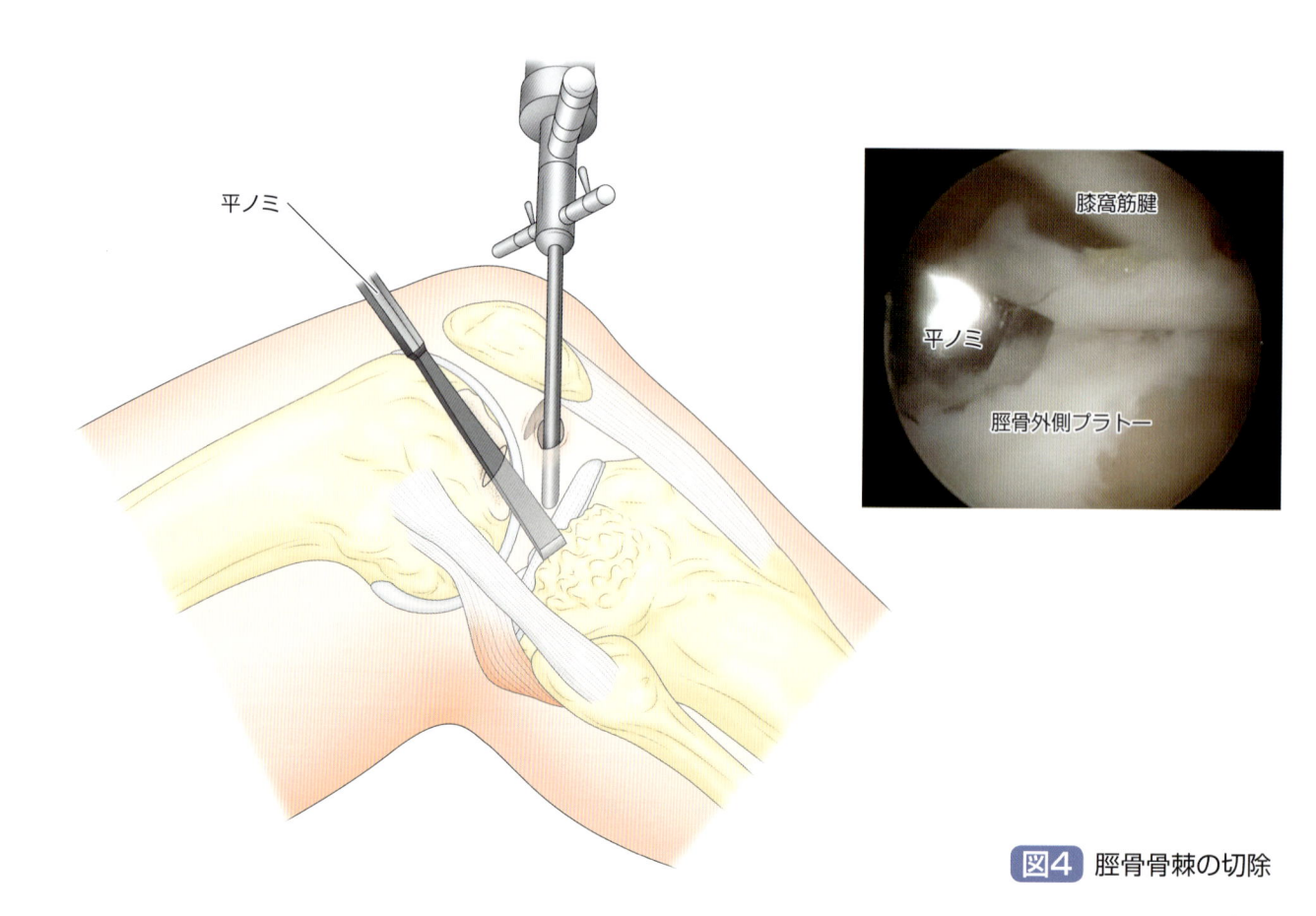

平ノミ

膝窩筋腱
平ノミ
脛骨外側プラトー

図4 脛骨骨棘の切除

5 半月脛骨関節包の剥離

　骨棘を十分に切除した後，半月脛骨関節包の剥離を行う 図5a 。肩関節脱臼の Bankart修復術における前方関節唇の剥離と同様に，ラスプを残存半月板の下から関節包と脛骨プラトーの辺縁の間に挿入し，ハンマーで叩いて剥離する。半月板欠損部については関節包の内方化が可能となるまで完全に剥離し，それ以外の前節−後節にかけてもhoop再建（後述）のために必要に応じて剥離する。

> **コツ&注意　NEXUS view**
>
> 　半月板欠損部については，スーチャーグラスパーなどを用いて関節包を内方に牽引し，牽引した関節包の内縁が可能であれば本来の半月板内縁の位置まで，牽引可能となるまで十分に剥離を行う 図5b 。

a

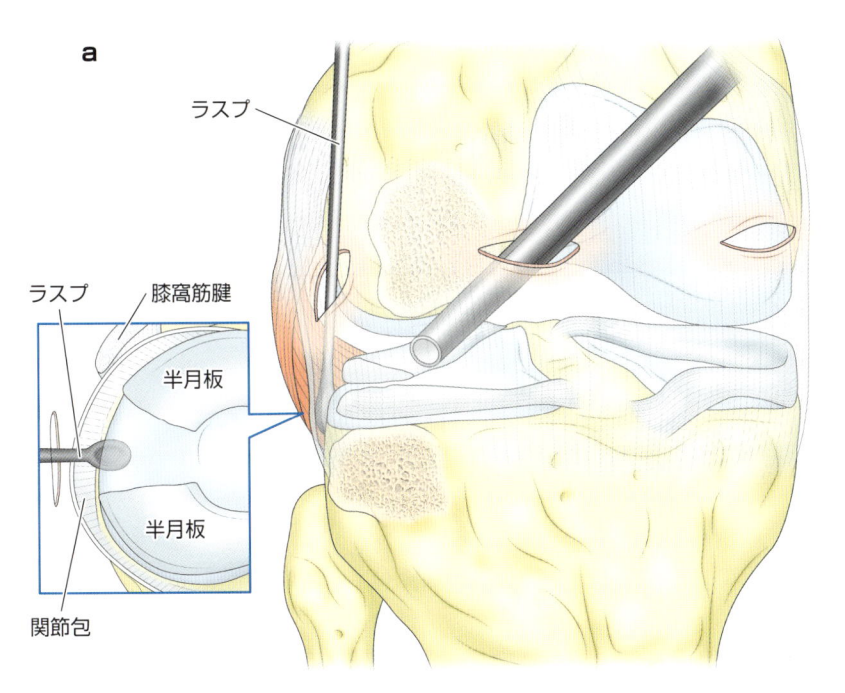
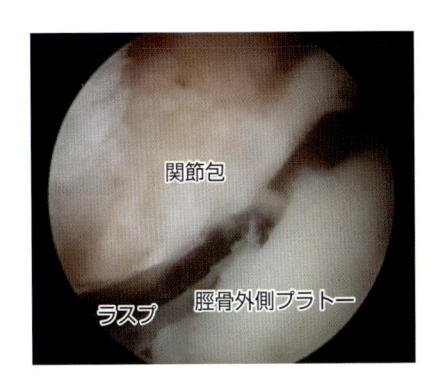

ラスプ
膝窩筋腱
半月板
半月板
関節包
関節包
脛骨外側プラトー
ラスプ

b

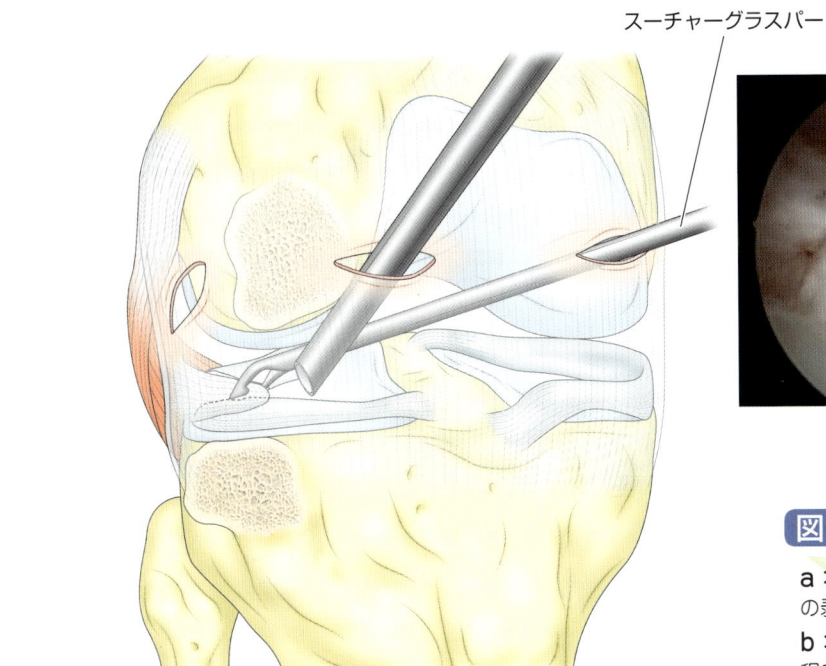
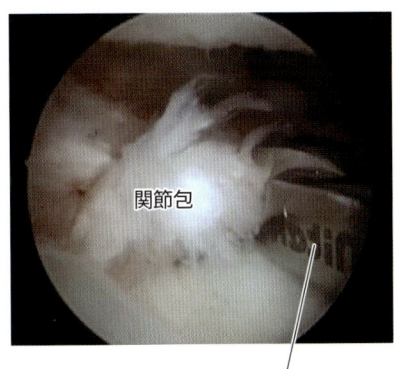

スーチャーグラスパー
関節包
スーチャーグラスパー

図5 半月脛骨関節包の剥離

a：ラスプを用いて半月脛骨関節包の剥離を行う。

b：関節包を内方に牽引し，剥離の程度を確認する。

6 関節包のcentralization

外側中央ポータルより，1.4mm JuggerKnot Soft Anchor（Zimmer Biomet社）を外側脛骨プラトーのエッジ，膝窩筋腱裂孔のすぐ前方に挿入する **図6a**。アンカー用のカニューラを外側中央ポータルより挿入し，ハンマーで固定した後にガイドワイヤーを用いてドリリングし，その後アンカーを挿入する。アンカーの糸はスーチャーグラスパーを用いて前内側ポータルに拾っておく。

Micro Suture Lasso™ Small Curve with Nitinol Wire Loop（Arthrex社）を外側中央ポータルより挿入し，膝窩筋腱裂孔のすぐ前方で関節包に上方から下方に向かって刺入する **図6b**。Nitinol Wire Loopを関節内に十分に送り，前内側ポータルから拾う。このloopにアンカーの糸を通してスーチャーリレーを行うことにより関節包の下方から上方へ糸を通す **図6c**。同様の手技をもう一方のアンカーの糸に対して行うことによりマットレス縫合を形成する。

コツ&注意 NEXUS view ////

Micro Suture Lasso™の関節包刺入位置は非常に重要であり，その位置によって関節包の内方化の程度が決まってしまう。前内側ポータルからスーチャーグラスパーを用いて関節包を内方に牽引してcentralization後に脛骨外縁にくる位置を確認し，その部位に刺入するようにする **図6b**。

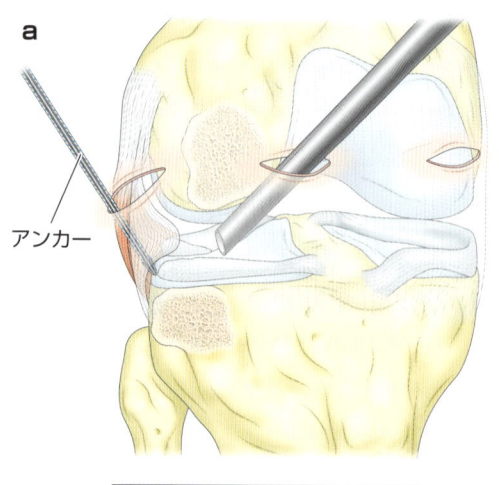

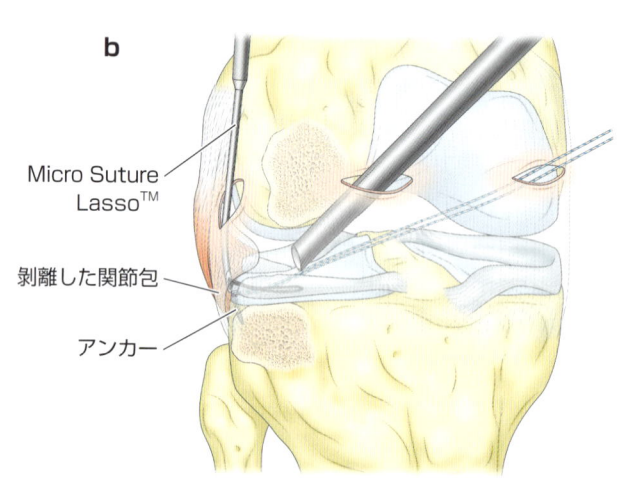

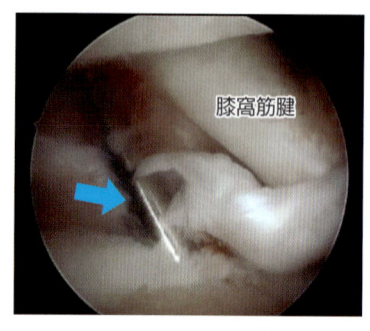

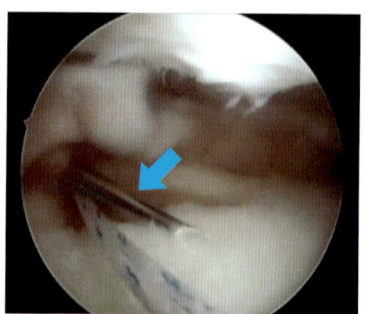

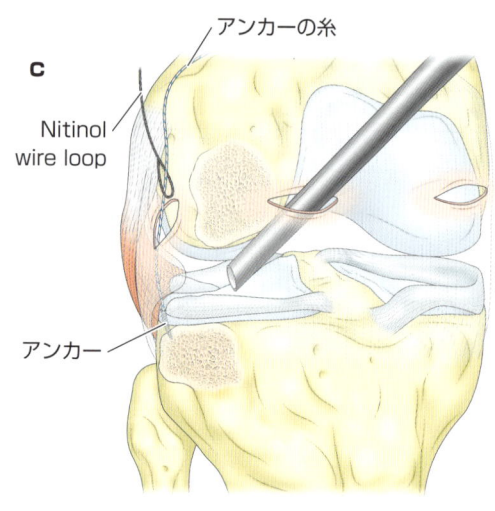

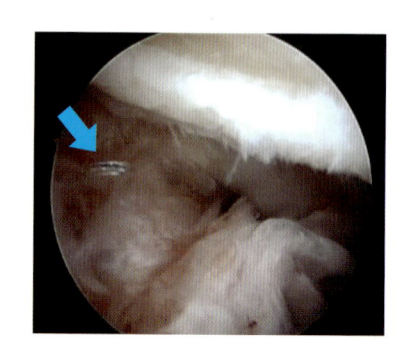

図6 関節包のcentralization①

a：1本目のアンカー挿入（矢印）
b：Micro Suture Lasso™の刺入（矢印）
c：スーチャーリレーにて関節包の上方に糸を通す（矢印）。

　2本目のJuggerKnot Soft Anchorを外側脛骨高原のエッジ，1本目のアンカーの1cm前方に挿入する **図7a**。同様の手技を繰り返し，マットレス縫合を形成する。その際，半月板の前・中節が残存しているようであれば，糸をかける位置をアンカー挿入部よりもやや前方にして，残存半月板を後方にもってくるとhoopの再建がしやすくなる。

　このように作製した2本のマットレス縫合を，スライディングノットを用いて締結する。関節包が内方化されていることを確認する **図7b**。

落とし穴 NEXUS view ///

アンカー挿入部は骨棘切除部の内方とし，切除部にアンカーを打たないように注意する。特に高齢の女性においてはアンカーの固定強度が得られず抜けてしまうことがある。

a

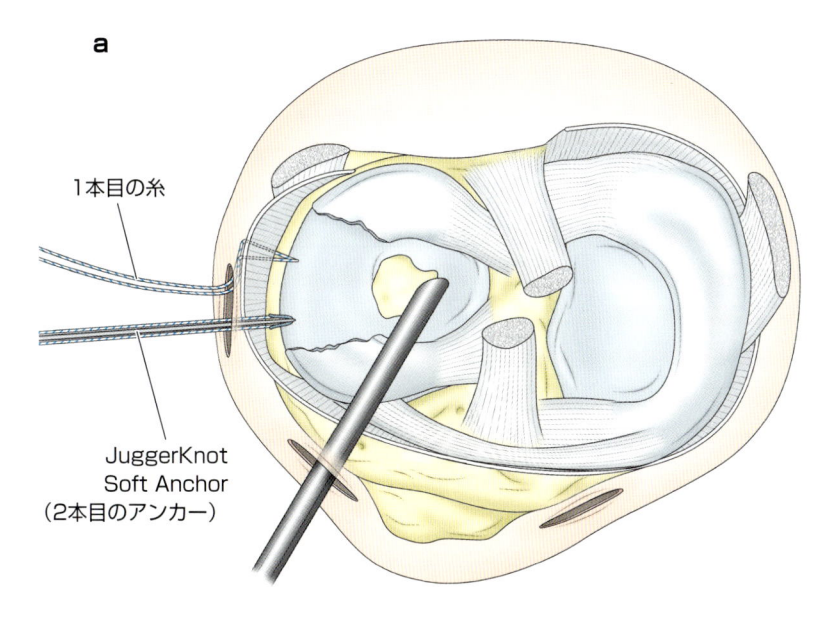

1本目の糸

JuggerKnot
Soft Anchor
（2本目のアンカー）

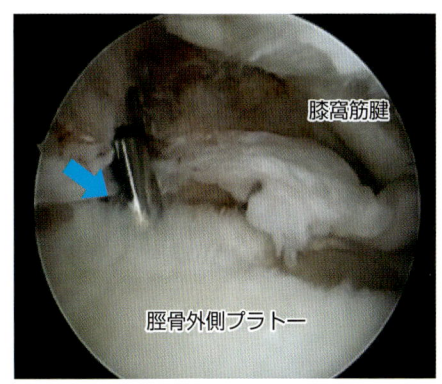

膝窩筋腱

脛骨外側プラトー

b

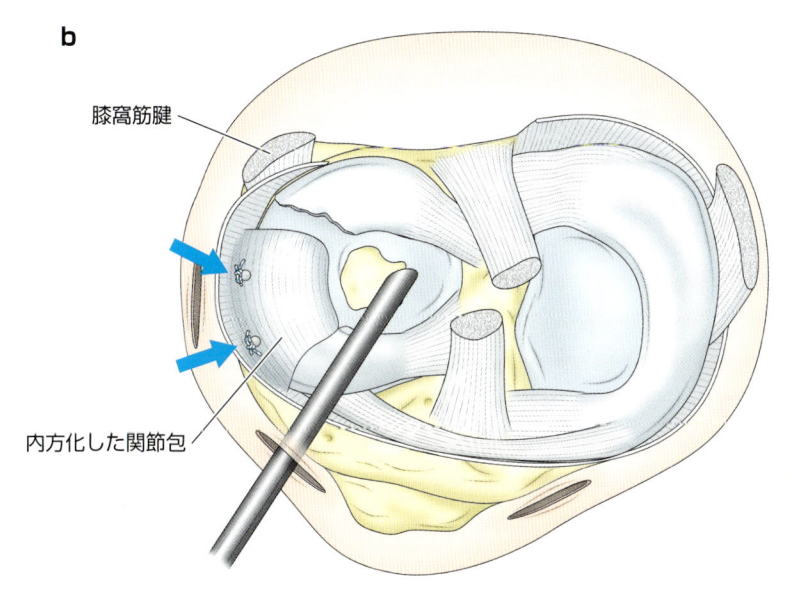

膝窩筋腱

内方化した関節包

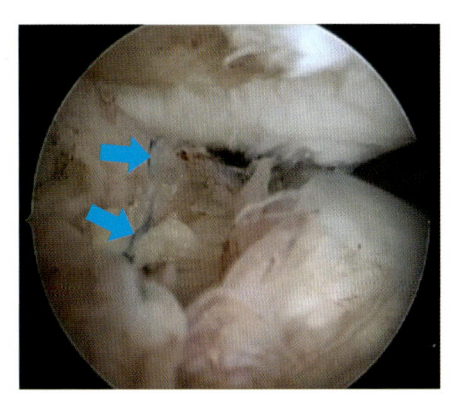

図7 関節包のcentralization②

a：2本目のアンカー挿入（青矢印）
b：関節包が内方化されていることが鏡視下に
確認できる（青矢印：マットレス縫合締結部）。

7 残存半月板を用いたhoopの再建

後節が残存している場合には，可能な限り内方化した関節包と残存後節を縫合し，hoopの再建を行う。Knee Scorpion™（Arthrex社）などを用いて両者を水平マットレス縫合するなどさまざまな縫合の工夫を行う。

例えば，癒着した後節を剥離後，後節にracking hitch knot sutureを2本かけ　図8a，これを内方化した中節部の関節包に通して水平マットレス縫合を行った後　図8b，水平マットレス縫合をさらに2箇所して補強することで　図8c，最終的にhoopの再建が可能になる　図8d。

> **コツ&注意 NEXUS view**
>
> 技術的なことももちろんであるが，最後には何がなんでもhoopを再建するという情熱が本手技では最も必要である。

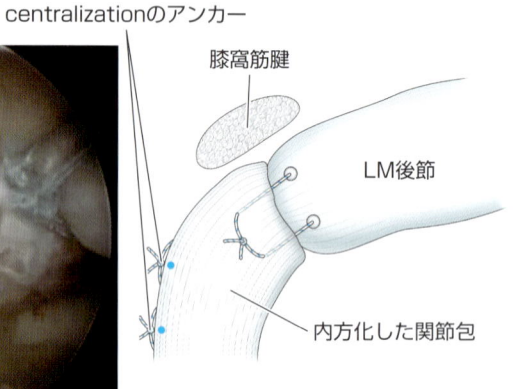

centralizationのアンカー
膝窩筋腱
LM後節
内方化した関節包

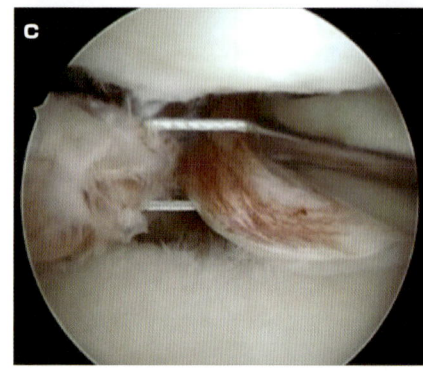
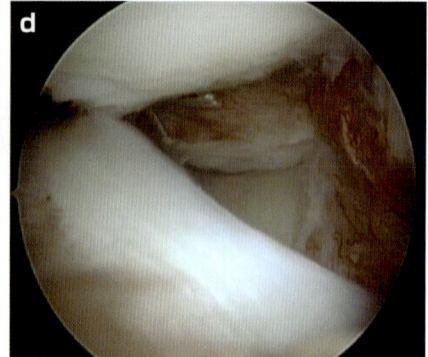

図8 残存半月板を用いた hoopの再建

a：後節にracking hitch knot suture を2本かける。

b：aの糸を内方化した中節部の関節包に通して水平マットレス縫合を行う。

c：水平マットレス縫合による補強を行う。

d：最終的に内方化した関節包と残存LMによりhoopが再建されている。

8 後療法

可動域訓練および大腿四頭筋セッティングは術翌日から施行する。

術後4週間はニーブレイス装着下に松葉杖歩行を許可する。ニーブレイス装着下での荷重は可及的に許可する。

術後4週にてニーブレイスを外して松葉杖歩行を許可し，段階的に荷重を許可する。

術後6週にて全荷重歩行を許可するが，深屈曲荷重は術後3カ月は禁止する。

スポーツ活動の復帰は術後3カ月以降，段階的に許可する。

Column

◆LM centralization法の術後1年成績

症例：外側半月板（LM）広範囲切除後に高度外側型OAをきたした5例

受診前経過：全例他院にてLM部分切除を施行され，疼痛，腫脹を主訴に当院を受診した。

対象：手術時平均年齢33歳，X線像でKellgren-Lawrence分類grade 3もしくは4の変形を認め，MRIでLMは3例で逸脱，2例では中節から後節までほぼ欠損していた。

術式：鏡視下に大腿骨・脛骨骨棘切除および脛骨側関節包を剥離し，関節包を引き上げ半月板を形成するようにcentralization法を施行した。

術後1年時：X線像で全例1〜2mmの関節裂隙開大，MRIでは逸脱の3例で逸脱は消失，欠損の2例では半月板再生を認めた 図9 。Lysholm scoreは術前70点から91点へ，自覚的満足度は術前12%から68%へ改善した。

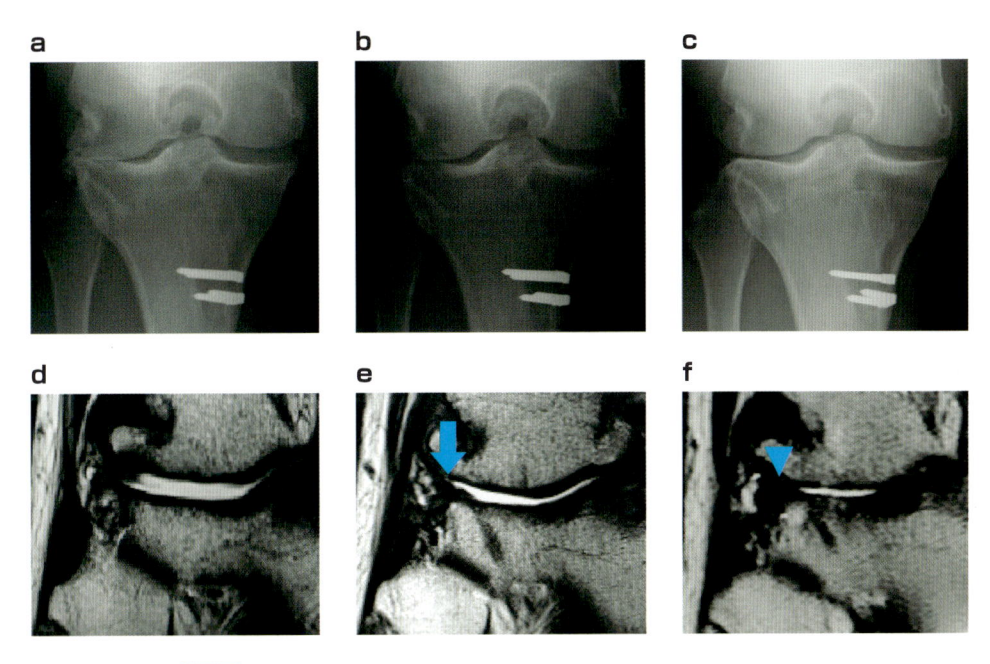

図9 代表症例の単純X線Rosenberg撮影（a〜c）およびMRI（d〜f）所見

a，d：術前所見。外側関節裂隙の消失とLMの欠損を認める。

b，e：術後3カ月。X線像では外側関節裂隙が開大し，MRIでは内方化された関節包（矢印）が確認される。

c，f：術後1年。X線像では外側関節裂隙は2mmまで開大し，MRIでは半月板様組織の再生がみられる（矢頭）。

（文献5より改変）

文献

1）Kijowski R, Woods MA, McGuine TA, et al. Arthroscopic partial meniscectomy：MR imaging for prediction of outcome in middle-aged and elderly patients. Radiology 2011；259：203-12.

2）Nasu H, Nimura A, Sugiura S, et al. An anatomic study on the attachment of the joint capsule to the tibia in the lateral side of the knee. Surg Radiol Anat 2017；in press.

3）Koga H, Muneta T, Yagishita K, et al. Arthroscopic centralization of an extruded lateral meniscus. Arthrosc Tech 2012；1：e209-12.

4）Koga H, Muneta T, Watanabe T, et al. Two-Year Outcomes After Arthroscopic Lateral Meniscus Centralization. Arthroscopy 2016；32：2000-8.

5）Nakagawa Y, Muneta T, Watanabe T, et al. Arthroscopic centralization achieved good clinical improvements and radiographic outcomes in a rugby player with osteoarthritis after subtotal lateral meniscectomy：A case report. J Orthop Sci 2017；in press.

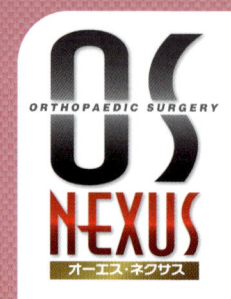

Ⅱ. 半月板縫合法，ほか

各種デバイス使用法の落とし穴

名古屋市立大学大学院医学研究科整形外科学　**野崎　正浩**

Introduction

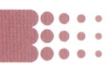

　半月板損傷に対する手術療法としては，従来から半月板切除術ならびに半月板縫合術が広く行われてきた。半月板血流などに起因する半月板治癒能力の観点から，手術療法のなかでも半月板縫合術の選択は限定的で，多くの症例に対しては半月板切除術が選択されてきた。しかし近年，膝関節機能の長期予後に関して半月板修復術の良好な成績が報告され[1]，半月板温存の重要性が認識されるようになってきた。半月板縫合術件数も増加傾向にあり，さまざまな縫合法，デバイスが用いられ，半月板縫合術の良好な成績が数多く報告されてきた。しかしその一方で，デバイスの使用に伴うトラブルも散見され，安全に半月板縫合を行うためにも，デバイス使用に精通することが非常に大切になっている。

　前十字靱帯（anterior cruciate ligament；ACL）損傷に対する解剖学的再建術における大腿骨骨孔作製法については，経ポータル法の有用性が報告されてきた。しかし，ときとして大腿骨後顆のblow outや骨孔短縮などの合併症に遭遇し，そのなかでフレキシブルドリルを用いた大腿骨骨孔作製の有用性が報告されている。

術前情報

半月板縫合デバイス

　術前の臨床所見（腫脹，圧痛，可動域，McMurray testをはじめとする半月板症状誘発テストなど），MRI所見より半月板縫合術の可能性を考慮し，各種デバイスを準備して手術に臨む。

　一般に前節〜中節部の半月板縫合にはoutside-in法が用いられ，中節〜後節の断裂にはinside-out法，all inside法が用いられる。特にバケツ柄損傷のように広範囲の断裂にはinside-out法が用いられることが多く，また後角〜後節部の断裂にはall inside法が用いられることが多い。

●麻酔

　手術は硬膜外麻酔，腰椎麻酔でも十分可能であるが，著者は基本的に全身麻酔で行っている。ACL損傷に合併する半月板縫合の際には大腿神経ブロックを併用することが多く，半月板縫合単独の場合には，手術の最後に局所麻酔薬，ステロイドなどのカクテル注射を併用して除痛を図っている。

●手術体位

　基本的には仰臥位で，駆血帯を使用して行う。内側半月板縫合の際には側臥位支持器を患肢外側に用いて，さらに反対側の腸骨にも側臥位支持器を当て，外反ストレスを有効に加えられるようにすることが重要である 図1a 。

　外側半月板バケツ柄損傷のような外側半月板の広範囲断裂の症例で，inside-out法での縫合が予測される際には患側を上にした側臥位で手術を行っている。仰臥位で手術を行い，患肢に内反ストレスを加えた場合，患肢はいわゆる"figure 4"ポジションをとるため，inside-out法のための外側の皮切部が床を向くこととなる。そのため，縫

合針のキャッチ時の視野獲得が困難となることを避けることが側臥位で手術を行う目的であり，内反ストレスを加えても引き続き患肢はほぼ鉛直方向に立っているため，外側皮切からの縫合針のキャッチ時の良好な視野が保たれることとなる 図1b 。

ACL再建デバイス

術前の理学所見，画像所見より可動域制限（屈曲制限）や大腿骨の顆間の幅の狭い症例では，深屈曲位を要する経ポータル法での大腿骨骨孔作製では，大腿骨後顆のblow outや骨孔短縮のリスクが増大するため，骨孔作製に深屈曲位を要さないフレキシブルドリルの使用は非常に有用である。

●麻酔

手術は基本的に全身麻酔で行い，大腿神経ブロックを併用して除痛を図っている。

●手術体位

基本的に仰臥位で駆血帯を用いて，内側半月板縫合の体位に準じて行っている。術前より，外側半月板のinside-out法での縫合を伴うACL再建術が予測される場合には，側臥位で行う場合もある。

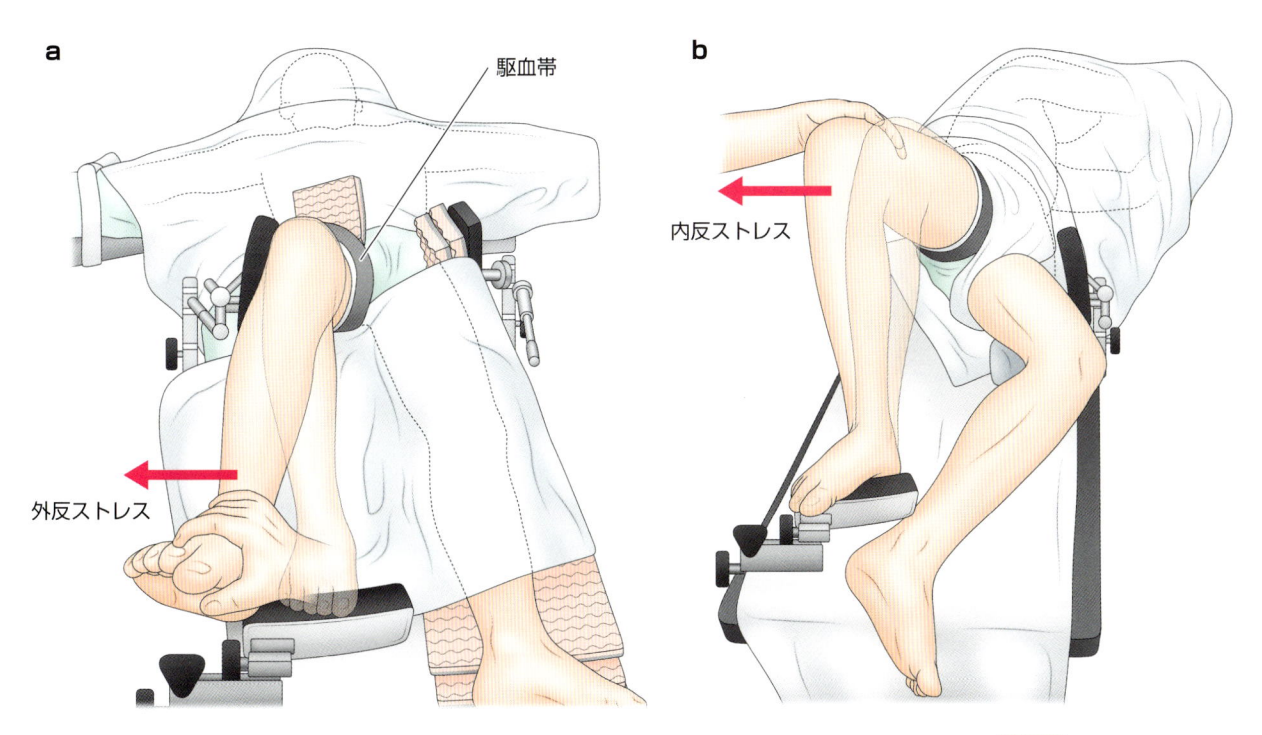

図1 手術体位
a：内側半月板縫合の体位
b：外側半月板縫合の体位

 **Fast Check**

半月板縫合デバイス
❶術前臨床所見，MRIより症候性半月板損傷部位の診断をする
❷術前MRIより半月板縫合の適応，縫合方法の計画をする
❸上記に基づき手術体位，半月板縫合器械の準備をする
ACL再建デバイス
❶術前膝屈曲角度の確認（深屈曲困難症例にフレキシブルドリルは有用）
❷合併半月板損傷を考慮した体位を選択

半月板縫合デバイス

1 適切なポータルからの縫合部位へのアプローチ（原則反対側ポータルからアプローチ）

　基本的に，内側半月板断裂の場合には内側膝蓋下ポータルより鏡視を行い，外側膝蓋下ポータルより縫合針（all inside法の場合にはFAST-FIX◇（Smith & Nephew社），inside-out法の場合には持針器）を挿入する 図2a 。

　逆に外側半月板断裂の場合には外側膝蓋下ポータルより鏡視をして，内側膝蓋下ポータルより縫合針を挿入する 図2b 。

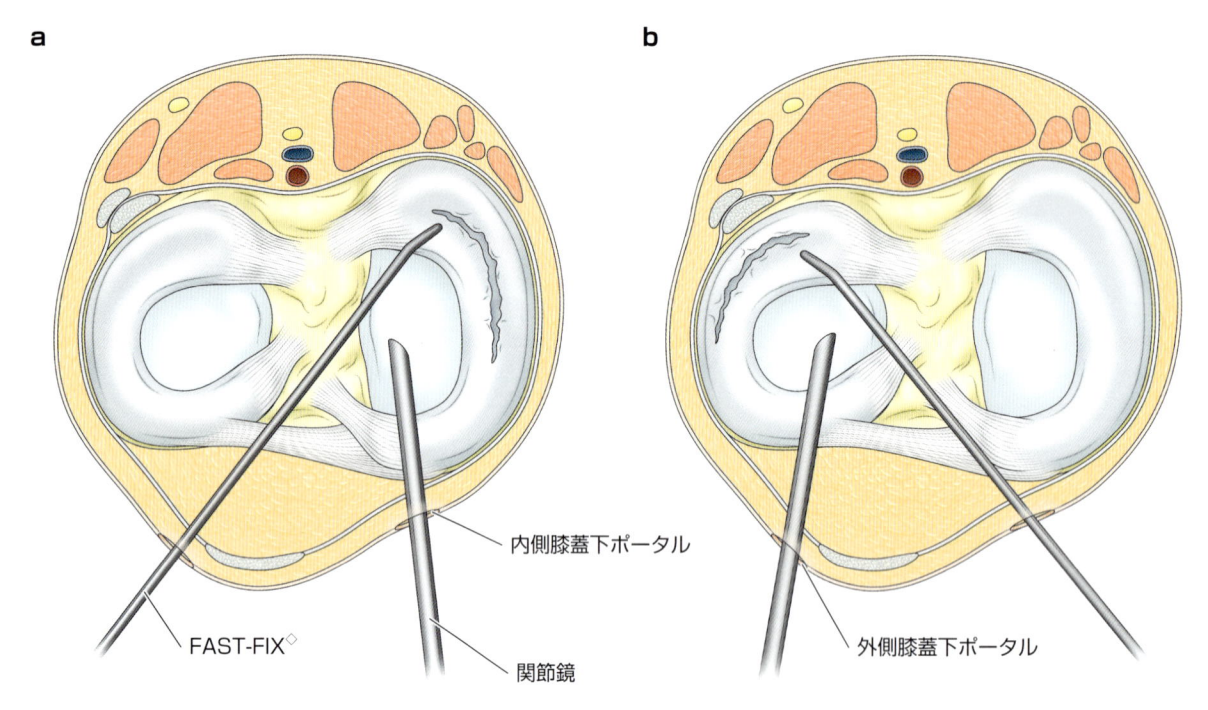

a

b

内側膝蓋下ポータル

FAST-FIX◇

関節鏡

外側膝蓋下ポータル

図2 アプローチ

a：内側半月板アプローチ
b：外側半月板アプローチ

2 FAST-FIX◇を用いたall inside半月板縫合の落とし穴

FAST-FIX◇はアンカーと縫合糸が一体となった半月板縫合デバイスで，ニードルシャフト内にアンカー，縫合糸が格納されており，シャフトの先端のニードル部分を半月板に刺入し，ノブを押してインプラントを設置する。この操作を2回繰り返すことにより2個のインプラントが留置され，そこからつながる縫合糸を引くことにより，スライディングノットが誘導され，縫合部に圧着が加わる。

このデバイスは関節鏡のポータルから関節内へ挿入可能であり，inside-out法のような追加皮切の必要なく半月板縫合が可能であり，大変有用である。しかし一方でインプラントの設置不良に伴う，インプラントの関節内への脱落などデバイスに関連するトラブルに注意を払う必要がある。

落とし穴 NEXUS view

> 半月板縫合で推奨されるvertical sutureは，このFAST-FIX◇を用いても可能であるが，horizontal sutureと異なり，ニードルの刺入部から関節包までの距離が，最初の刺入と2回目の刺入で異なる。断裂部より関節包側からニードルを刺入する際には，必要以上に深く刺入し過ぎないよう注意（適切な深さでのインプラントの設置，特にvertical suture）が必要である **図3**。

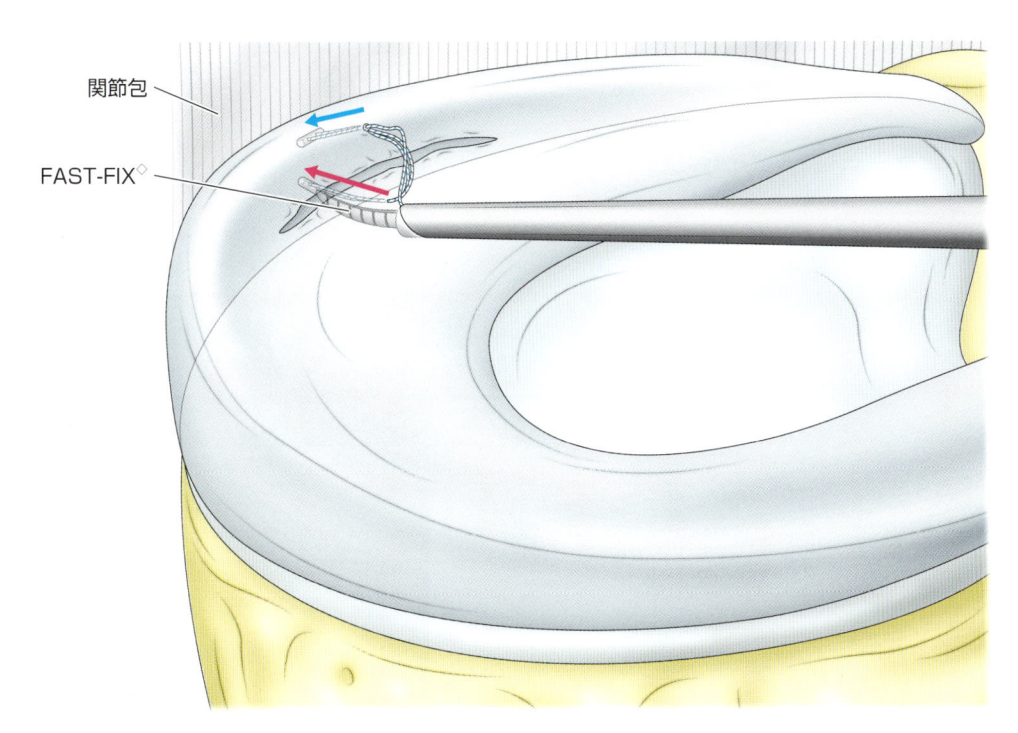

関節包

FAST-FIX◇

図3 インプラントの設置時の落とし穴

Vertical sutureでのFAST-FIX◇刺入部位から関節包までの距離の差（赤と青矢印）に注目する。1回目と2回目では距離が異なる。

・インプラントの確実な留置のために

　インプラントのバックアウトを予防して固定性を確実にするために，ニードル刺入後ノブを押してインプラントを留置した後，ニードルを引く前に90°程度ニードルを回転させてから抜くようにする 図4 。

・スライディングノットの誘導をスムースに

　通常2つのインプラントを留置した後に，縫合糸の遊離端を引いてスライディングノットを進める。このとき，縫合糸を引く力による半月板へのストレスを軽減し，スライディングノットをスムースに進めるため，2つのインプラント間の縫合糸と半月板との間にプローブを挿入し，関節外から縫合糸の遊離端を引くのと同時に，関節内でもプローブの先で縫合糸を引きながらスライディングノットを進めるようにしている 図5 。

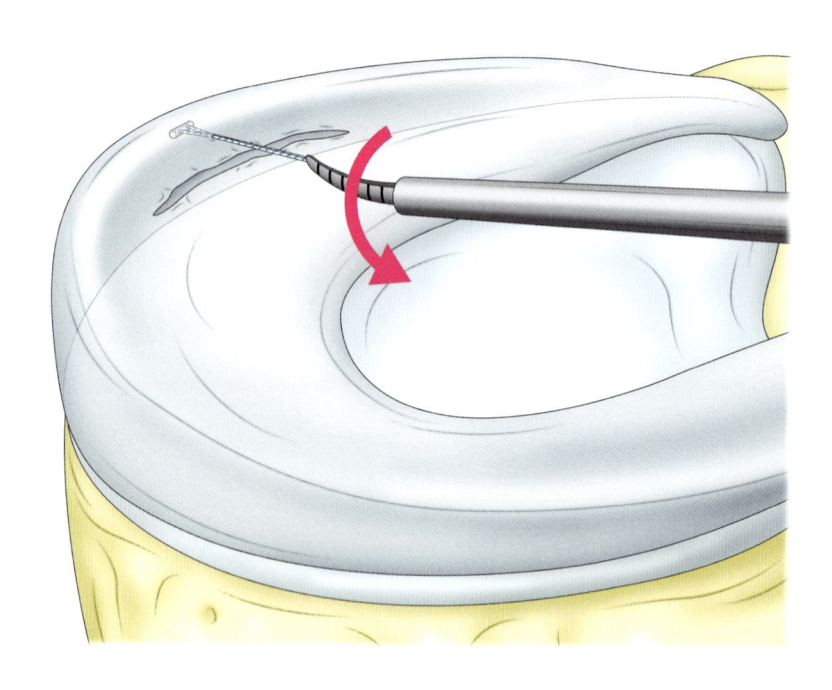

図4 インプラントの
　　　確実な留置のために

ニードル刺入後90°程度回転（赤矢印）
させてからニードルを引き抜く。

プローブ

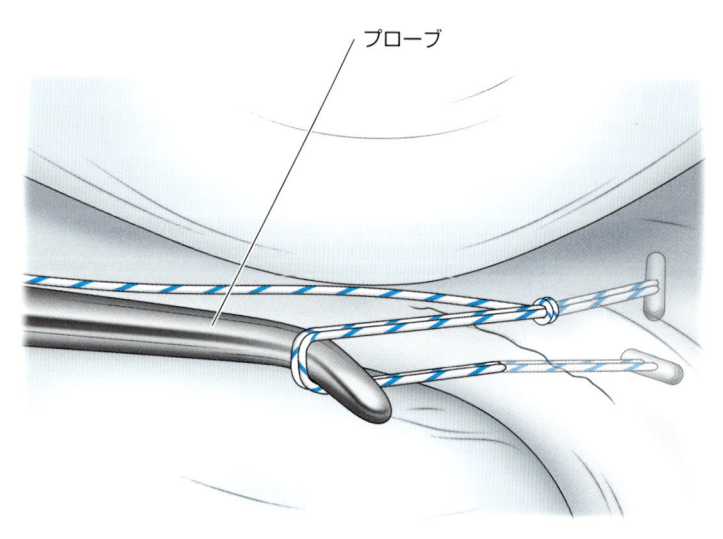

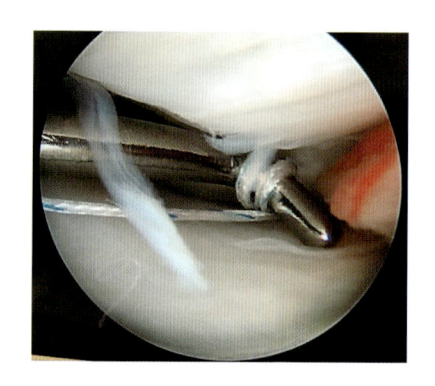

図5 スライディングノットの
　　　誘導をスムースに

縫合糸の遊離端に張力を加えると同時に，
関節内でも縫合糸をプローブで引く。

3 Henning法を用いたinside-out法での落とし穴

中節〜後節部の半月板縫合のgold standardともいえるinside-out法は，バケツ柄状断裂のような広範囲な断裂にも強固な縫合が可能な優れた手技である。関節内から刺入した縫合針を関節包外でキャッチするこの手技は，合併症を避け，手際よく縫合を進めるためにも別皮切を加え，レトラクターを設置する場所が大変重要である。

内側では内側側副靱帯（medial collateral ligament；MCL）後方，ハムストリング前方に，外側では外側側副靱帯（lateral collateral ligament；LCL）後方，大腿二頭筋前方（腓腹筋外側頭前方）の関節包に沿ってレトラクターを挿入する。

適切な位置へのレトラクターの設置

・カテラン針を用いて皮切部位の位置決め

皮切を加える場所が近位，遠位方向で一致をしないと縫合針のキャッチは容易でなく，効率よく手術を進められない。最適な位置に皮切を行うために縫合を行う肢位（内側半月板縫合なら軽度屈曲位外反，外側半月板縫合なら90°屈曲位内反）で，皮切を加える予定の場所からカテラン針を関節内に刺入して 図6a，関節内よりカテラン針が関節裂隙に挿入されていることを確認し，その部位を中心に皮切を加える 図6b。

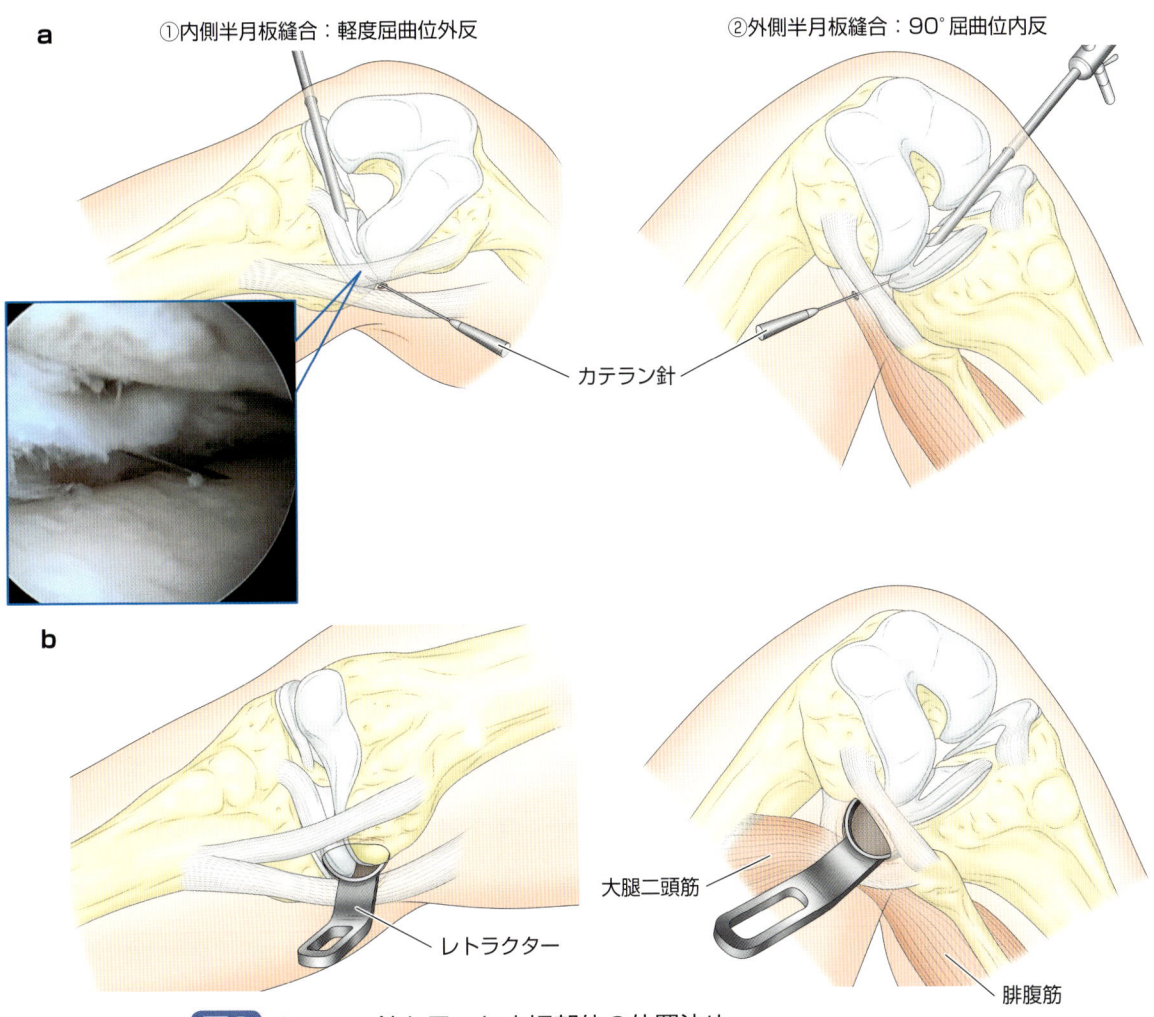

図6 カテラン針を用いた皮切部位の位置決め

カテラン針を刺して関節内より確認し，皮切部を決定する。

a：内側半月板縫合は軽度屈曲位外反，外側半月板縫合は90°屈曲位内反で，皮切予定位置からカテラン針を関節内に刺入する。

b：関節内よりカテラン針が関節裂隙に挿入されていることを確認し，その部位（a参照）を中心に皮切を加える。

・レトラクターの関節包直後への挿入

　Henning法での膝窩部レトラクターを内側ではハムストリングを後方へ避けて関節包直後へ，外側では大腿二頭筋腱，腓腹筋外側頭を後方へ避けて，関節包直後へ挿入する。特に外側では組織が固いので，メッツェンバウム剪刀などを用いて関節包へ達する。関節包へ達すると，容易に鈍的に膝窩部へ剥離可能で，レトラクターを挿入可能となる。関節包直後へレトラクターを挿入すると，半月板に刺入した縫合針は関節包を貫通直後にレトラクターに当たるため，縫合針のキャッチは非常に容易になる **図7**。

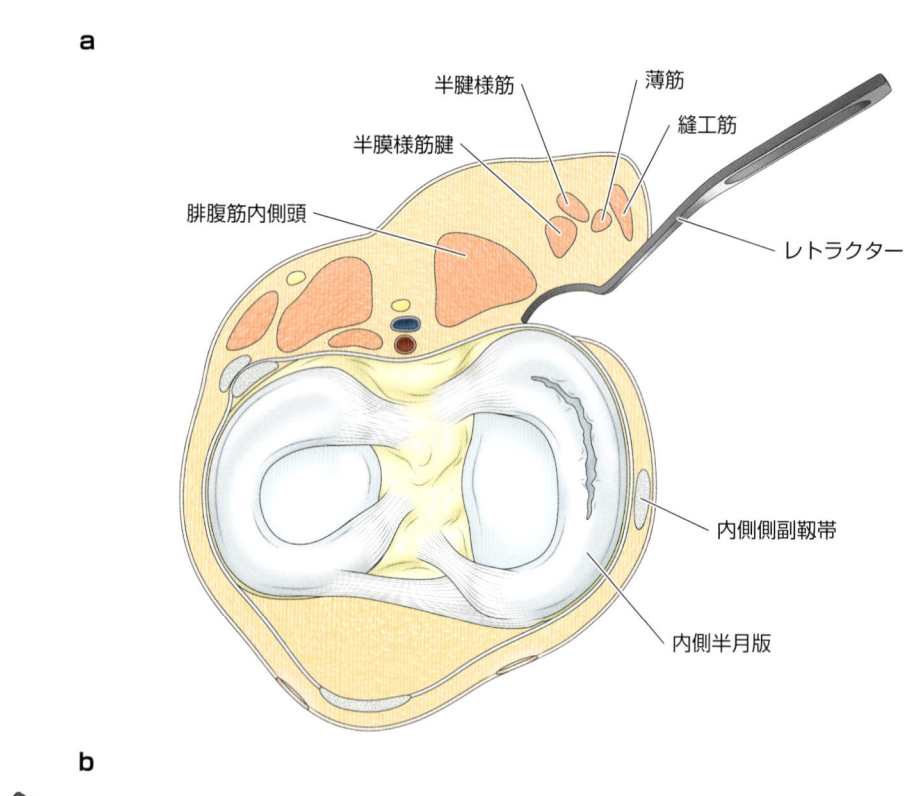

a

半腱様筋
半膜様筋腱
腓腹筋内側頭
薄筋
縫工筋
レトラクター
内側側副靱帯
内側半月版

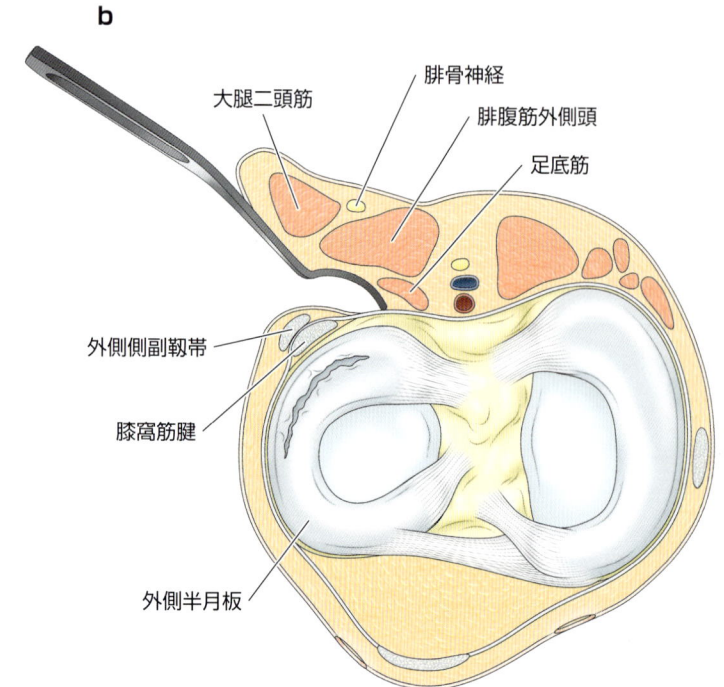

b

大腿二頭筋
腓骨神経
腓腹筋外側頭
足底筋
外側側副靱帯
膝窩筋腱
外側半月板

図7 レトラクター設置位置

a：内側半月板縫合時のレトラクター
　設置位置
b：外側半月板縫合時のレトラクター
　設置位置

ACL再建デバイス

CLANCY◇ Flexible Drill Guide System（Smith & Nephew社）を用いた大腿骨骨孔作製の落とし穴

深屈曲を要さない大腿骨孔作製

　通常のACL再建術同様に内・外側膝蓋下ポータルに加え，前内側ポータルを作製して手術を行う。大腿骨骨孔作製時には内側膝蓋下ポータルより鏡視をして，前内側ポータルよりドリリングを行う。

　まずフェモラルガイドを前内側ポータルより関節内へ挿入し，フェモラルガイドを通してフレキシブルパッシングピンをドリルする。このとき膝は110～120°程度の屈曲角度で行えば，通常rigidなガイドピンを用いて深屈曲でドリリングを行うのとほぼ同様の骨孔作製が可能である 図8。

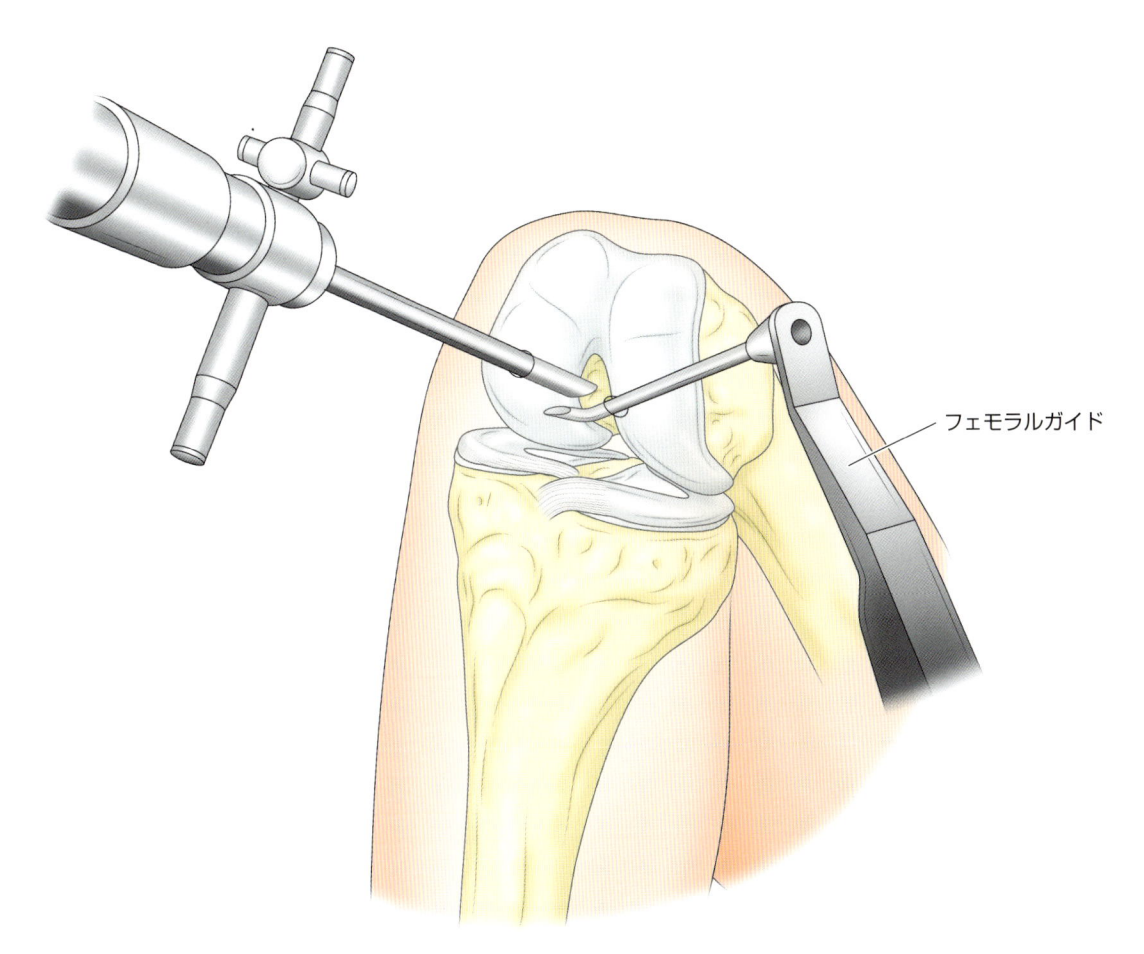

フェモラルガイド

図8 大腿骨孔作製

110～120°の膝屈曲角度でドリリングを行う。

骨孔の作製方向

　二重束再建を行う場合は，大腿骨前内側（AM）束と後外側（PL）束の両骨孔がつながることを避けるため，AM束とPL束のフレキシブルパッシングピンドリリング時に，前内側ポータルより挿入しているフェモラルガイドを同じ角度（脛骨骨軸に対して約45°）で保持をすることが重要である 図9 。

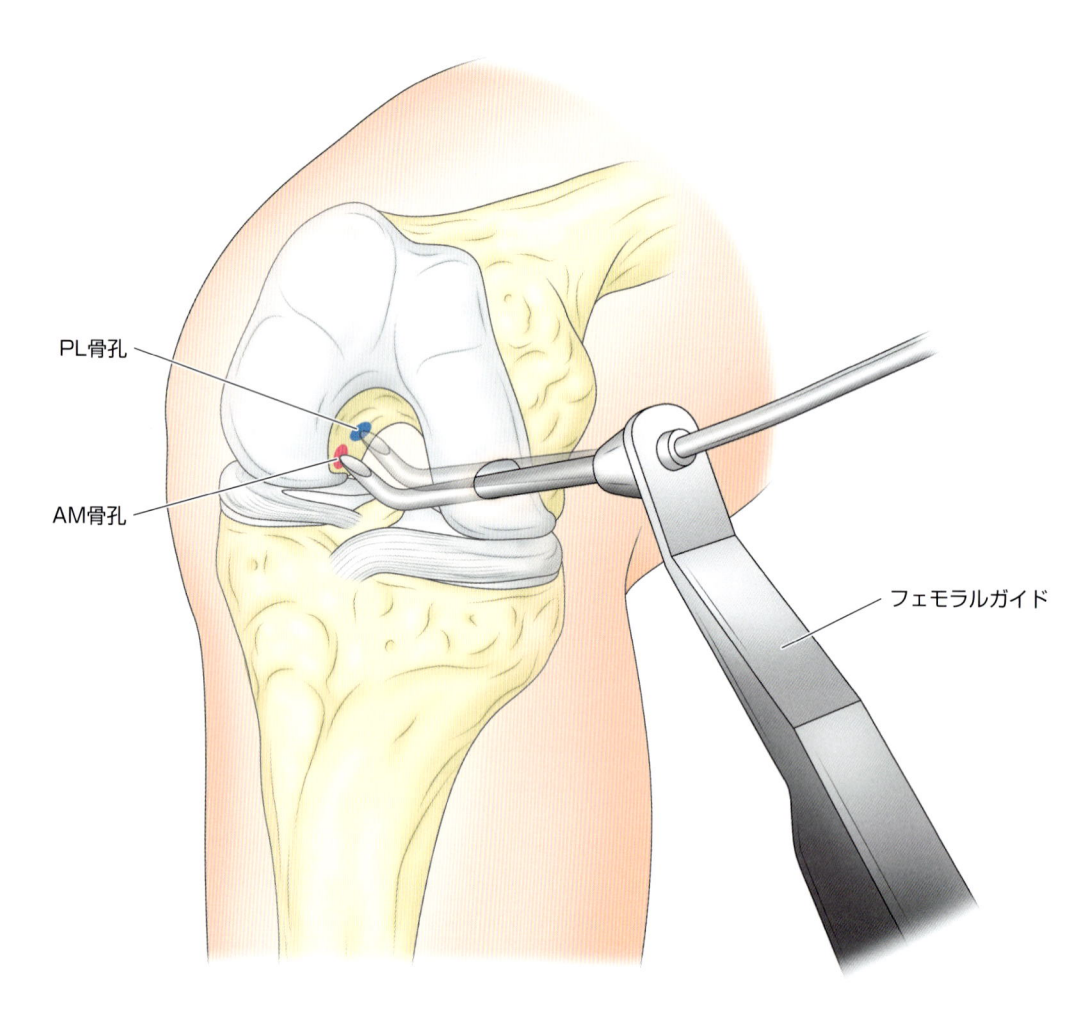

PL骨孔

AM骨孔

フェモラルガイド

図9 骨孔の作製方向

AM骨孔（赤だ円），PL骨孔（青だ円）作製時フェモラルガイドは同じ角度を保持する。

ターゲットガイドを追加した骨孔作製

　フレキシブルパッシングピンの進入方向を示唆する，フレキシブルドリルガイドシステム特注ナビゲーター（ターゲットガイド）を装着することで，大腿骨外側の骨孔開口部を明確に予測することが可能である 図10。

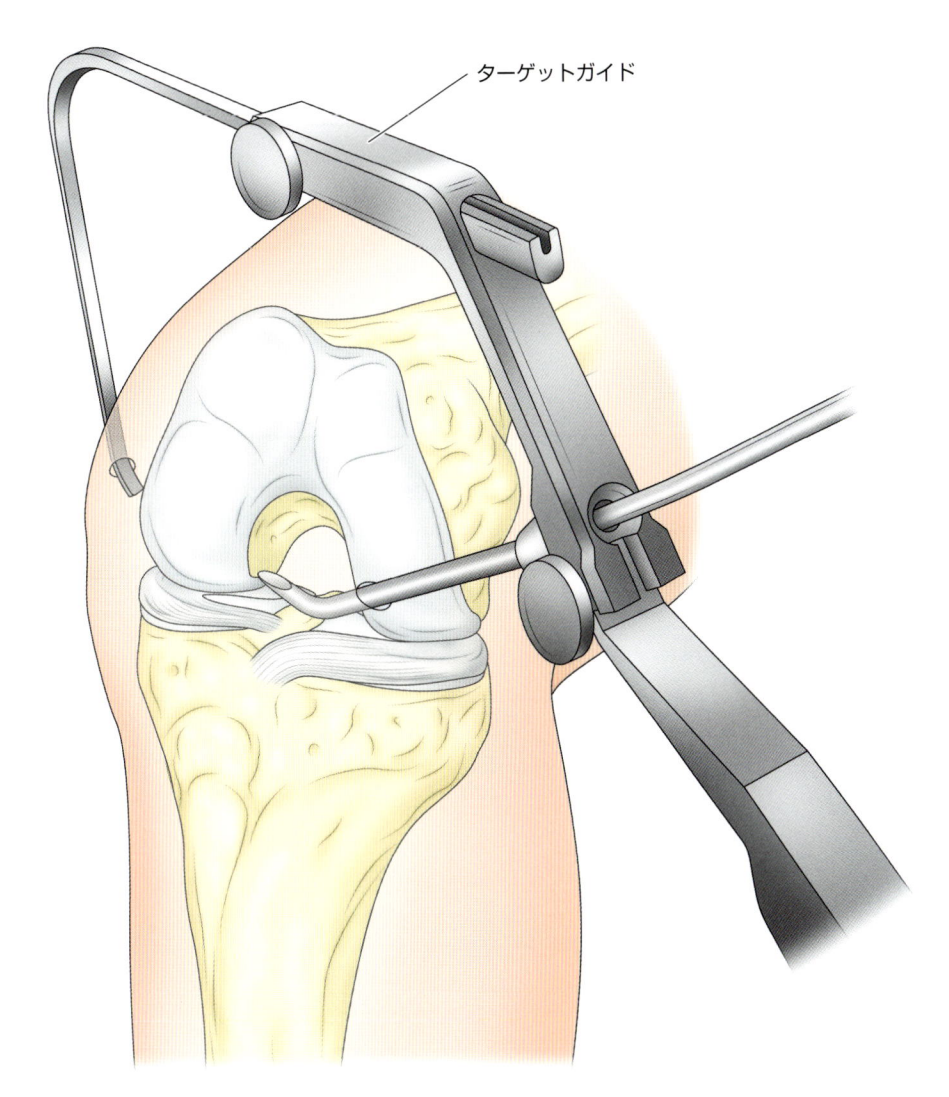

ターゲットガイド

図10 ターゲットガイドを追加した骨孔作製

文献

1）Horibe S, Shino K, Nakata K, et al. Second-look arthroscopy after meniscal repair. Review of 132 menisci repaired by an arthroscopic inside-out technique. J Bone Joint Surg Br 1995；77：245-9.

2）Steiner ME, Smart LR. Flexible instruments outperform rigid instruments to place anatomic anterior cruciate ligament femoral tunnels without hyperflexion. Arthroscopy 2012；28：835-43.

◇Trademark of Smith & Nephew

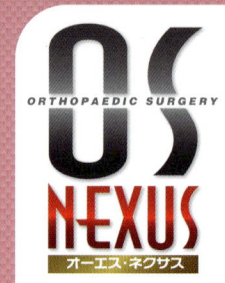

Ⅱ. 半月板縫合法，ほか

離断性骨軟骨炎（OCD）の
再固定法の落とし穴

広島大学大学院医歯薬保健学研究科整形外科学　**石川　正和**
広島大学大学院医歯薬保健学研究科整形外科学　**安達　伸生**

Introduction

　膝離断性骨軟骨炎（osteochondritis dissecans；OCD）は原因不明の軟骨下骨の局所病変と定義されている[1]。その発生部位としては大腿骨顆部が最も多く，幼少期からのスポーツへの参加，特に限定した競技への参加と激しい練習による活動性の高い若年者に発症することから，繰り返される微小外力がその原因として最も考えられている。その発生機序はいまだ明らかになっていないが，病変部の不安定性を有するものは骨軟骨欠損，関節内遊離体をきたし，若年者の変形性膝関節症へとつながることが問題となる。

　膝OCDの治療法選択において，病変部の不安定性の評価が重要である。保存療法で改善を認めない安定型の病変に対しては，順行性もしくは逆行性ドリリングが行われている[2]。

　一方，不安定型の病変に対してはこれまでに，骨釘，吸収ピン，骨軟骨柱およびスクリューなどを用いたさまざまな固定法が報告されている。また骨軟骨欠損部に対しては培養軟骨細胞移植などの細胞療法もその選択肢となっている[3]。しかし，現段階では確立した治療法は存在しない。

　当科では不安定性を生じている病変部に対して，できるだけ早期に吸収ピンによる固定を行い良好な成績を報告している **図1** [4]。白色家兎の関節内遊離体モデルで，長期間関節内に存在した遊離体であっても再固定することにより軟骨基質の産生を認めることから，遊離体に関しても可能な限り再固定を行っている[5]。

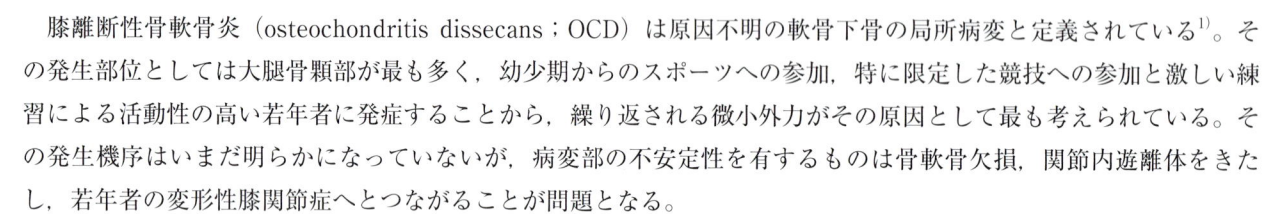

術前情報

●適応と禁忌

　骨端線が開存するjuvenile OCD（JOCD）に対しては慎重な画像評価を行う。X線像における骨透亮像およびMRIで母床の関節液と同等のT2高信号領域の有無を確認する。X線像で骨透亮像を認めても，T2高信号領域が存在しない場合は運動を控え，症状発生から約3カ月は安静を保ち，画像検査を行いながら慎重に経過観察を行っている **図2**。一方，初診時にMRIで関節液と同程度のT2高信号領域が存在する場合は病変部の不安定性を強く疑うため，可及的早期に手術計画を行う **図3**。

　骨端線が閉鎖しているadult OCD（AOCD）の場合は通常，骨癒合は望めず，不安定性を伴うため手術適応となる **図4**。

　JOCDの不安定症例では，関節鏡での病変部の観察で関節軟骨の異常を認めない症例も存在する。このような症例でMRI，CTによる不安定性の評価が十分にできていない場合，安易にドリリングはすべきではない。母床の郭清が十分にできず，関節液の流入により病変部の母床の状態が悪化し，結果，遊離体を生じることがある **図5**。

手術進行

1	関節鏡検査および不安定性の評価
2	関節切開
3	母床の郭清
4	仮固定
5	吸収ピン固定
6	関節鏡視による固定部位の確認
7	後療法

a

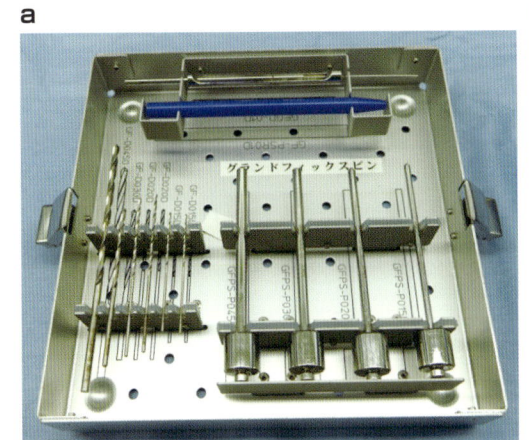

b

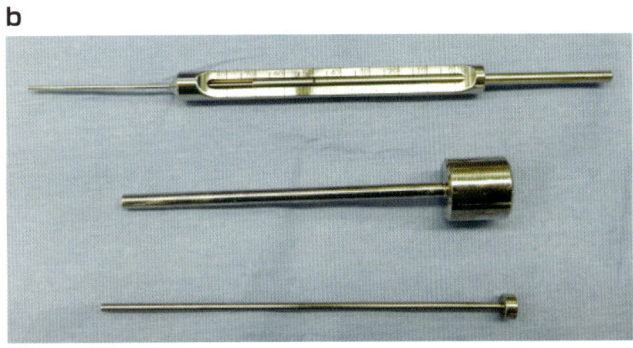

c

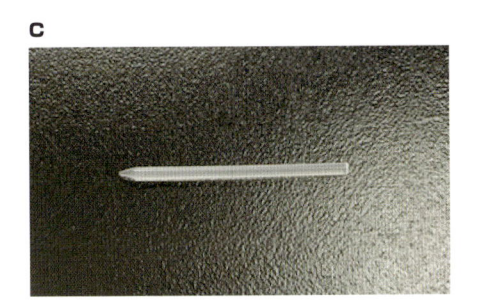

図1 固定器具

a：器具のセット
b：ピン刺入に使用するデプスゲージおよび挿入器具
c：ポリL乳酸製吸収ピン。当科ではGRAND FIX®（グンゼ社）を使用している。

a

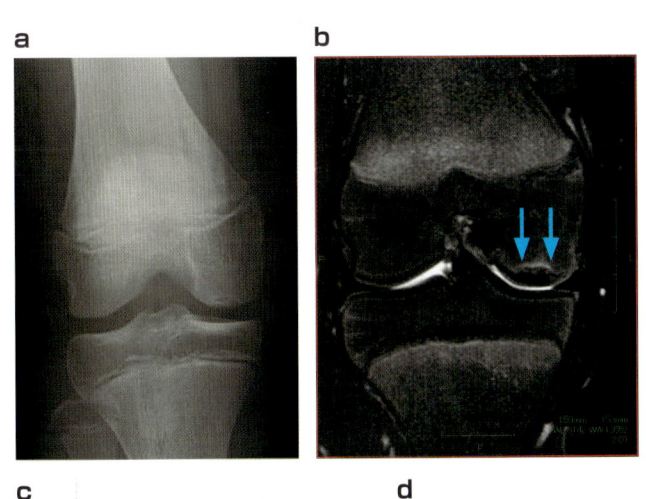

b

c

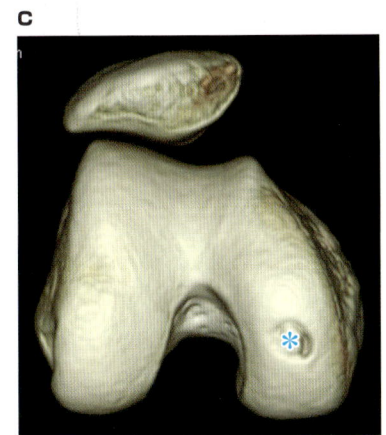

d

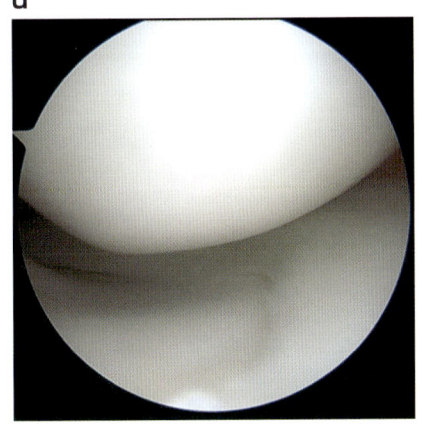

図2 安定型大腿骨内側顆 JOCD

12歳，女子。
a：単純X線正面像。骨端線は開存している。
b：MRI冠状断像。軟骨下骨の連続性は保たれており，母床に高輝度像（矢印）は認めるが関節内との連続性は認めない。
c：3D-CT。病変部の骨欠損（＊）。
d：関節鏡所見。軟骨の表面は平滑である。Softeningも認めず，正常軟骨との境界部は判断困難である。

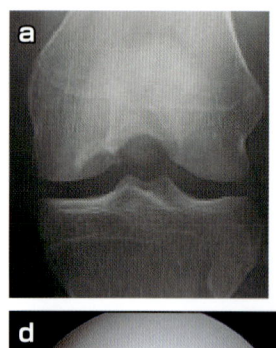
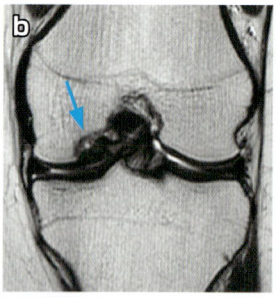
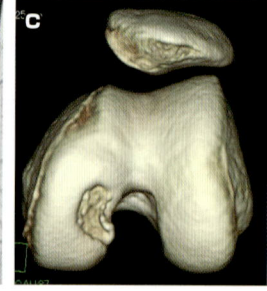
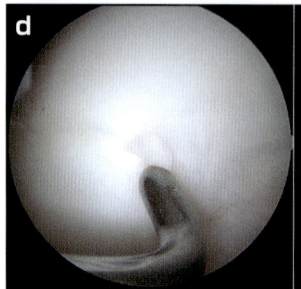
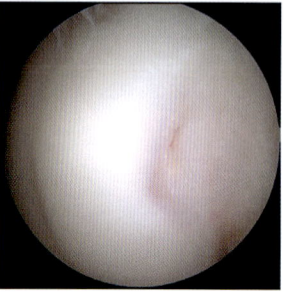

図3 不安定型大腿骨内側顆 JOCD

16歳，女子
a：単純X線正面像。骨端線はほぼ閉鎖している。
b：MRI冠状断像。軟骨下骨の連続性は破綻しており，骨嚢胞形成がみられる（矢印）。母床に関節液と同程度の高輝度像を認める。
c：3D-CT。病変部の骨欠損がみられる。
d：関節鏡所見。病変部前方に亀裂がみられる。病変部全体に軟骨膨隆を認める。

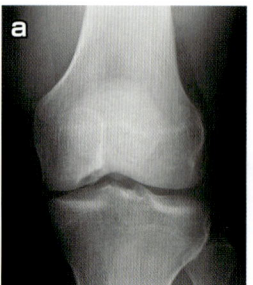
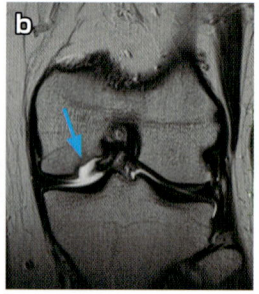
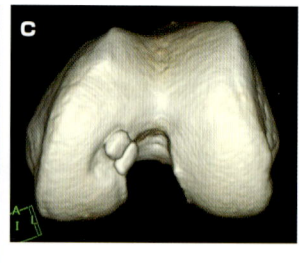
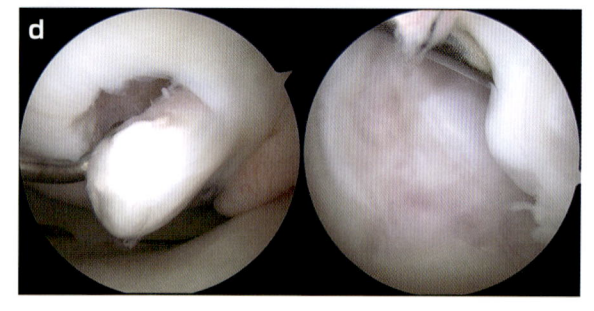

図4 不安定型大腿骨内側顆 AOCD

23歳，男性
a：単純X線正面像。骨端線は閉鎖している。遊離骨片を認める。
b：MRI冠状断像。内側顆軟骨下骨の破綻がみられる。関節液の母床への流入を認める（矢印）。
c：3D-CT。病変部の骨欠損および骨片がみられる。
d：関節鏡所見。病変部前方はプロービングにて不安定な骨軟骨片がみられる。病変部後方は軟骨欠損を認め，軟骨下骨は線維性軟骨にて被覆されている。

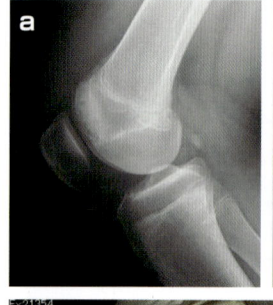
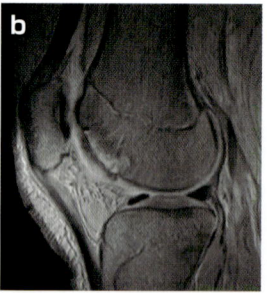
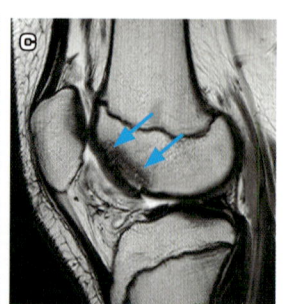
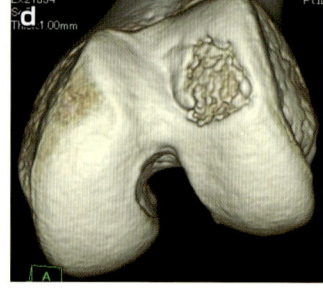
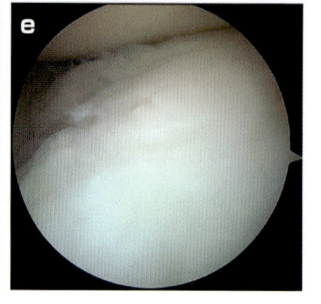

図5 不安定型大腿骨内側顆 JOCD

14歳，男子
a：単純X線正面像。大腿骨滑車部に骨透亮像を認める。
b：軟骨下骨の連続性が破綻し，母床にT2高輝度像を認める症例に対して順行性ドリリング施行後のMRI矢状断像。
c：ドリリング施行後4カ月のMRI矢状断像。病変部の軟骨下骨の連続性は破綻した状態で，母床の高輝度像も残存している（矢印）。
d：3D-CT。病変部の骨形成不良。
e：関節鏡所見。病変部に亀裂があり，病変部全体に軟骨膨隆と不安定性を認める。

●術前計画

　病変部（大腿骨内側顆から顆間部，大腿骨外側顆後方，内外側滑車部）から骨端線までの距離を計測し，病変部を固定する際，吸収ピンの挿入長および角度をMRIおよびCT画像から計測し，骨端線を損傷しないように備える **図6**。可能であれば3D-CTを作製し，病変部へ到達するための膝屈曲角度および病変部の位置を十分に把握しておく。

●麻酔

　手術は腰椎麻酔で可能であるが，小児症例が多いため，全身麻酔に関節周囲への局所麻酔薬注射の併用も行っている。

●手術体位

　仰臥位で患肢大腿中枢に駆血帯をあらかじめ装着しておく。遊離体の検索や，術前画像から病変部の軟骨表面の異常がはっきりしない場合は，病変部の同定の際に術中透視が必要になる場合があるため，Cアームを患肢側に準備しておく（後述）。

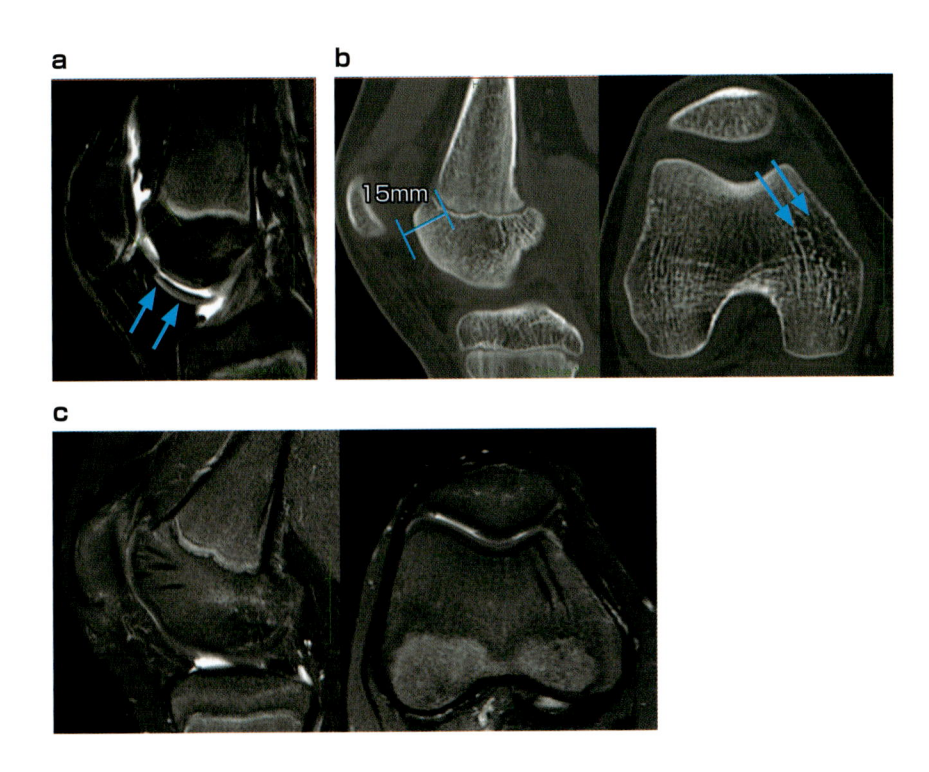

図6 術前計画

11歳，女子。不安定型大腿骨滑車部内側JOCD。

a：MRI矢状断像。顆間部に遊離した骨軟骨片を認める（矢印）。

b：CT矢状断および横断像。病変部から骨端線までの距離を計測（約15mm）し，横断像にて刺入方向（矢印の向き）に関してもシミュレーションしておく。

c：術後MRI矢状断および水平断像。固定に刺入下ピンが骨端線に到達していないこと，およびその刺入方向が確認できる。

Fast Check

❶OCD病変の不安定性を示す画像所見を理解する。
❷関節鏡所見から病変部の不安定性の評価法を理解する。
❸病変部の同定法を理解する。

1 関節鏡検査および不安定性の評価

まず，通常の内・外側膝蓋下ポータルを作製する。この際，関節切開の皮切予定部位にポータルを作製することが望ましい。

内側顆OCDの場合は顆間寄りに病変部があるため，十分な視野を得るために通常，より外側，すなわち膝蓋腱寄りに作製すると展開時に良好な視野および操作性を得ることが可能となる。

外側顆OCDの場合は，通常病変部は外側顆中央から外側に存在することが多く，また，内側展開と比較して膝蓋骨の牽引が難しく視野を得にくいことから，中央よりやや外側にポータルを作製すると良好な視野，操作性を得やすい 図7 。

鏡視ではプローブを用いて病変部直上の関節軟骨の硬度を評価する。International Cartilage Repair Society（ICRS） OCD分類もしくはResearch in OsteoChondritis of the Knee（ROCK） study groupの分類に準じて[6]，軟骨表面の軟化，亀裂の有無を評価し，亀裂が存在する場合はプローブにて病変部の不安定性を十分評価する。病変部が剥離し，遊離体を生じている場合は摘出する。

> **コツ&注意 NEXUS view**
>
> 遊離体が大きくポータルからの摘出が困難な場合は，無理に摘出して破砕してしまわないように，顆間もしくは上囊に移動させ，関節包切開時に直視下に摘出する。また，後方関節包に嵌頓している場合もあり，その際は後内側ポータルから摘出することも可能である。

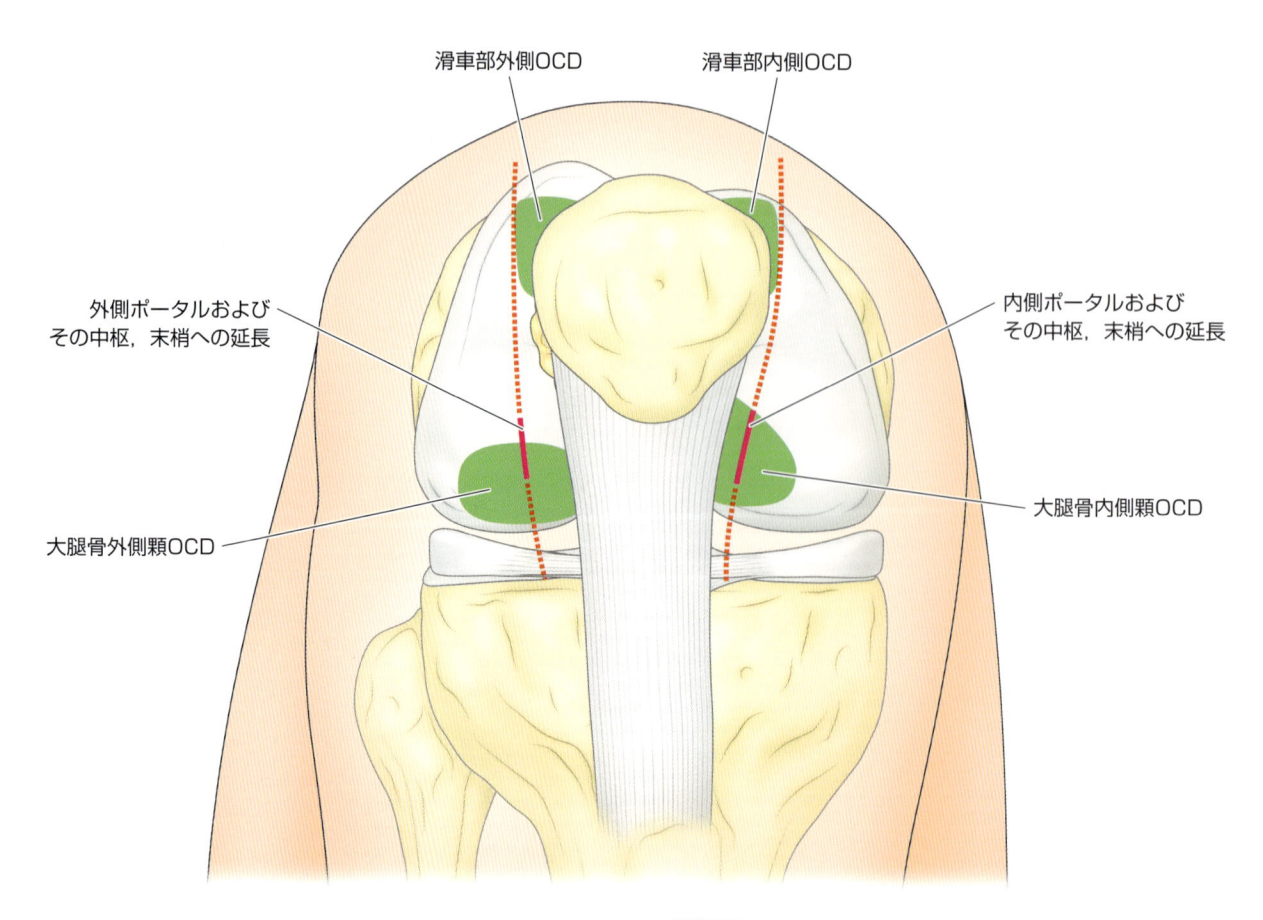

図7 内・外側膝蓋下ポータル作製位置と皮切位置

2 関節切開

　作製したポータルから延長して関節包を切開する 図8 。筋鉤を用いて膝蓋下脂肪体を牽引し，十分な視野を得る。直視下に病変部を同定し，遊離体が存在する場合は摘出して母床との適合性を評価する。

落とし穴 NEXUS view

　遊離体の場合，軟骨組織だけのようにみえる場合でも組織学的には軟骨下骨が存在していることが多い[7]。関節面側，母床側を十分に確認し，適合性を評価する。
　遊離体が関節内に長時間存在していた場合は，肥大して適合性が悪いことがある。その際はメスなどでトリミングして適合性を得る。
　関節包切開の際に半月板の前節および前角を損傷しないように注意する。

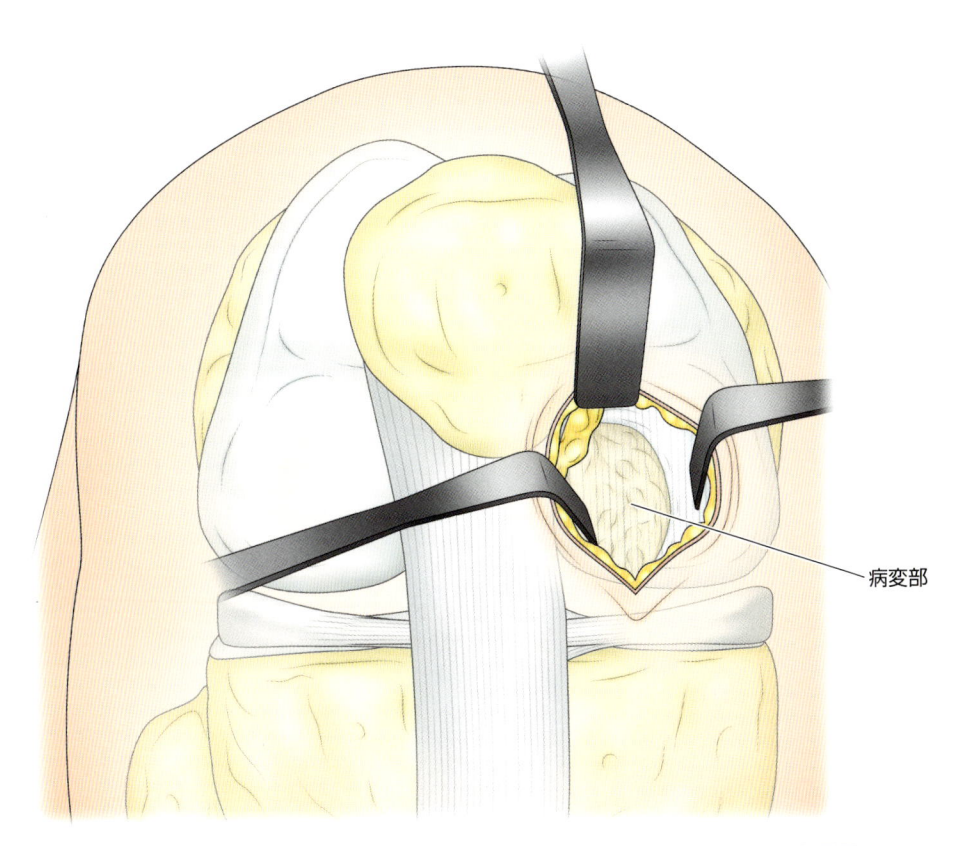

病変部

図8 病変部へのアプローチ

関節包を展開し，膝蓋下脂肪体をよけ病変部を露出する。

147

3 母床の郭清

病変部が不安定であるが遊離していない場合は，亀裂を生じている部分からメスを入れ，母床の瘢痕組織まで切開を行う。通常，軟骨表面は正常にみえても母床側は瘢痕組織を形成し，軟骨下骨は非常に脆弱な状態であるため，容易にメスの刃が到達するのを感じることができる。

病変部辺縁に沿って切開を加えhinge openを行う。神経ベラなどを切開部に挿入し，ゆっくり骨軟骨片を挙上することにより母床に到達することが可能となる 図9a。

病変部母床の郭清は骨鋭匙を用いて母床の瘢痕組織を十分に郭清し，出血があることを確認する。母床への骨移植の選択肢もあると考えるが，当科では特に骨移植は行わず良好な成績を得ている。

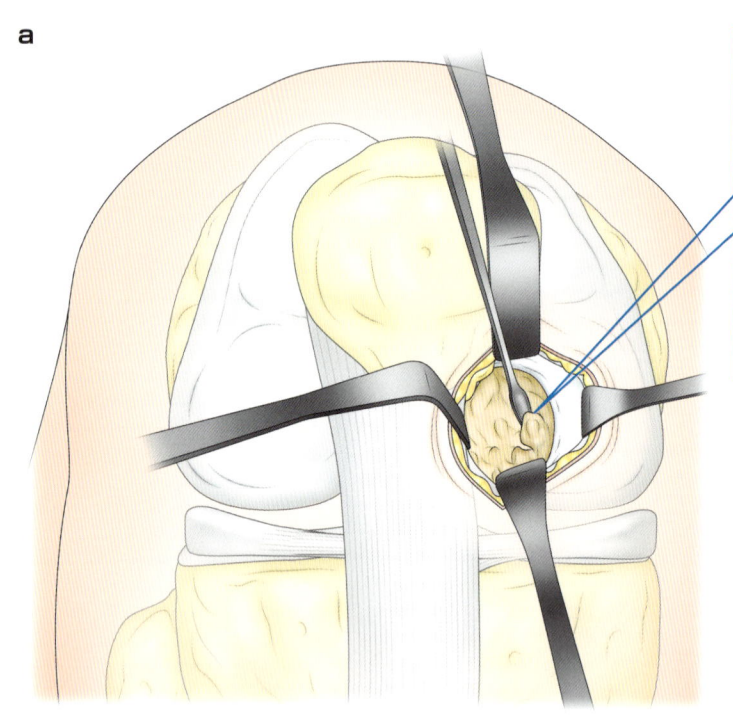
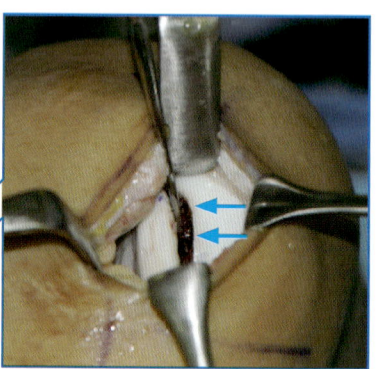

a

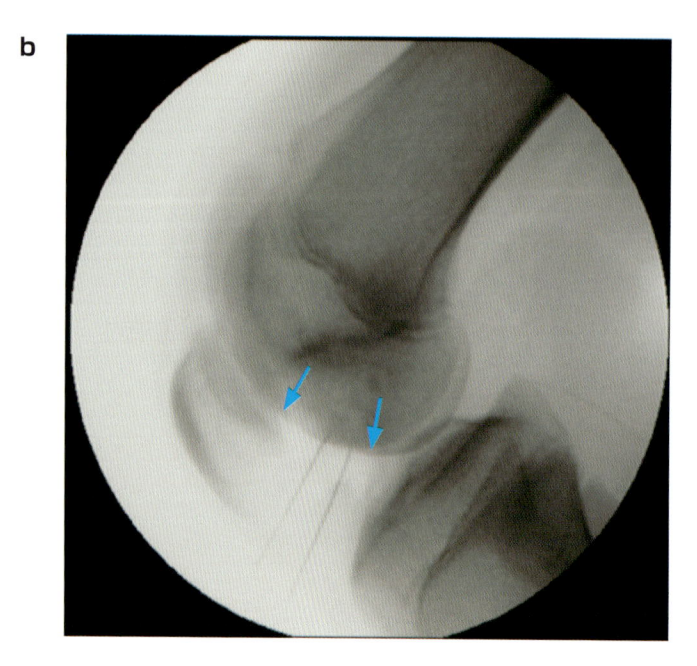

b

図9 母床の郭清

a：病変部軟骨に切開を加え，神経ベラにてhinge-openを行う。母床の郭清後であり，出血（矢印）が確認できる。
b：病変部と正常部の境界がわかりにくい場合はイメージ下に23Gの針を刺入し，その境界部（矢印）を確認する。

4 仮固定

　遊離体の場合はその後，整復を行い，片開きを行った場合も同様に整復し，1.5mm
径もしくは2.0mm径のKirschner鋼線（K-wire）を病変部中央に刺入して仮固定を行
う 図10a 。K-wireの刺入長は術前画像で病変部から骨端線までの距離を計測し，骨
端線を損傷しない長さにマークを入れたK-wireを用意して刺入する 図10b 。

a

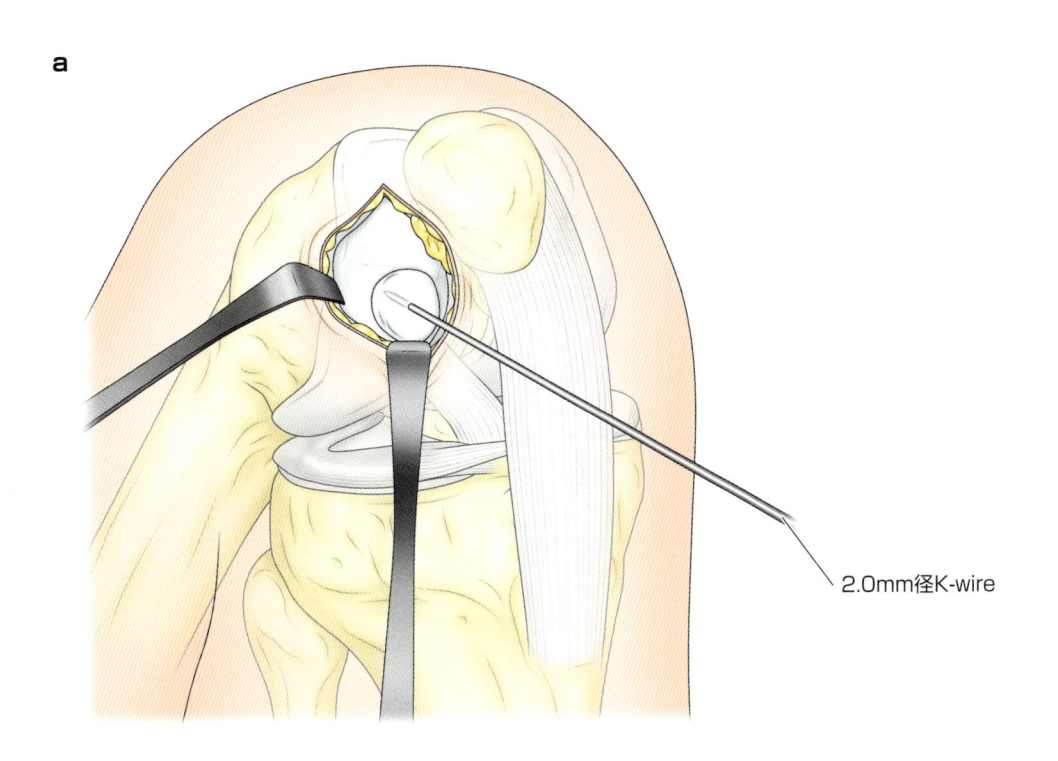

2.0mm径K-wire

骨端線

b

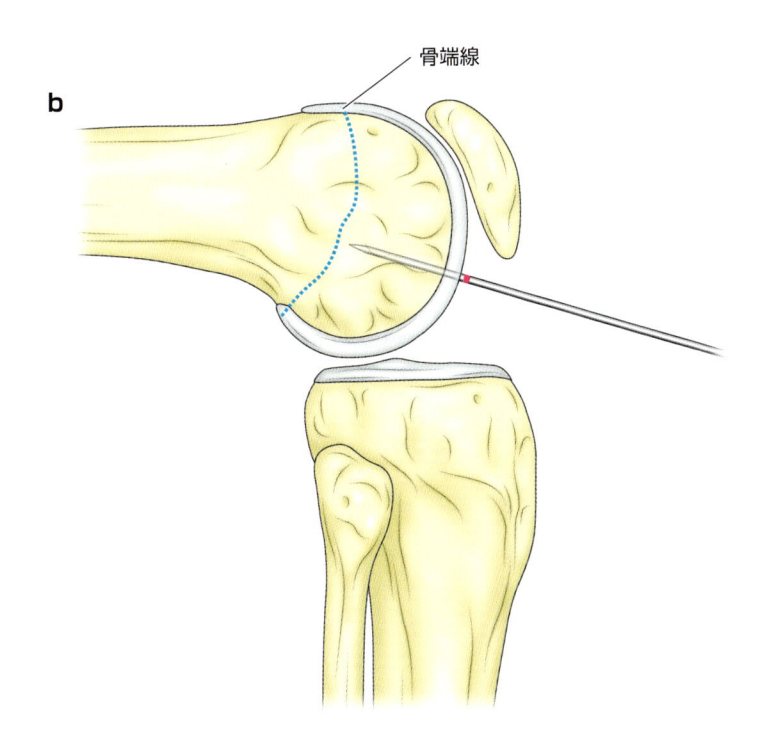

図10 仮固定

a：骨軟骨片の仮固定。2.0mm径の
K-wireで病変部中央に仮固定を行う。
b：K-wireの刺入長は術前画像で病変
部から骨端線までの距離を計測し，骨
端線を損傷しない長さにマークを入れ
たK-wireを用意して刺入する。

5 吸収ピン固定

通常，仮固定のK-wireを中心に4本のポリL乳酸製吸収ピン（GRAND FIX®，グンゼ社）で固定を行い，最後にK-wireを抜去し，同様に吸収ピン固定を行う 図11 。著者らの経験から，通常，1.5mm径もしくは2.0mm径，長さ15mmもしくは20mmのもので十分固定可能である。

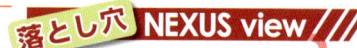
落とし穴 NEXUS view ////

ポリL乳酸製吸収ピンを任意の長さにカットして使用することも考えられるが，カットした際に断端を鋭利に処理することが難しく，欠けた状態になるため，製品を加工しないほうがよい。

小児の関節軟骨は厚いため，ピンは関節面から約1mm程度打ち込むようにしている。

ピンの突出は対側の関節軟骨を切削してしまうため，必ず軟骨面より低い位置まで打ち込む。

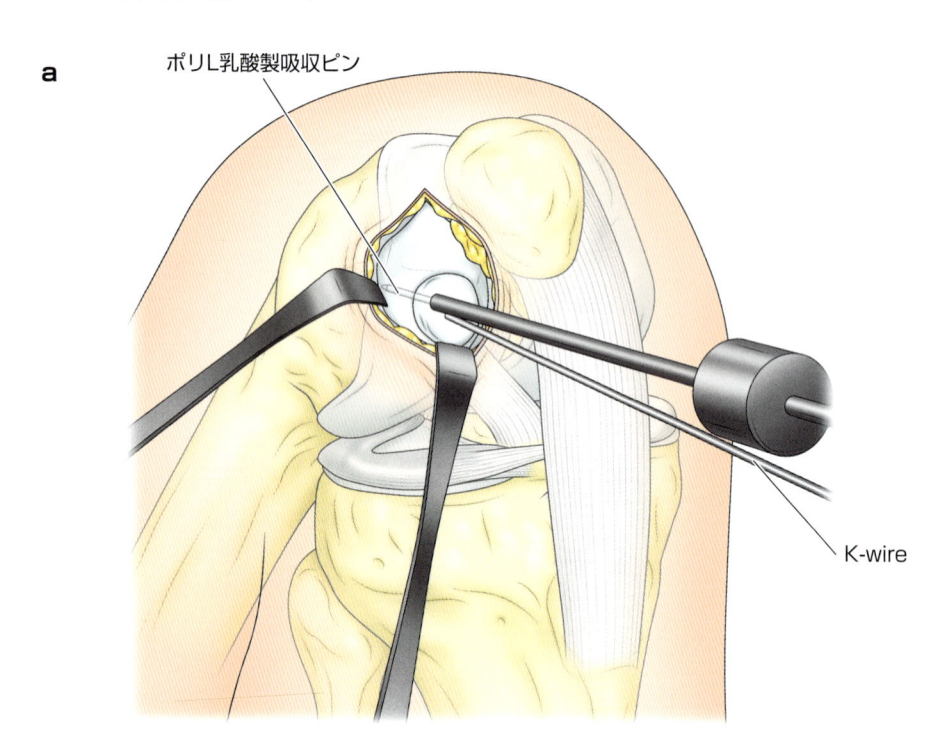

a

ポリL乳酸製吸収ピン

K-wire

b

K-wire

c

図11 吸収ピン固定

a：前外側にピンを刺入する。
b：前内側へピン刺入のためのドリリングを施行する。
c：計5本の吸収ピン固定を施行する。

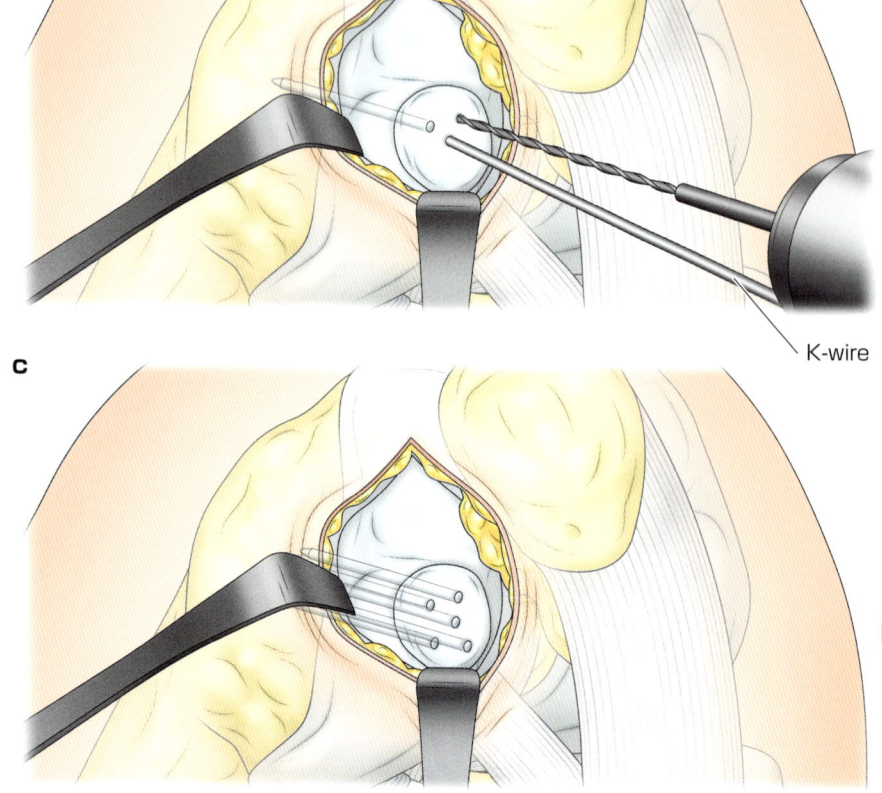

6 関節鏡視による固定部位の確認

固定後はまず直視下に円滑な関節可動域を確認し，ピンの突出，病変部の不安定性がないことを確認する。十分に生理食塩水で洗浄を行い，各層縫合する。

最後に関節鏡にて病変部のピン刺入部，母床と健常軟骨との境界部などを十分に確認する 図12 。

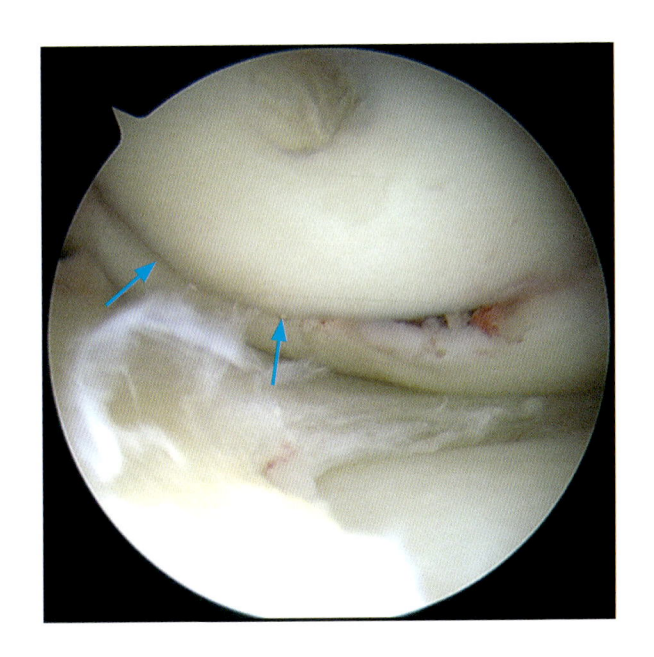

図12 固定部位の確認

固定後に関節鏡にてピンの突出がないことを確認する。矢印は病変部を示す。

7 後療法

術後はニーブレイス固定を行う。

2週間の固定後，可動域訓練を開始し，術後3週から部分荷重歩行を開始する。約6週で全荷重歩行を許可している。

外来にて定期的にX線像，CT，MRI撮影を行い，骨癒合が得られることを確認する。

文献

1）Edmonds EW, Shea KG. Osteochondritis dissecans：editorial comment. Clin Orthop Relat Res 2013；471：1105-6.
2）Gunton MJ, Carey JL, Shaw CR, et al. Drilling juvenile osteochondritis dissecans：retro- or transarticular？ Clin Orthop Relat Res 2013；471：1144-51.
3）Tohyama H, Yasuda K, Minami A, et al. Atelocollagen-associated autologous chondrocyte implantation for the repair of chondral defects of the knee：a prospective multicenter clinical trial in Japan. J Orthop Sci 2009；14：579-88.
4）Adachi N, Deie M, Nakamae A, et al. Functional and radiographic outcomes of unstable juvenile osteochondritis dissecans of the knee treated with lesion fixation using bioabsorbable pins. J Pediatr Orthop 2015；35：82-8.
5）Touten Y, Adachi N, Deie M, et al. Histologic evaluation of osteochondral loose bodies and repaired tissues after fixation. Arthroscopy 2007；23：188-96.
6）Carey JL, Wall EJ, Grimm NL, et al. Novel Arthroscopic Classification of Osteochondritis Dissecans of the Knee：A Multicenter Reliability Study. Am J Sports Med 2016；44：1694-8.
7）Nakamura N, Horibe S, Iwahashi T, et al. Healing of a chondral fragment of the knee in an adolescent after internal fixation. A case report. J Bone Joint Surg Am 2004；86：2741-6.

骨切り術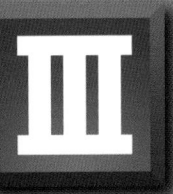

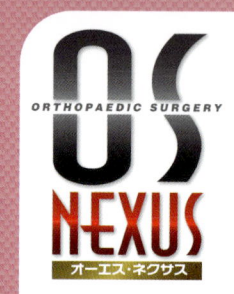

Ⅲ. 骨切り術

高度内反型変形性膝関節症に対する骨切り術 DLOの落とし穴

横浜市立大学大学院医学研究科運動器病態学 **赤松　泰**

横浜市立脳卒中・神経脊椎センター **齋藤　知行**

Introduction

　超高齢社会となり，中年期（45〜64歳）に積極的にスポーツに参加し，高年期（65歳以上）では健康の保持・増進やレクリエーションを目的にした生涯スポーツを行う例が増えてきた。日本，諸外国ともに関節鏡手術を行う医師が，骨切り術を多く行うようになり，骨切り術に対する考え方も変わってきている。今後，変形性膝関節症（osteoarthritis of the knee：OA），特発性膝骨壊死（spontaneous osteonecrosis of the knee；SONK）に対して，正常な関節面はなるべく残すようにする関節温存（joint preservation）手術のニーズは増えていくであろう。

　歩行時の下肢立脚相で，正面像での関節面内方傾斜角（joint line obliquity；JLO）は0°が理想的である **図1** [1]。議論の分かれるところではあるが，活動性の高い症例には，関節面に動作時の剪断応力（shear stress）がかからないように，膝周囲骨切り術後の片脚立位下肢像でのJLOはなるべく0°に近くなることを目標にしている。

　高度内反変形を，Kellgren-Lawrence分類grade 4とした。高度内反変形に対し，内側開大式高位脛骨骨切り術（opening wedge high tibial osteotomy；OWHTO），外側閉鎖式高位脛骨骨切り術（closed wedge high tibial osteotomy；CWHTO）で対応してきたが，現在は，術後のJLOを考慮し，OWHTO，CWHTOと外側閉鎖式大腿骨顆上骨切り術（closed wedge distal femoral osteotomy；CWDFO），CWDFOとOWHTOを一期的に行うDLO（double level osteotomy）を使い分けている。

　著者らの経験したDLO症例の片脚立位X線像における膝外側角（femorotibial angle；FTA）は180〜190°である。さまざまな下肢の変形に対しては，CWHTO，OWHTO，脛骨顆外反骨切り術（tibial condylar valgus osteotomy；TCVO），ドーム型高位脛骨骨切り術（high tibial dome osteotomy），大腿骨遠位骨切り術（distal femoral osteotomy；DFO），DLOなどの膝関節周囲骨切り術を使い分け治療することが理想である。

　CWHTOならびにOWHTOの手術手技は本シリーズ『No.9 膝関節の再建法 最適な選択のために』を参考にしていただきたい[6,7]。

　ここでは，先天的な脛骨近位内反があるため高度内反変形を呈することが多い日本人に，今後，行われていくであろうDLOの適応，手術手技（特にDFO），リハビリテーションについて述べる。

術前情報

●適応と禁忌

　活動性が高くOAおよびSONKなどで高度内反変形を呈しており，術後の膝関節面傾斜角JLOがなるべく平行になるように，HTO単独で脛骨近位内側傾斜角（medial proximal tibial angle；MPTA） **図2** が95°を超える症例には，DLOを行っている[2,3]。

現在，適応は厳密に決めていないが，①年齢は70歳未満，②高度の肥満（WHOによる肥満の判定基準は，BMI 30以上）がない，③屈曲拘縮は10°以下，④膝蓋大腿関節（patellofemoral；PF）OAすなわち3mm以下の狭小化がないもの，⑤前十字（ACL）・後十字（PCL）靱帯損傷がないもの，としている。

アトピー性皮膚炎など皮切部の皮膚疾患，コントロールのつかない糖尿病，1日1箱以上の喫煙をするヘビースモーカーには，骨切り術は施行しないようにしている。

●麻酔

麻酔科の方針で全身麻酔と持続大腿神経ブロックを行っている。カテーテルによる持続ブロックは術後2日間留置して疼痛管理を行っている。

手術進行

1 透視装置のセッティング
2 関節鏡による観察と関節内処置
3 大腿骨遠位外側の皮切・展開
4 大腿骨遠位の骨切り
　・K-wireの刺入
　・骨切り
5 Lateral distal femoralプレート固定
6 ドレーン留置，縫合
7 術者・透視装置の位置の入れ替え
8 脛骨近位内側の皮切・展開
　・皮切
　・展開
9 脛骨近位の骨切り
　・斜め骨切り
　・フランジの骨切り
　・開大の確認
　・骨移植
10 Medial proximal tibialプレート固定
11 ドレーン留置，縫合
12 後療法

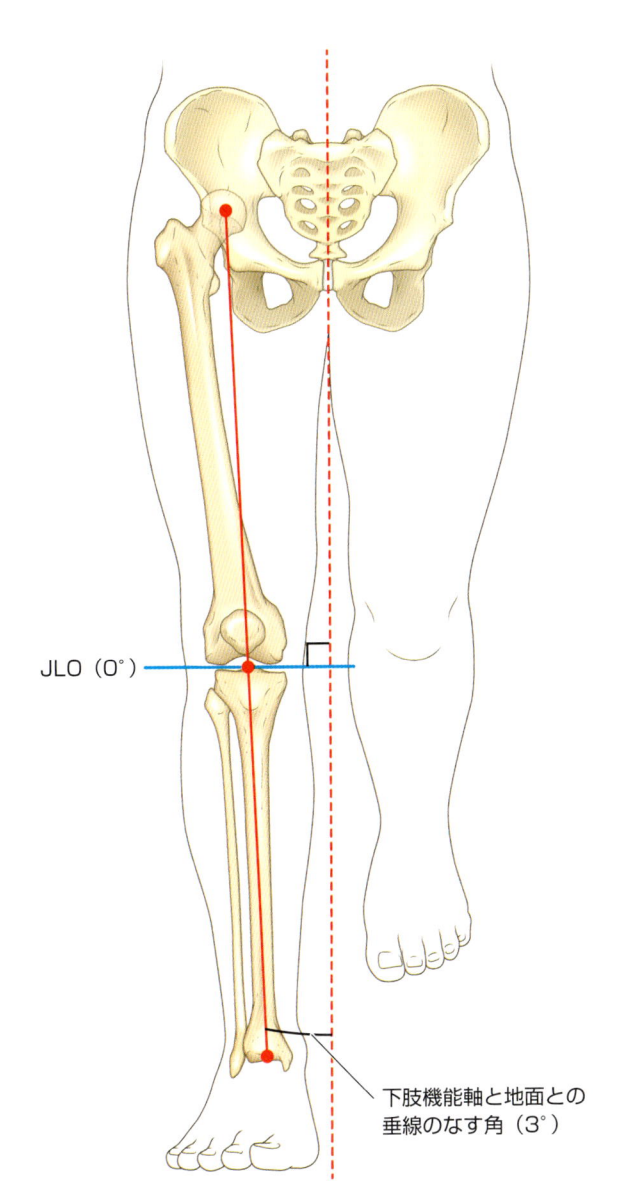

JLO（0°）

下肢機能軸と地面との垂線のなす角（3°）

図1 片脚立位における関節面内方傾斜角（JLO）

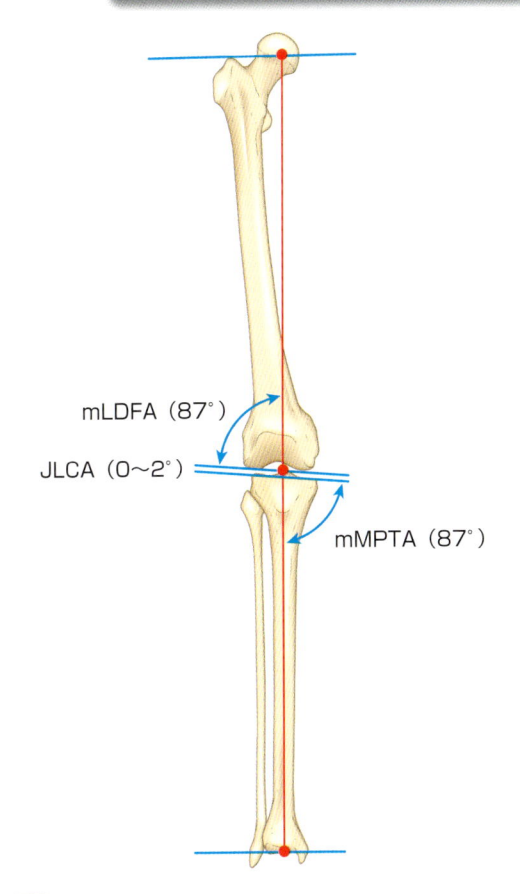

mLDFA（87°）
JLCA（0〜2°）
mMPTA（87°）

図2 膝周囲各角度の正常値

mechanical medial proximal tibial angle（mMPTA）：87°
mechanical lateral distal femoral angle（mLDFA）：87°
joint line convergence angle（JLCA）：0〜2°

●手術体位

仰臥位で，駆血帯は装着しておき，出血がコントロールできないときに使っている。

骨切り部ヒンジポイントに圧をかけられるように踵が手術台の端にくるまで体を移動する。健側下肢は手術台ごと少し下げるようにしている 図3 。これはOWHTO時の内側皮切からKirschner鋼線（K-wire），ドリル，レトラクターを入れるときに健側下肢が手術操作の邪魔にならないようにするためと，透視で側面像がみえるようにするためである。

●術前計画

以前は片脚立位下肢全長正面像をフィルム上でトレースしていたが，現在はSYNAPSE 整形外科計測ソフトウェアOP-A（富士フイルム社）を用いている。任意の点をヒンジポイントとして大腿骨近位骨片，または脛骨遠位骨片を回旋させることができる。

下肢荷重軸の脛骨プラトー上における通過点（% mechanical axis；%MA）が62%を目標にしている 図4a 。これは膝外側角170°とほぼ一致する[4]。内反変形は強いが内側大腿脛骨関節の軟骨摩耗はあまりない症例，年齢が若く外側大腿脛骨関節の軟骨摩耗を認める症例では，%MAが55%を目標にしている。

コツ&注意 NEXUS view ////

小さな皮切でK-wireやスクリューを挿入するため，巻き込みを避けるためドレープは使わない。

感染を防ぐため，透視装置がなるべく不織布に触れないように手術台の下肢台を不織布で覆うようにしている。

感染は人工関節に比べて少なくはないので，帽子は耳まで覆うものを用い，手術室のドアは開放しないよう注意している。

人工骨を用いるので感染時には人工骨とプレートを抜去しなければならず，感染に関しては十分な注意が必要である。

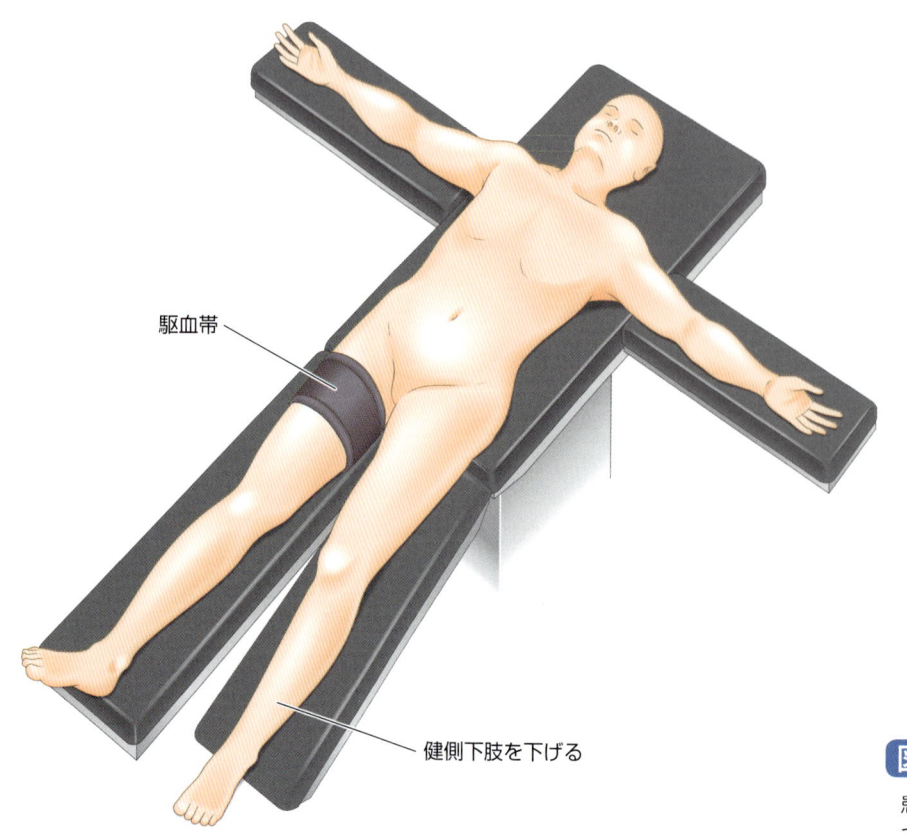

駆血帯

健側下肢を下げる

図3 手術体位

患側の踵が手術台の端にくるまで体を移動する。

OWHTO単独ではMPTAが95°を超える症例にDLOを行っているため，外側閉鎖式DFOはmLDFAが82°までの矯正とし，外側皮質骨における閉鎖幅は5〜8mmにしている。Medial OWHTOはMPTAが90〜95°になるように計画している。よって，矯正できる角度に限界がある。

DFOのヒンジポイントは大腿骨内側上顆上縁やや近位かつ内側皮質骨から5mm外側に置く。ヒンジポイントから近位・遠位骨切り線が同じ距離になるようにする。これは骨切り部の閉鎖後に皮質骨同士が接し固定性をよくするためである。ヒンジポイントを中心に大腿近位を回旋させ骨切り部を閉鎖し，その距離を測定しておく 図4b 。

OWHTO，内側は脛骨プラトーから3.5cm，外側は腓骨頭頂点と境界線間のセーフゾーンに向け骨切り線を引く 図4c 。ヒンジポイントは外側から5mm内側としている。ヒンジポイントを中心に脛骨遠位骨片を回旋させ，DFOで移動した大腿骨頭中心から脛骨プラトー上の62%MAの位置を結んだ直線上に足関節中央がくるようにする。骨切り開大部の内側，作図上では最内側の開大距離を測定しておく。

コツ&注意 NEXUS view ////

正確な正面像が撮影されていることが必要である。膝蓋骨正面像ではなく，腓骨頭が脛骨に1/3重なっている像を正面としている。

脛骨側面後傾角と正面アライメントは互いに関係しているので，後傾角を変化させないことが前提である。

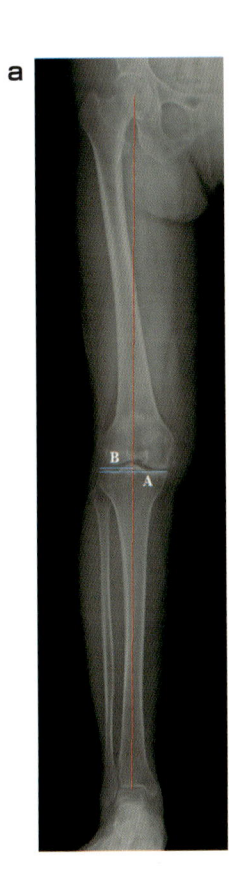
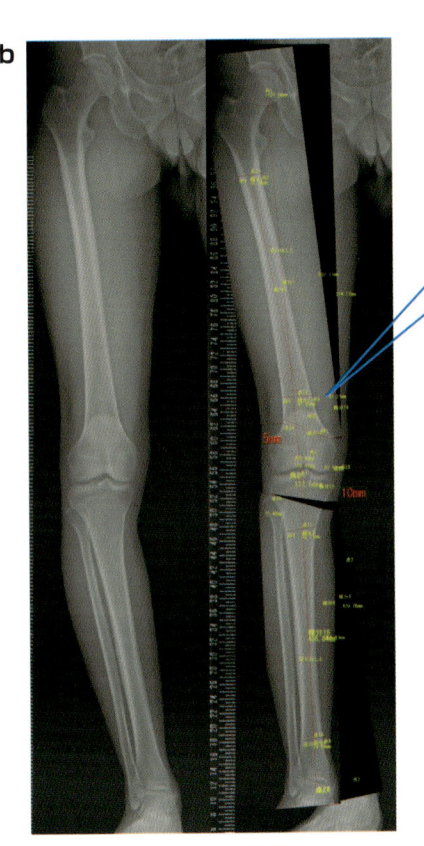
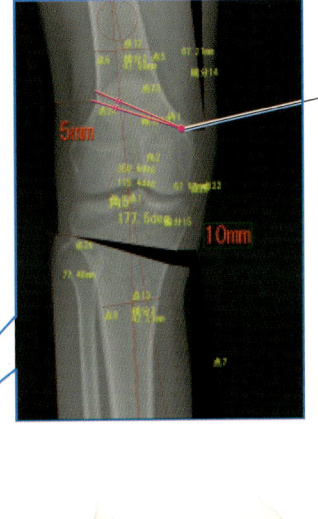

ヒンジポイント

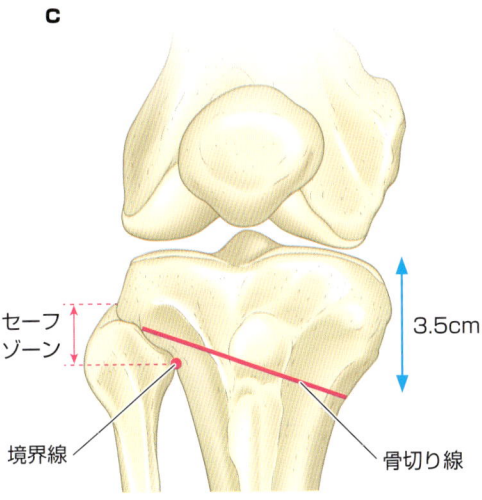

3.5cm

セーフゾーン

境界線

骨切り線

図4 術前計画

a：weight bearing line（WBL）ratio＝B/A×100（%）
下肢荷重軸の脛骨プラトー上における通過点（% mechanical axis；%MA）が62%を目標である。

b：骨切り部を閉鎖し，その距離を測定する。ヒンジポイントから近位・遠位骨切り線は同じ距離になる。

c：セーフゾーン（腓骨頭頂点と境界線間）に向けた骨切り線

1 透視装置のセッティング

外側閉鎖式DFOでは，術者は患肢外側に立ち，透視装置は健肢から入れる。透視下で大腿骨頭中心と足関節中心が確認できるようにし，また，側面像がみられるようにしておく。術者と助手1～2名で手術を行っている 図5。

2 関節鏡による観察と関節内処置

骨切り術前に関節鏡視を行うが，30分は超えないようにしている。

シェーバー，ベーパー，半月板パンチ類・縫合セットを用意している。通常は関節内滑膜切除，顆間窩周囲・大腿骨内顆に骨棘があれば鋭匙とノミで切除している。内側半月板はradial tearがあれば部分切除・縫合を行っている。内側顆に軟骨剥離があれば切除，骨露出があれば大腿骨・脛骨側ともに1.5mm径K-wireでドリリングを追加している。

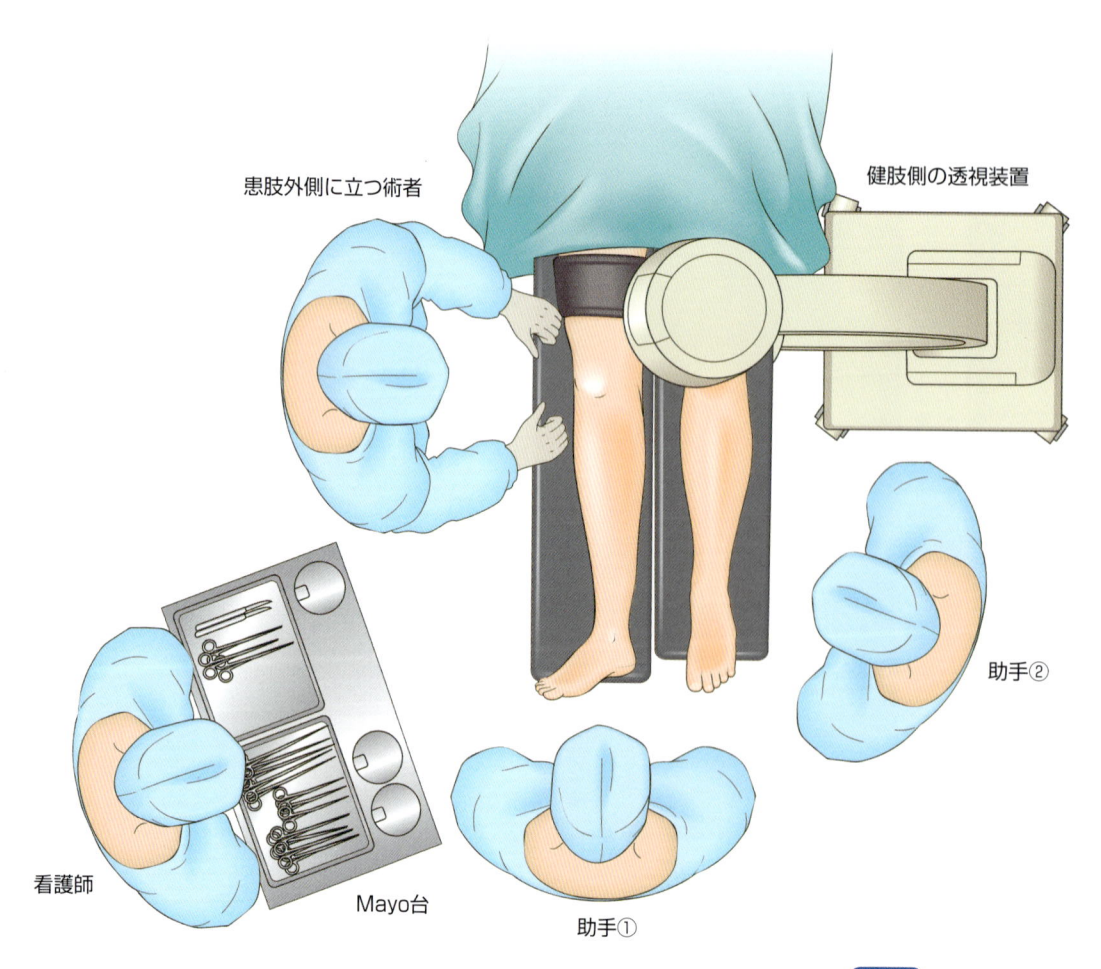

患肢外側に立つ術者　　健肢側の透視装置

看護師　　Mayo台　　助手①　　助手②

図5 透視装置のセッティング

3 大腿骨遠位外側の皮切・展開

外側顆部から近位大腿骨軸中央に5～6cmの皮切を置く 図6 。 図7 のホールAからDの顆部4つのスクリューと近位ホール1のスクリューが入るように皮切を置く。後方の膝窩動脈を損傷しないように注意する。

外側広筋・腸脛靱帯間を分け大腿骨骨膜に達し，骨切り部の骨膜を剥離する。骨膜前面を剥離すると関節と交通する。外側後方切開部のsuperior lateral genicular artery（外側上膝動脈）から出血するため，十分に電気メスで止血しながら切開する 図6 。

後方剥離は人差し指を入れ，内側ヒンジ部後面が触れ，かつレトラクターが入るようにする。前方もみるときは幅の細いHohmann鈎を，後方をみるときはレトラクターを入れて術野を確保する。

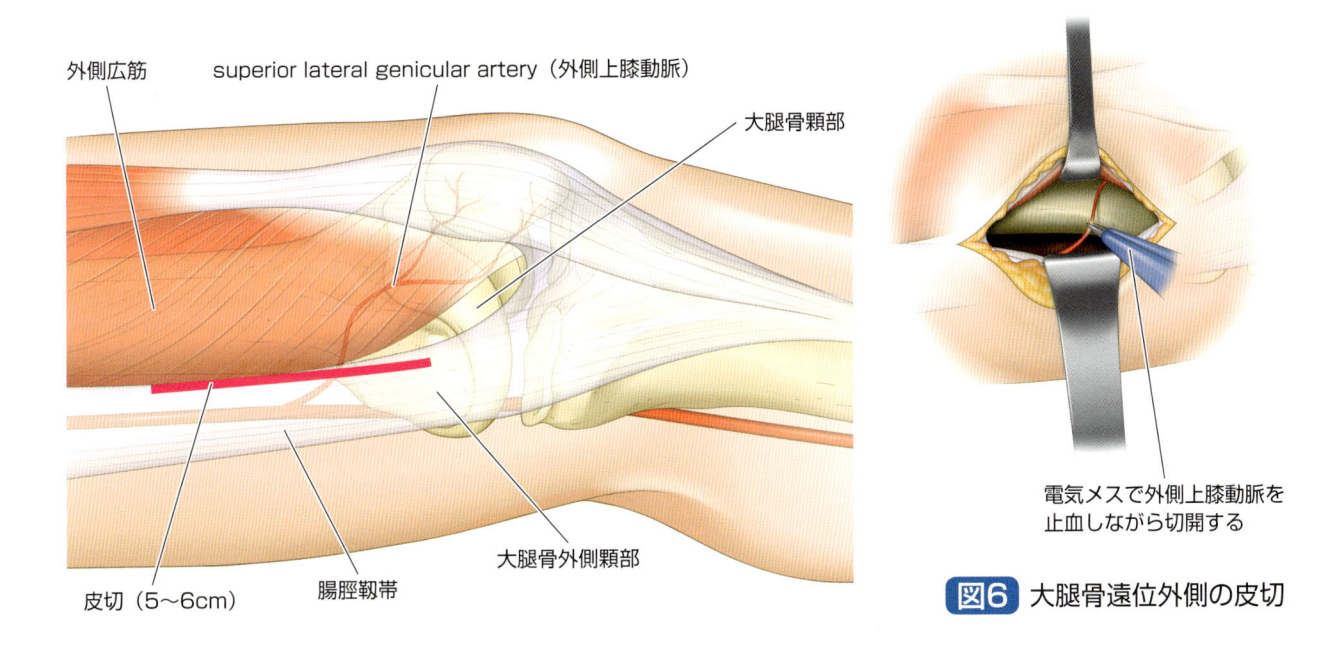

電気メスで外側上膝動脈を
止血しながら切開する

図6 大腿骨遠位外側の皮切

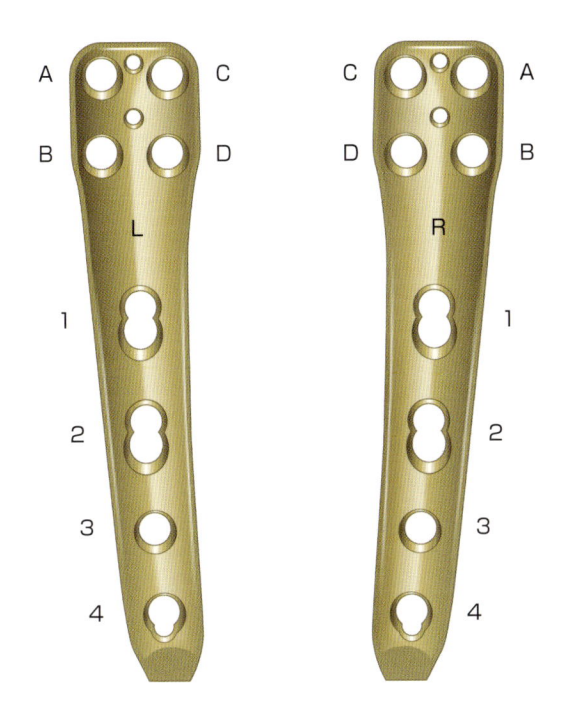

図7 プレートホールの番号

K-wireの刺入

　骨切り遠位から近位へ，ⓑ図8Ａ〜図8Ｄの順に2.0mm径K-wireを刺入する。5mmのclosedなら遠位K-wireと近位K-wireの間が5mmとなるように注意する。刺入位置の微調整がしやすいので螺子付K-wire（ミズホ社）を使用している。

　大腿骨外側からみて図8ＡＢの骨孔と図8ＣＤの骨孔は平行に，すなわち透視下でＡＢの骨孔とＣＤの骨孔のK-wireは重なるように刺入する。

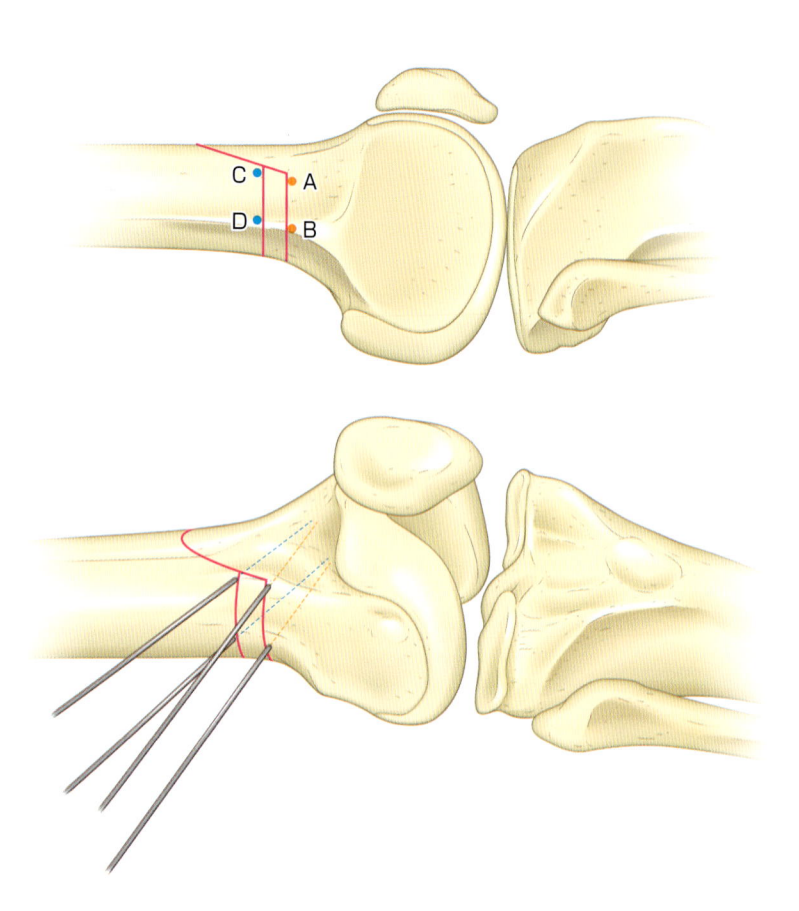

図8 K-wireの刺入

骨切り遠位から近位へ（Ａ〜Ｄの順）に2.0mm径K-wireを刺入する。大腿骨外側からみてＡＢとＣＤのK-wireが平行になるように刺入する

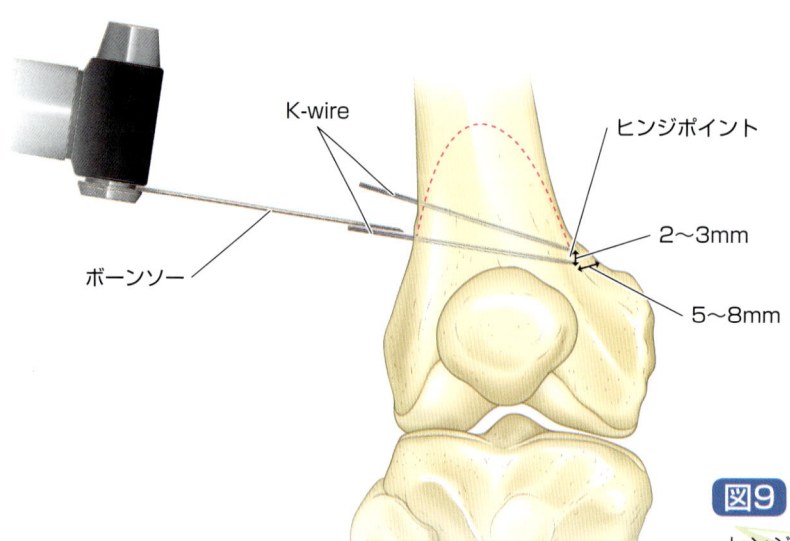

K-wire
ヒンジポイント
2〜3mm
5〜8mm
ボーンソー

図9 K-wireのヒンジ部間の距離

ヒンジ骨折防止のためにK-wireのヒンジ部間距離を2〜3mmにする。

骨切り

　先端のぶれ幅が大きいボーンソーは血管損傷を起こす危険性が高いため，先端のぶれ幅の少ないプレシジョンソー（日本ストライカー社）を使っている。

　レトラクターはTomoFixアナトミカル（DePuy Synthes社）のセットに入っているZ型のものが縞模様上にラディオルーセントになっていて便利である。

　フランジは側面像で前後径の1/4程度の幅としている。透視でレトラクターが大腿骨顆上部後方骨切り線上に入っていることを確認し，ボーンソーで遠位K-wire刺入部ABの骨孔，近位K-wire刺入部CDの順に骨切りする。ヒンジポイント5～8mm手前で骨切りを止める 図10a。

　次いでフランジの骨切りは，透視をみながらヒンジポイントの内側まできちんと骨切りする 図10b。

　骨片を取り出し，目的とした骨切りができているかどうか鉄製メジャーを骨切り部に入れて確認する。ここで十分に洗浄する。

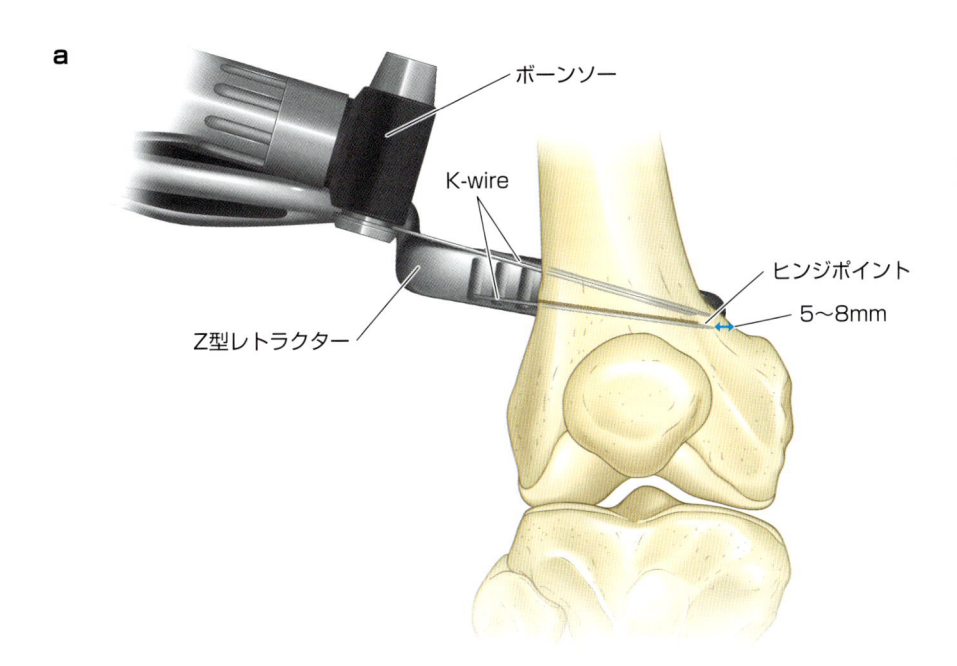

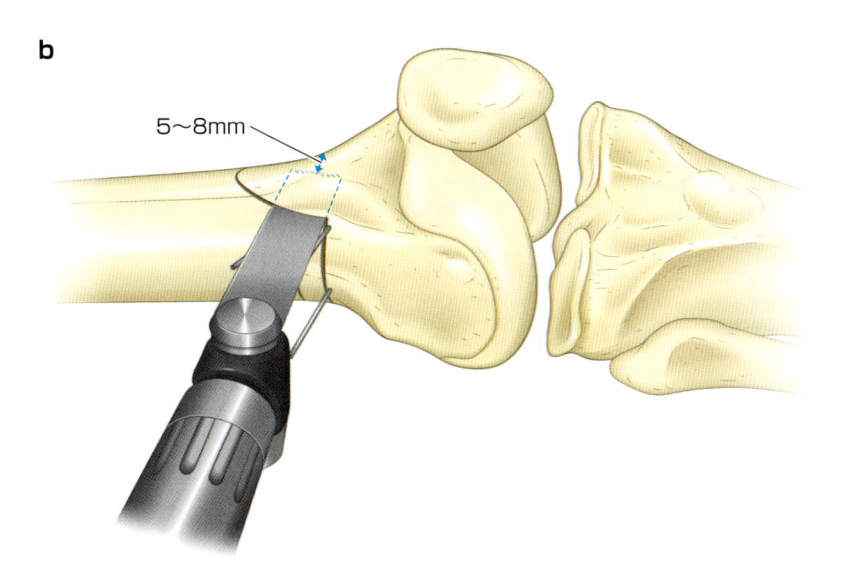

図10　大腿骨遠位の
　　　ヒンジポイントの骨切り

a：ヒンジポイント5～8mm手前で骨切りを止める。
b：ヒンジポイントの内側まできちんと骨切りする。

5 Lateral distal femoralプレート固定

　反対側用のプレート，すなわち右外側閉鎖式DFOのときは，左用TomoFix medial distal femur（MDF）プレートを，左外側閉鎖式 DFOのときは右用MDFプレートを用いる。

　助手に外反ストレスをかけてもらい骨切り部を閉鎖する。プレートのホール3の直上に1.5〜2cmの皮切を追加し，ホールA，ホール3の順にK-wireを刺入してプレートを仮固定する　図11a。

　ホールA・B・D，次いでホールCをロッキングスクリューで固定する。ホール1に皮質骨スクリュー用のドリルホールをあけ，ホール3のK-wireを抜き，ホールに皮質骨スクリューでプレートに軽度のたわみを付け，骨切り部が閉じるのを確認する　図11b。ホール2〜4を固定し，ホール1の皮質骨スクリューをロッキングスクリューに入れ替える。日本人女性は骨脆弱性があるのでホール1〜4の4本とも反対側の皮質骨を貫通させている。

外反ストレスをかけて閉鎖する

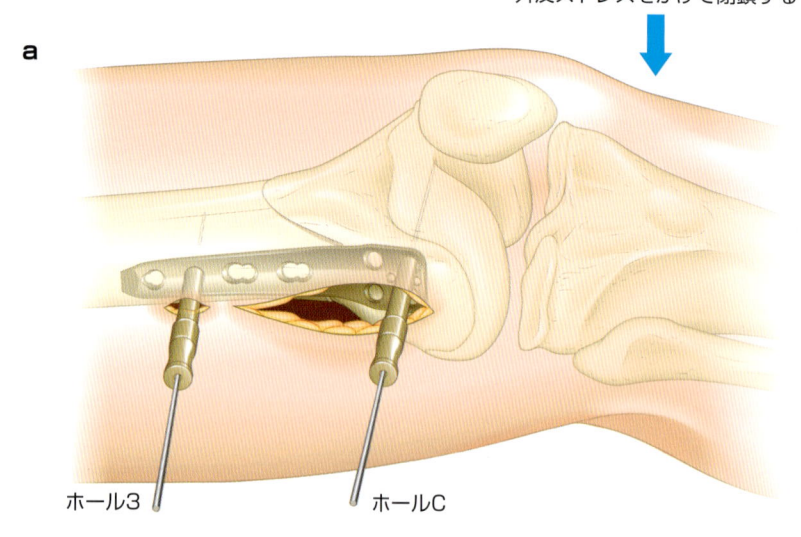

ホール3　　ホールC

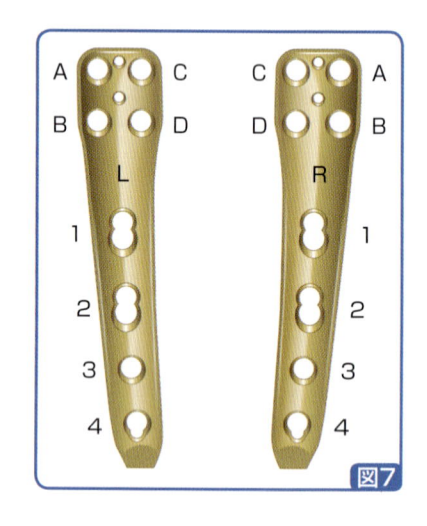

図7

b

ホール3　ホール1　ホールD　ホールC

①K-wireを抜く　　②皮質骨スクリューを挿入する

ホールB　ホールA

図11　プレート固定

a：K-wireでの仮固定。助手に外反ストレスをかけてもらい骨切り部を閉鎖する。

b：スクリュー固定。ホールA・B・D，の次にホールCをロッキングスクリューで固定する。ホール1に皮質骨スクリュー用のドリルホールをあけ，ホール3のK-wireを抜き，ホール1に皮質骨スクリューを挿入し，プレートに軽度のたわみを付ける。

　内側皮質骨骨折が起きたときは，5穴のLCP-スモールリコンストラクションプレートを大腿骨顆上内側の骨形状に合わせてベンディングし，内側広筋下にプレート近位を挿入させ固定する **図12**。

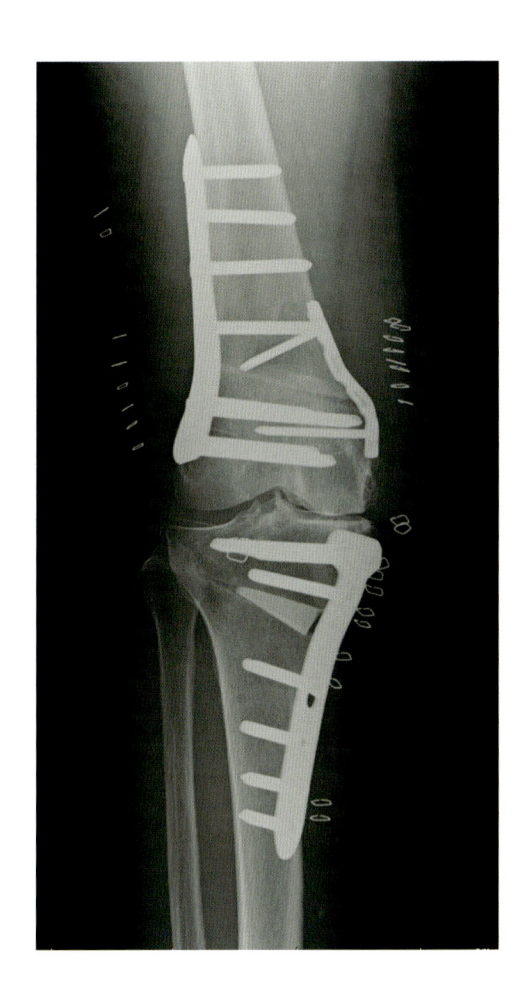

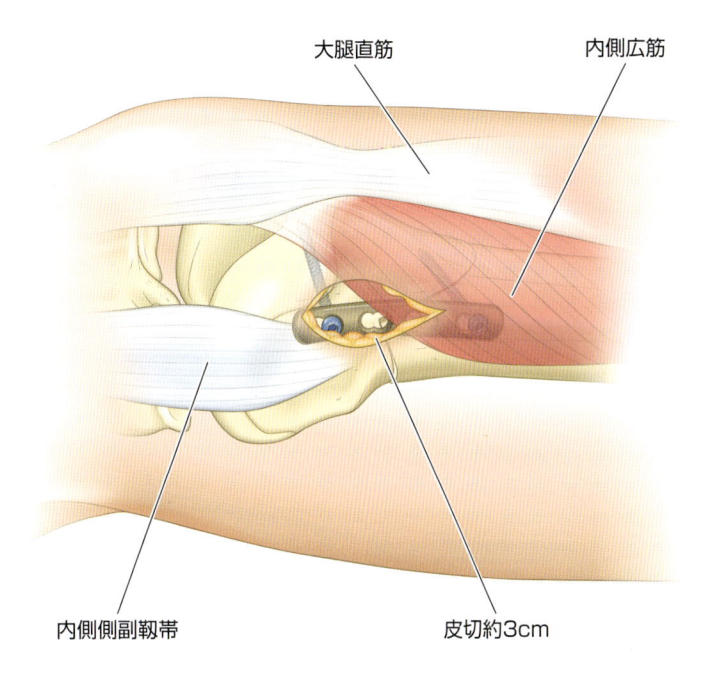

図12 内側皮質骨骨折のプレート固定

5穴のLCP-スモールリコンストラクションプレートを使用する。

6 ドレーン留置，縫合

洗浄後，ドレーンを留置し，外側広筋と腸脛靱帯間は遠位まできちんと縫合し，皮下縫合，皮膚はステープルで閉創する。

7 術者・透視装置の位置の入れ替え

Medial OWHTO時には，術者は健肢外側に立ち，透視は患肢から入れるため，術者と透視装置の位置を入れ替える 図13 。

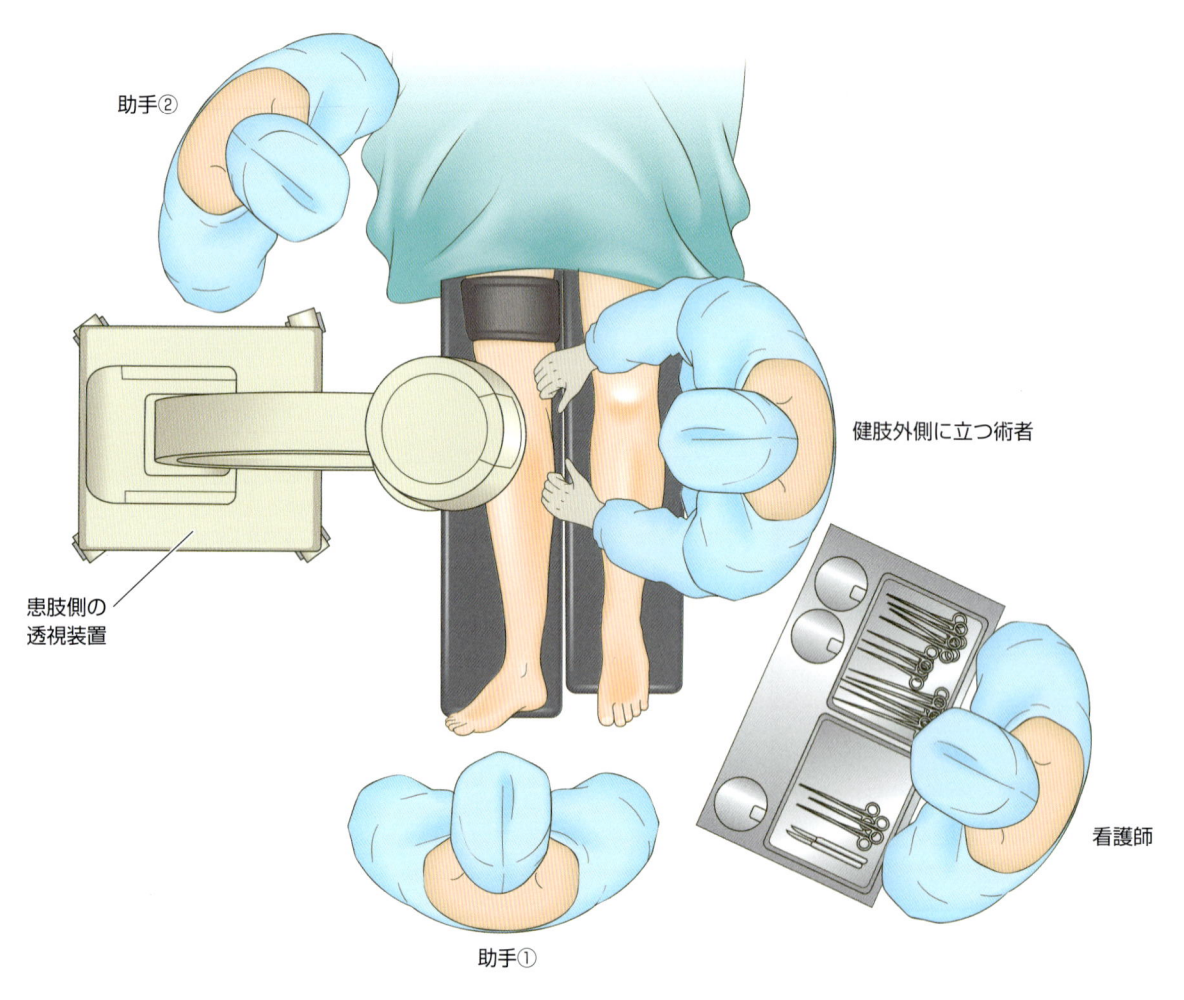

図13 術者・透視装置の位置の入れ替え（medial OWHTOの場合）

8 脛骨近位内側の皮切・展開

皮切

　TomoFixアナトミカル 図14 の固定位置に合わせ脛骨稜から内側に4～5cmの位置に4～5cmの皮切を置く 図15。

　皮切が小さいので脛骨後方皮質骨を切るときは，外側後方の神経血管を損傷しないようにレトラクターを入れ，フランジ後方と外側前方の骨切りをするときはレトラクターを抜き，視野を確保する。

　プレート固定時に，ホール3直上に1～1.5cmのスクリュー固定用の皮切を追加している。

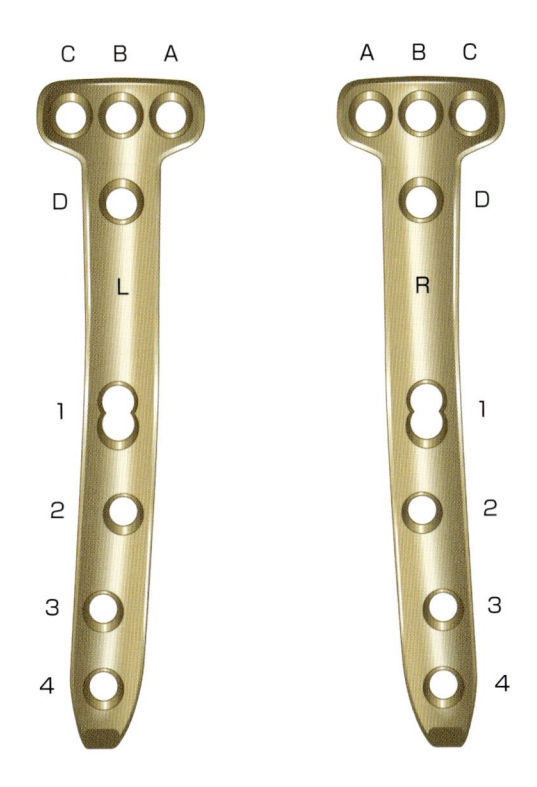

図14 TomoFixアナトミカルのプレートホール番号

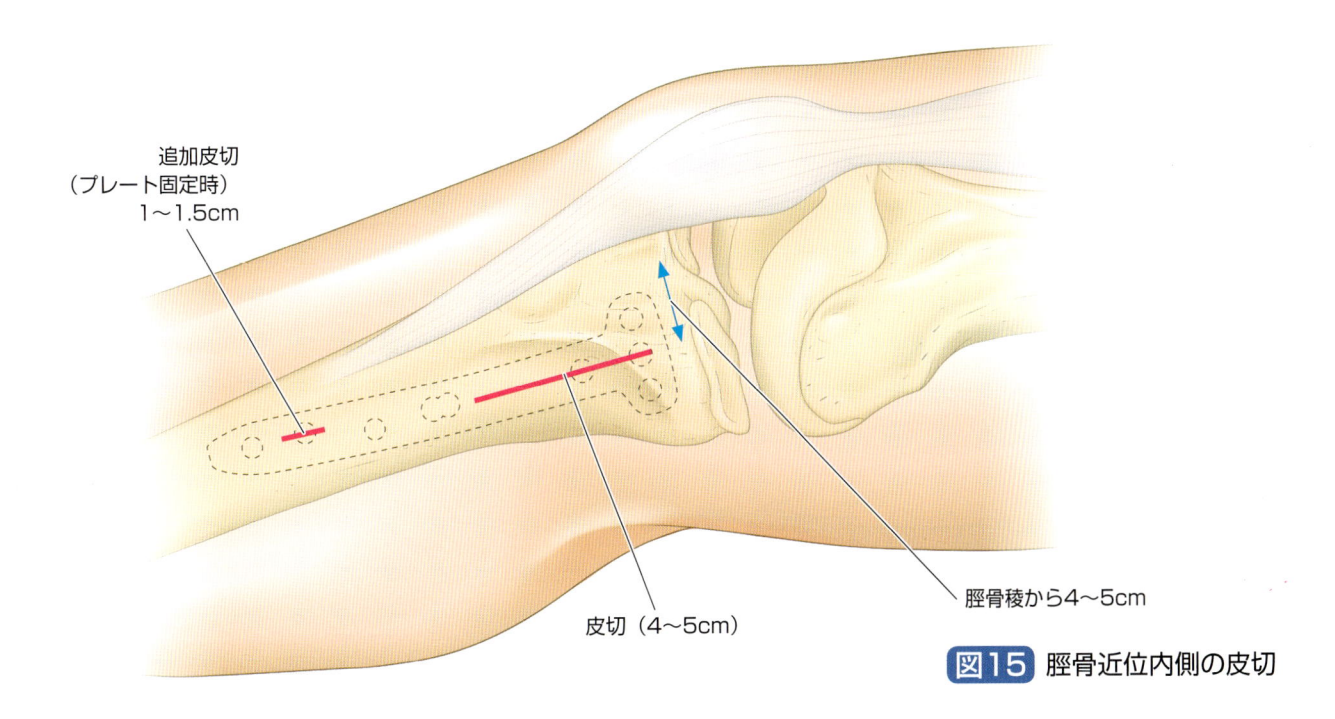

追加皮切（プレート固定時）1～1.5cm

皮切（4～5cm）

脛骨稜から4～5cm

図15 脛骨近位内側の皮切

展開

皮下は浅筋膜層（investing layer）で分け，膝蓋腱を確認して膝蓋腱内側縁を線維方向に切離する。鵞足と内側側副靱帯（medial collateral ligament；MCL）を確認し，MCLのみを脛骨後方に向かい剥離する **図16a**。

内側骨切り部開大時に軟部組織が緊張していれば，MCLと後内側骨膜を遠位に向けて追加剥離する。それでも骨切り部後方が緊張しているときは薄筋腱，半膜様筋腱の順に脛骨前方付着部から切離する **図16b**。

透視下に脛骨内側関節面遠位3.5cmからセーフゾーン（**図4c** 参照）に向けて2本のK-wireで骨切り平面を作製する **図16c**。フランジの厚さは脛骨前後幅の1/3としているので15mm前後となる。

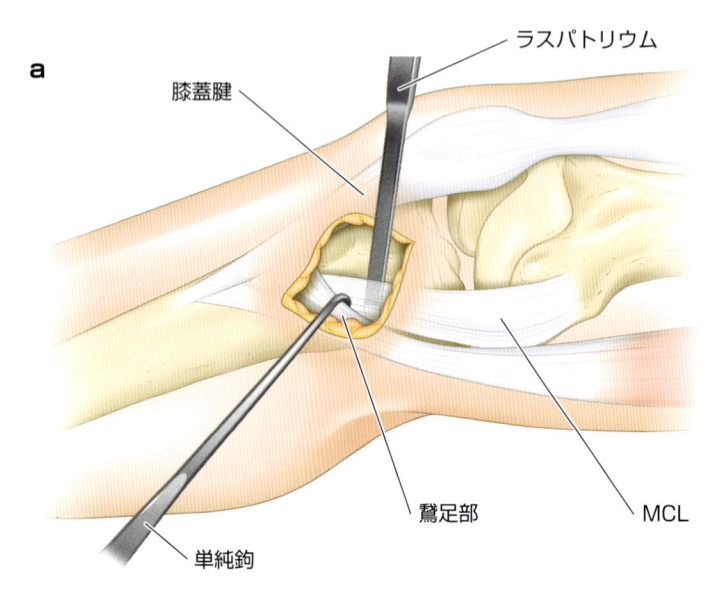

a

ラスパトリウム
膝蓋腱
鵞足部
MCL
単純鉤

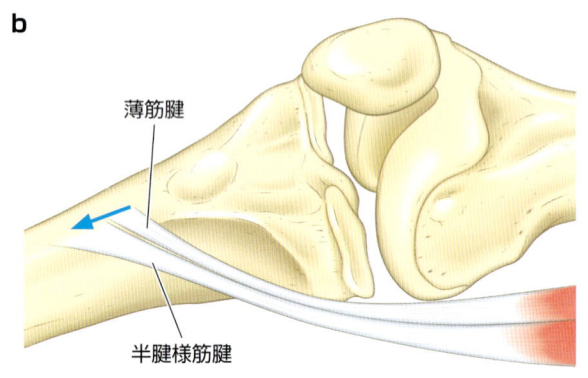

b

薄筋腱
半腱様筋腱

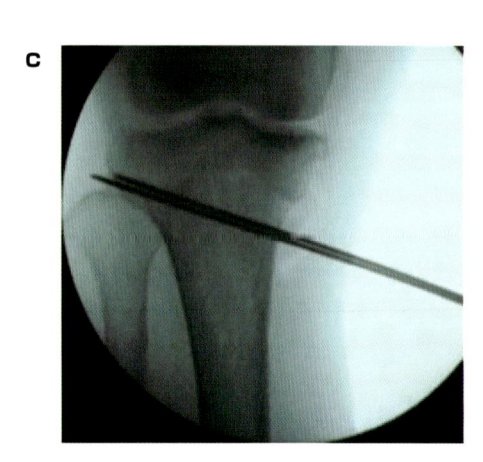

c

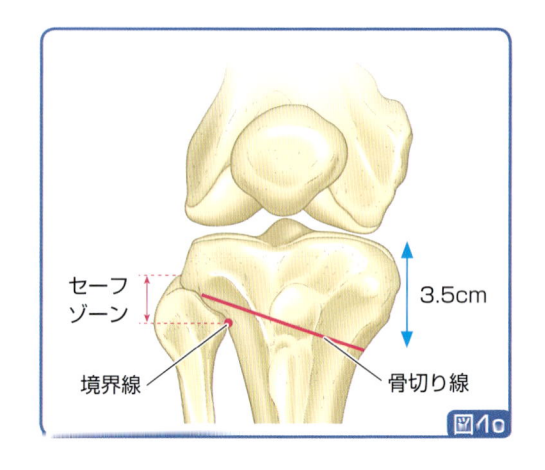

セーフ
ゾーン
3.5cm
境界線
骨切り線
図4c

図16 脛骨近位内側の展開

膝蓋腱内側縁を線維方向に切離して鵞足と内側側副靱帯（MCL）を確認し，MCLのみ剥離する。

166

9 脛骨近位の骨切り

斜め骨切り

レトラクターが骨切り線にあるか透視で確認し，7～8mm外側を残して斜め骨切りをする 図17a 。

フランジの骨切り

次にレトラクターで膝蓋腱を保護し，透視をみながらフランジの骨切りをする。縦骨切り線とフランジのなす角は100～110°になる 図17b 。DFOと同様，骨切りがきちんとできているかメジャーを入れて確認する。

落とし穴　NEXUS view

とくに後方が骨切りできているか十分に確認する。フランジ外側前方が骨切りできていないことが多い。

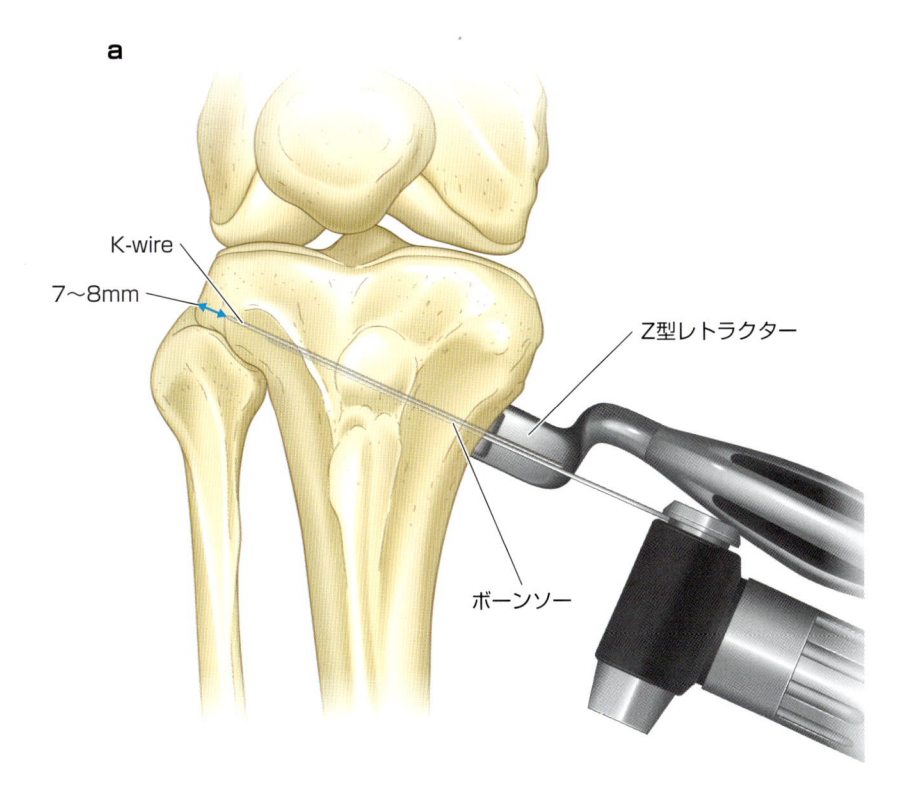

a

K-wire
7～8mm
Z型レトラクター
ボーンソー

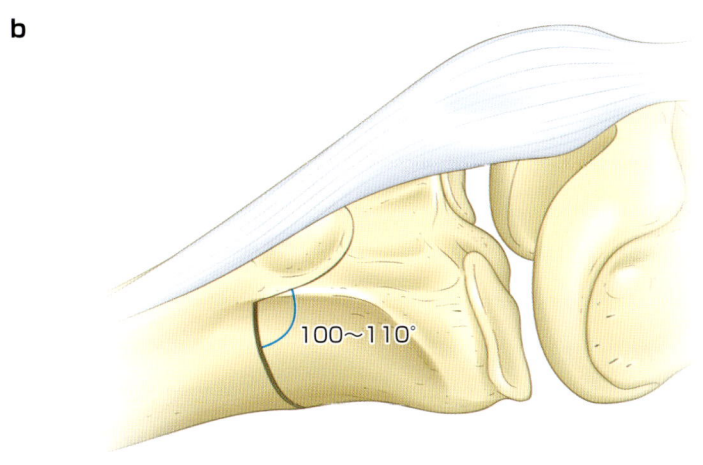

b

100～110°

図17 脛骨近位の骨切り

a：7～8mm外側を残して斜め骨切りをする。
b：縦骨切り線とフランジのなす角が100～110°になるように骨切りをする。

開大の確認

　骨切り後フランジ内側後方が平行移動することを確認し，セットのチゼルを1本ずつ骨切り部に入れていき，目標角度まで開大することを確認する（ステップワイズ法）図18a。

　骨切り部後内側をスプレッダーで開大保持をする。これはプレート固定が終わるまで入れておく図18a。

> **コツ&注意　NEXUS view**
>
> 脛骨後傾角の調整は，側面像で前方から1/3部にフランジ始点を作るのであれば，フランジ後面の開大距離は後内側開大距離の2/3となるようにする図19。

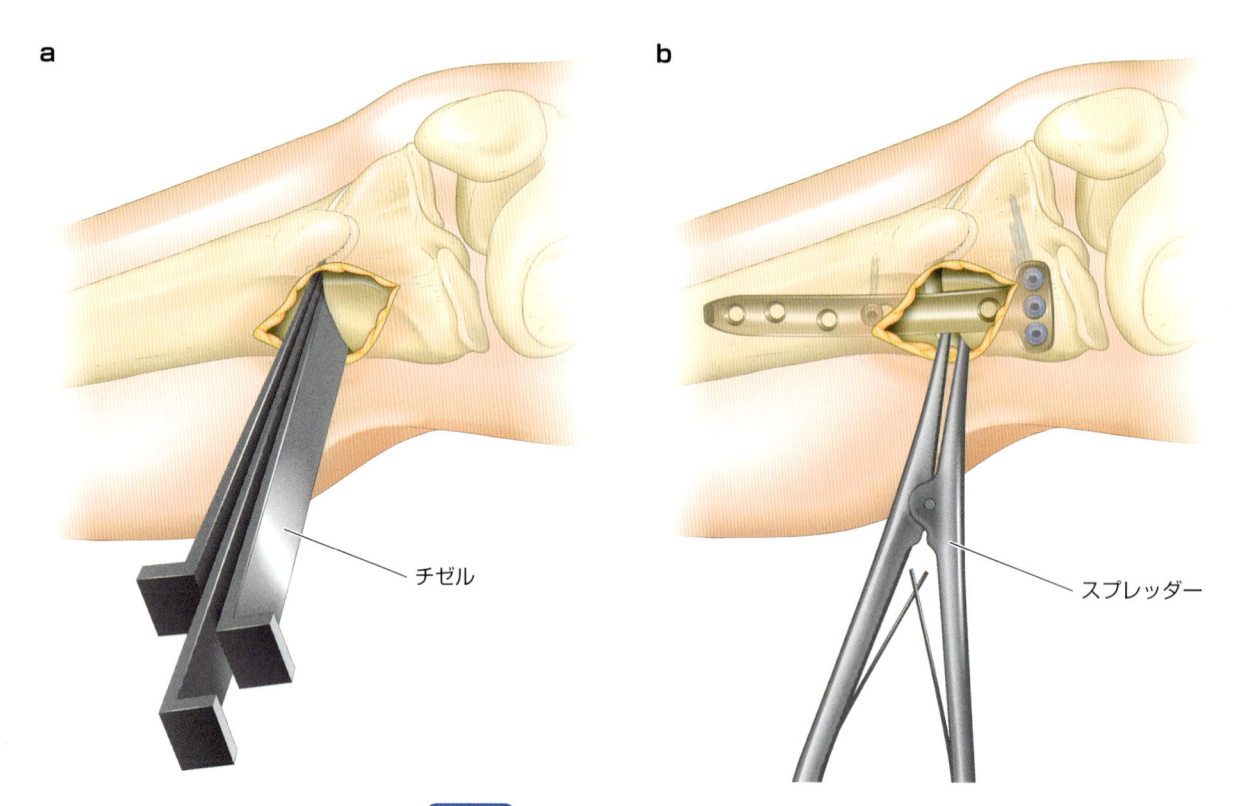

a
b

チゼル
スプレッダー

図18　開大の確認と保持

　a：ステップワイズ法。チゼルを1本ずつ骨切り部に入れていき，目標角度まで開大する。
　b：スプレッダーによる骨切り開大部の保持

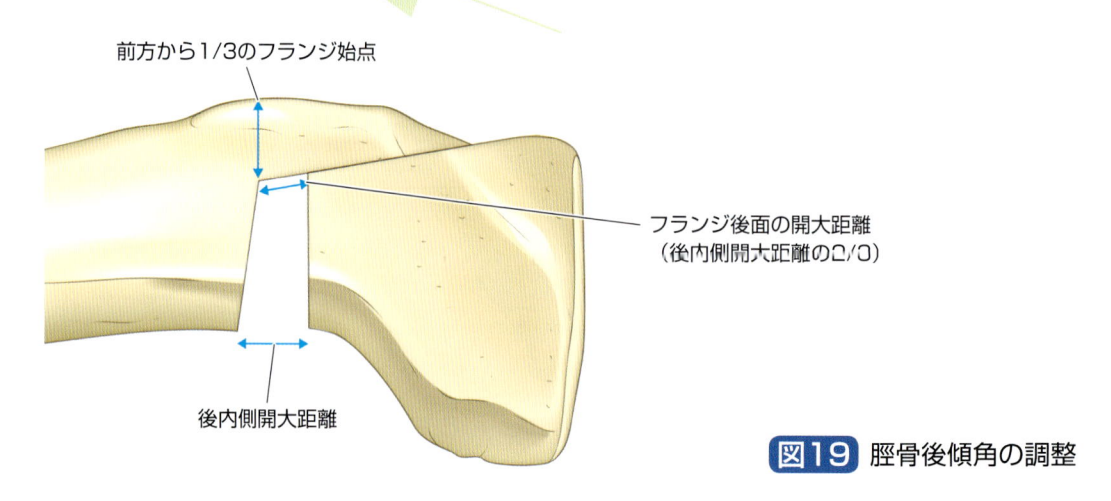

前方から1/3のフランジ始点

フランジ後面の開大距離
（後内側開大距離の2/3）

後内側開大距離

図19　脛骨後傾角の調整

骨移植

　十分に洗浄後，顆間・大腿内顆で採取した骨軟骨と外側閉鎖式DFOで骨切り時に採取した骨をヒンジポイント付近に移植する[5]。作製しておいた2つのβ-TCP（オリンパス テルモ バイオマテリアル社）ウエッジを入れる。アライメントロッドを使い，ロッドの位置が少なくとも脛骨プラトー上の外側顆間隆起頂点より外側にあることを確かめる 図20。

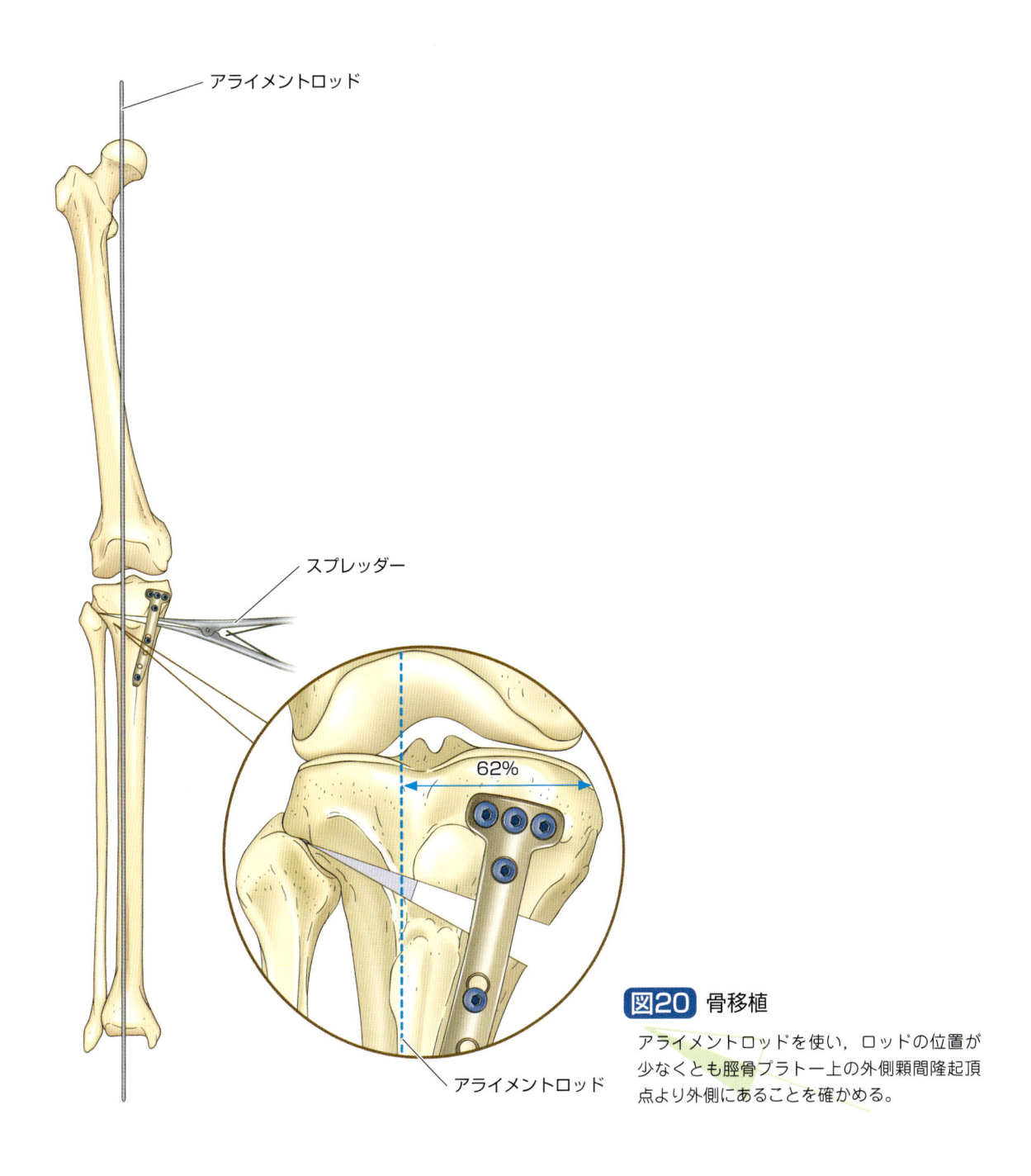

アライメントロッド

スプレッダー

62%

アライメントロッド

図20 骨移植

アライメントロッドを使い，ロッドの位置が少なくとも脛骨プラトー上の外側顆間隆起頂点より外側にあることを確かめる。

10 Medial proximal tibialプレート固定

　左右別に分かれているTomoFixアナトミカルプレートを用いる。プレート位置は皮切の位置によるが，スクリュー先端が近位脛腓関節に向かうようなるべく側面からプレートを当てる 図21a 。前方にプレートを当てるとスクリューが後方中央に向き，固定力が低下する。また，スクリュー破損や後方血管損傷を引き起こすおそれがある。プレート近位前方がフランジに当たらないこと，ホールDにスクリューが入ること，遠位先端の位置を確認する。

　ホールBをK-wireで固定し，ホールAC，次いでホールBを固定，ホール1にテンポラリー皮質骨スクリューを入れてプレートが少したわみ，ヒンジに圧がかかるようにする。ホール2〜4，次いでホール1をロッキングに入れ替える。最後にDスクリューをとめる 図21b 。

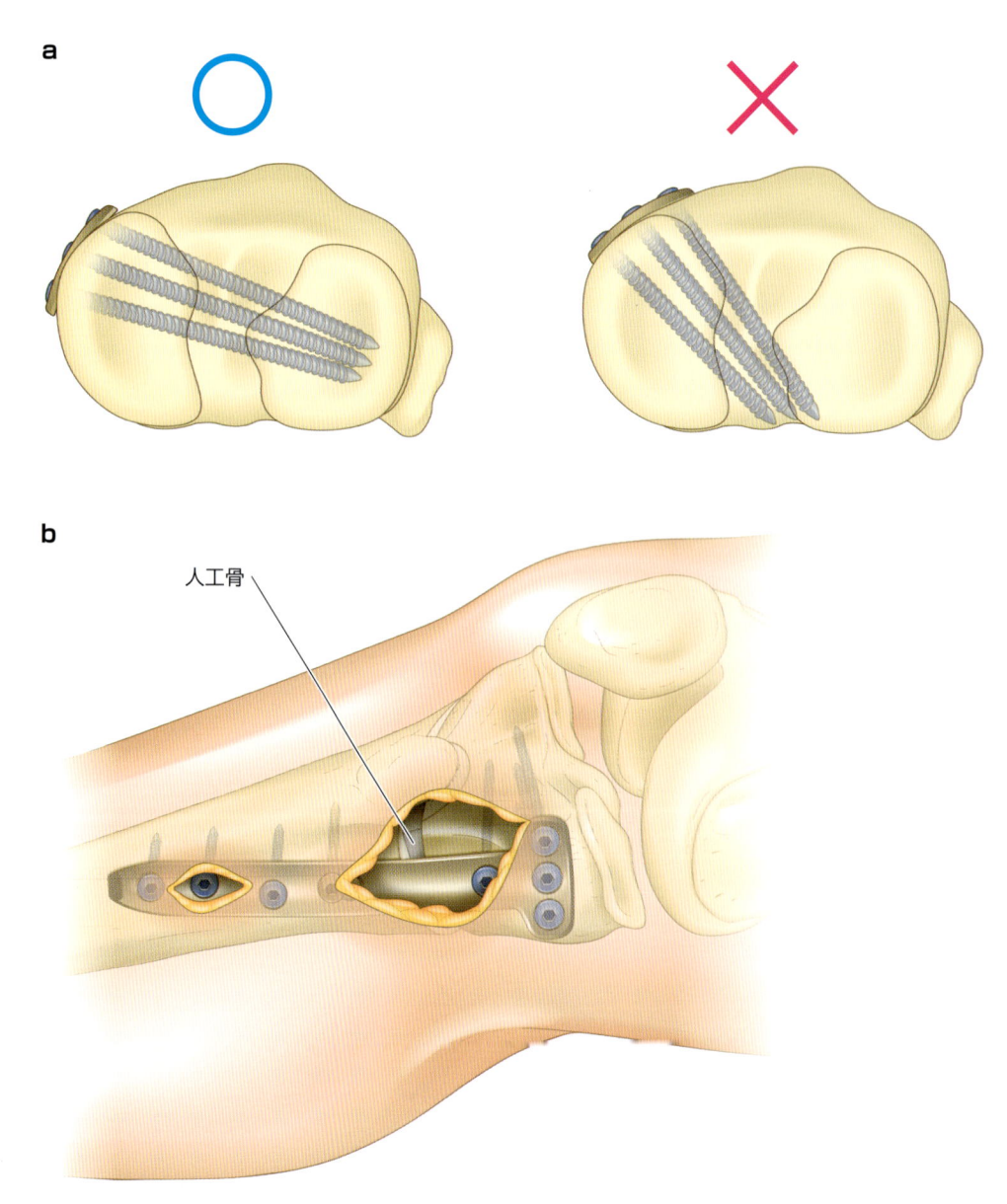

a

b

人工骨

図21 Medial proximal tibialプレート固定後

11 ドレーン留置，縫合

洗浄後，ドレーンを留置し，MCLをなるべく前方にもどし，investing layerを縫合する。

> **コツ&注意　NEXUS view**
>
> 術後の皮切部外側のしびれを防ぐために皮下縫合は2～3針のみにとどめ，ステープルを用いて皮膚をきちんと縫合する。

12 後療法

帰室後足底にフットポンプを装着し，深部静脈血栓を予防している。

翌日から車椅子移乗，ベッドサイドで膝を下垂させるダングリング，大腿四頭筋訓練，膝を伸展させるセッティング，可動域訓練を開始する。

2日後に骨切り部に入れたドレーンと大腿神経ブロックのカテーテルを抜去し，下肢に力が入れば立位保持をさせて患肢に荷重をかけている。

術後1週から全荷重負荷での歩行を許可し，2週間後に抜鉤を行う。松葉杖または1本杖で歩行ができること，階段昇降が一段ずつできることを確認し，16～18日後に退院としている。

退院後は脛骨外側ヒンジ部の圧痛，X線像上骨癒合を確認するまで歩行距離を制限するようにしている。水中歩行は6週後から許可している。負荷をかけての筋肉トレーニング，ジョギングなどは，術後6カ月以降に骨癒合を認めてから許可している。

文献

1）Paley D, author. Principles of Deformity Correction. Berlin：Springer；2002.

2）Nakayama H, Schröter S, Yamamoto C, et al. Large correction in opening wedge high tibial osteotomy with resultant joint-line obliquity induces excessive shear stress on the articular cartilage. Knee Surg Sports Traumatol Arthrosc 2017；doi：10. 1007/s00167-017-4680-x.〔Epub ahead of print〕

3）Akamatsu Y, Kumagai K, Kobayashi H, et al. Effect of increased coronal inclination of tibial plateau after opening wedge high tibial osteotomy. Arthroscopy 2018.〔Epub ahead of print〕

4）Takeuchi R, Ishikawa H, Kumagai K, et al. Fractures around the lateral cortical hinge after a medial opening-wedge high tibial osteotomy：a new classification of lateral hinge fracture. Arthroscopy 2012；28：85-94.

5）Akiyama T, Okazaki K, Mawatari T, et al. Autologous osteophyte grafting for open-wedge high tibial osteotomy. Arthrosc Tech 2016；5：e989-95.

6）竹内良平. Medial open wedge high tibial osteotomy. OS NEXUS No.9 膝関節の再建法. 東京，メジカルビュー社，2017年，p.146-57.

7）齋藤知行，熊谷研. Closed wedge HTO. OS NEXUS No.9 膝関節の再建法. 東京，メジカルビュー社，2017年，p.158-67.

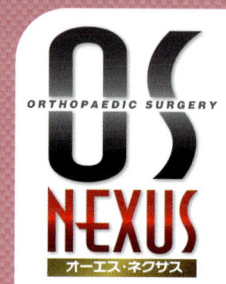

Ⅲ. 骨切り術

外側型変形性膝関節症に対する骨切り術の落とし穴

春江病院整形外科　関節温存・スポーツ整形外科センター　**中村　立一**

Introduction

　これまでは膝の骨切り術といえば高位脛骨骨切り術（high tibial osteotomy；HTO）一辺倒だったが，さまざまな膝周囲骨切り術専用のロッキングプレートが出現したことで，骨切り術は多様化した。特に外反膝においては，大部分の変形中心が大腿骨遠位部にあることから，大腿骨遠位骨切り術（distal femoral osteotomy；DFO）の適応例が多く，膝関節再建外科医にとってDFOは避けて通れない手術となった。しかし本術式がHTOほどの市民権を得るまでの道のりは遠く，多くの整形外科医が「どのような症例に，どのようにDFOを行ったらよいか？」のイメージすらもっていないのが現状といえる。そこでここでは手術適応の詳細から，TomoFix Medial Distal Femur（MDF）（DePuy Synthes社）を用いた内反骨切り術の各ステップを順に解説する。

術前情報

●手術適応

　一般的な適応は外反膝を伴う外側型変形性膝関節症（osteoarthritis；OA）のうち，①変形中心が大腿骨遠位に存在する症例で，②比較的活動性が高く，③可動域が良好な症例である。適応年齢については，70歳を超える症例に対するDFOの報告は少ないが，著者らは以下の理由で特に年齢制限を設けていない。

　高度外反膝に対する人工膝関節全置換術（total knee arthroplasty；TKA）の際に靱帯バランスを整えるのが困難なことはよく知られており，軟部組織の解離法がよく議論される[1]。しかし機能軸に垂直に大腿骨遠位の骨切りを行うと，内顆ばかりが切除されて内側が緩くなるのは必然であり，関節外の変形を関節内やその周囲の軟部組織で解決しようとすること自体に無理がある[2]。結果的に拘束性の高いステム付きTKAを余儀なくされた場合，成績が劣るだけでなく，インプラント周囲骨折を起こした際の対処もきわめて困難である。DFOによってこの問題が解決方向へと転じることが，closed wedge HTO後のTKA conversionが困難になるのとは逆である。時間稼ぎの手術ではない根治的な骨切り術が理想だが，DFOによって拘束型のTKAを免れて表面置換型のTKA conversionが容易になるのなら悪いことではなく[2,3]，DFOは必ずしも活動性の高い症例に限定する必要はないといえる。

●術前計画

　外反膝だからといって，すべてがDFOの適応になるわけではない。まずは正確な下肢全長X線像を用いて変形中心を分析し，外反の元凶が大腿骨遠位にあることを確認しなければならない **図1a** [3,4]。変形中心以外での骨切りは解剖学的な骨形態を壊すだけでなく，関節面の水平性を損ねるため，荷重時に非生理的な剪断力を生じると考えられる[3]。

　DFOの目標荷重軸については議論の余地があるが，荷重線が膝関節中央を通ると実際の荷重は内・外側均等ではなく内側に多くかかる

手術進行

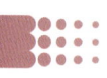

1. 皮切および深部の展開
   - ・皮切
   - ・深部の展開
2. 骨切り線の決定
3. 冠状面内側の骨切り
4. 斜め骨切り
5. 冠状面外側の骨切り
6. プレート固定
7. 後療法

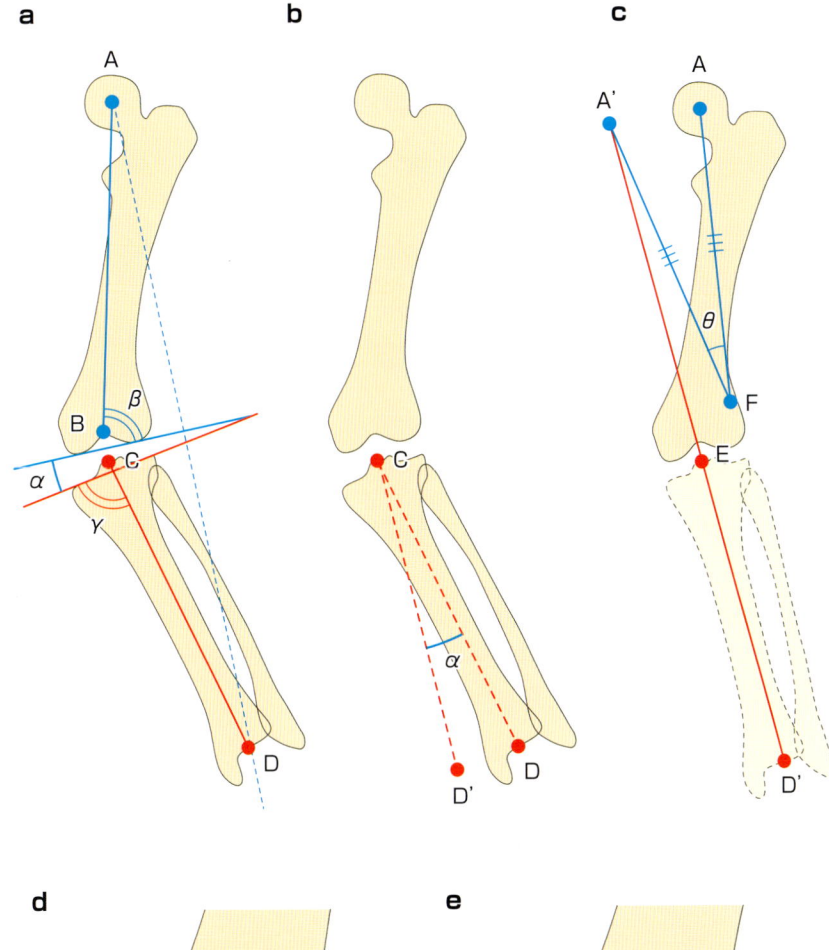

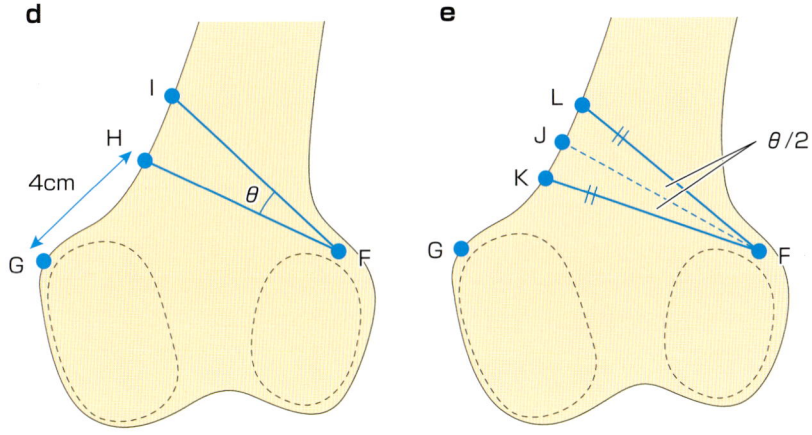

A：大腿骨頭中心
B：大腿骨顆間中心
C：脛骨顆間隆起中心
D：足関節中心
AB＝大腿骨機能軸
CD＝脛骨機能軸
α＝joint line convergence angle（JLCA；大腿骨関節面と脛骨関節面のなす角。
通常は外側開き角を＋で表現する。高度外反膝ではしばしば内側が弛緩して内開きとなる）
β＝mechanical lateral distal femoral angle（mLDFA；ABと大腿骨関節面のなす角。
85〜90°が正常値といわれる[4]）
γ＝mechanical medial proximal tibial angle（mMPTA；CDと脛骨関節面のなす角。
85〜90°が正常値と言われる[4]）

図1 術前計画

a：高度外反膝の典型例。

b：α≒0の場合にはそのまま作図に入ればよいが，内開きが大きい場合には補正が必要である。DFO後に外反が矯正されれば荷重時には内側が閉じてくるので，Cを中心としてα分だけDを仮想のD'へと移す必要がある。外側の拘縮がある場合には，あらかじめ内反ストレス撮影を行い，どれだけ内開きが整復できるかをシミュレーションするとよい。

c：内側顆間隆起を目標アライメントとした場合の作図を示す。まず仕上がりの荷重線D'Eを引き，これを骨頭側へと延長する。ヒンジポイントをF（後述）とし，FAを引く。D'E上にFA＝FA'となるようにA'をプロットする。θ＝AFA'が目標矯正角となる。

d：全長X線像は長さの較正が厳密ではないため，この角度をCTあるいはMRIにトレースする。ヒンジポイントが顆部より近位にいくほど，不安定なヒンジ骨折を惹起しやすいため，Fは外顆の楕円の陰影と顆部の外側骨皮質の間に少し入ったくらいの場所に設定したほうが安全である。プレートを至適位置に設置するためには，内側上顆から4cm程度近位を骨切りの開始ポイントHにするとよい。ここでθ＝HFIとなるように点Iをプロットする。HI＝骨切り幅である。

e：ウェッジを閉じたときに内側骨皮質がぴったりと合う理想的な骨切りラインの設定。Fより内側骨皮質に垂線の足FJを引き，JFL＝JFK＝θ/2となるように作図する。KL＝骨切り幅である。しかし日本人の大腿骨は小さいために，こうするとKG＜4cmとなり，プレートが内側上顆を覆い過ぎたり，スクリューが骨切り部に入ったりするため，**d**の計画のほうが安全域が広い。

といわれている[5]。従って活動性の高い若年者では膝関節中央を目標し，外側の関節症性変化が高度な場合でも内側顆間隆起の頂点付近に設定している。外反膝に対するDFOは，内反膝に対するHTOと同じ感覚で「外反を内反に作りかえる」のではなく，「外反をニュートラルに戻す」イメージが適切であろう。

具体的な作図法については 図1 を参照されたいが，次のポイントをおさえることが成功への第一歩となる。

①下肢全長の撮影法

作図にあたっては，必ず立位と臥位の下肢全長を撮影する。高度な外反膝ほど内側支持組織が弛緩しており，荷重に伴い内側関節裂隙が開くため，みかけの外反は骨性の外反よりも大きくなる[1] 図1 。しかし内反骨切り後の荷重時にはこの内側関節裂隙が閉じるため，立位を基準に作図を行うと過度な内反膝を作ることとなる。従ってDFOにおける作図は臥位を基準に行うほうが無難である。可能であれば全長X線像を透視下に撮影して正確な正面像を得るとよい。

屈曲拘縮膝は原則的にDFOの適応外だが，筋性防御による伸展制限のある症例には適応がある。しかし伸展制限膝の全長は過度に外反にみえるため 図2a ， 図2b ，これを参考に作図すると過内反膝を作ることになる。そのような場合は，膝をゆっくりと他動的に伸ばして最大伸展位での全長を撮影して術前計画を立てる 図2c 。さらに全身麻酔がかかって楽に伸展が得られたところで，手術直前に透視で荷重線の位置が術前計画と大きくずれていないことを確認しておく 図2d 。

②ヒンジポイントの設定

以前はヒンジを顆上部に設定していたが，その場合にはヒンジ骨折を生じると極度に不安定になる。現在ではヒンジの位置を下げ， 図1d のように大腿骨外顆の輪郭と外側骨皮質の間に入り込むような場所にヒンジを設定している。

③骨切りの開始位置の設定

ウェッジを閉じたときに内側骨皮質が最も良好な接触を得るためには，ヒンジポイントから内側骨皮質に降ろした垂線の足を中心として遠位および近位の骨切り線を設定することである[3]。しかし日本人の小さな骨ではこのポイントで骨切りを行うと，プレートの遠位から2列目のスクリューが骨切り線に入ってしまうことがある 図1e 。しかしプレート遠位設置による内側上顆の被覆で屈曲制限をきたす可能性があるため[2]，現在では上顆から4cmを骨切り開始ラインとして作図している 図1d 。この場合，内側骨皮質にstep-offを生じることとなるが，4本のスクリューがしっかりと遠位骨片をとらえていることのほうが生体力学的安定性のために重要と考えている。

④骨切り幅の決定

矯正角度，ヒンジポイント，および骨切りの開始位置が決まったら 図1c ，これをMRIかCTの冠状断にトレースし，この画面上でウェッジの幅を計測する 図1d 。X線像では長さの較正に問題があるため，正確性に欠ける。

落とし穴 NEXUS view ///

高度外反膝では内側の軟部組織の緩さのために関節面で外反していることから，これを考慮せずに立位で作図を行うと術後に過内反膝を作ることになる。

●麻酔

　全身麻酔で行っている。駆血帯を使用しないため，血圧を90mmHg程度に保つようにしている。また，内側広筋を中心に多剤カクテル注射（エピネフリン入り1％リドカイン10mL，0.75％ロピバカイン10mL，デキサメタゾン3.8mg）を用いているため，硬膜外麻酔の併用はしていない。

●手術体位

　内側open wedge HTOと同様に，健側の下肢を30°程度下垂している。そうすることで内側からの視野が得られやすくなり，かつ側面の透視を行うときに健肢が重ならない。

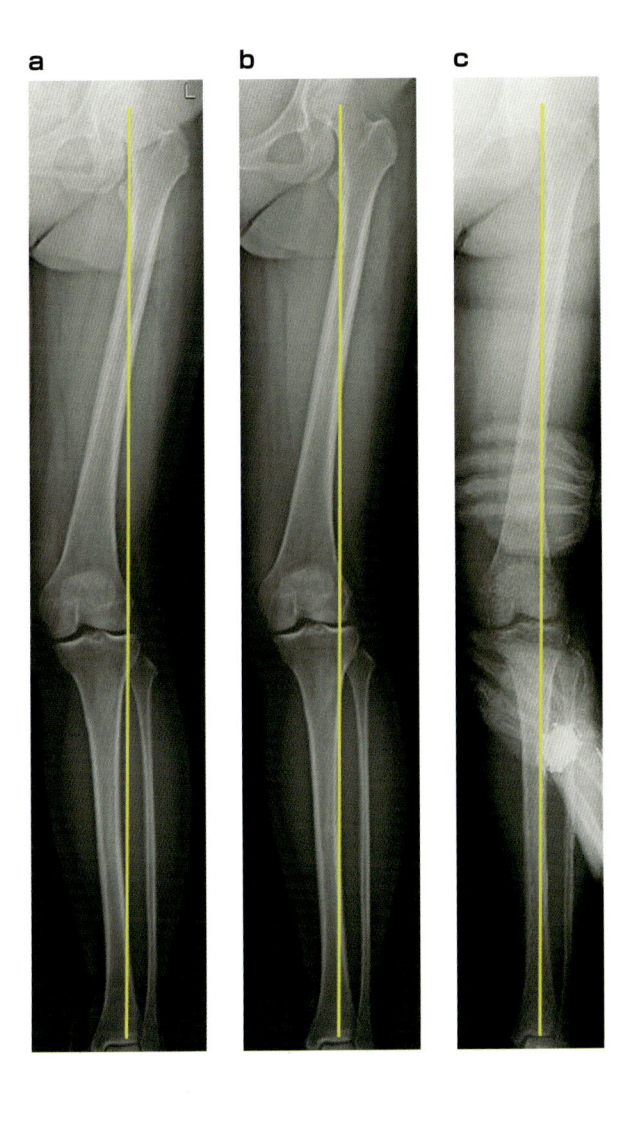

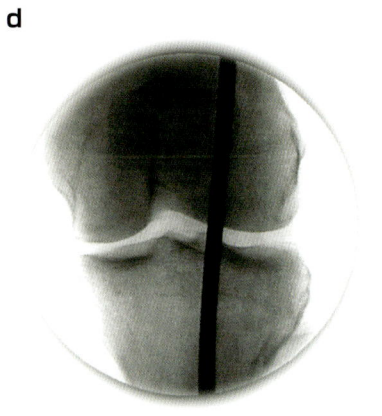

図2 屈曲拘縮ではない筋緊張性伸展制限のある症例の作図の準備

a：立位では膝を屈曲して立つため，過度に外反してみえる。荷重軸は脛骨幅の内側から90％を通っている。

b：臥位になると立位に比較すれば膝が伸展するため，若干みかけの外反は矯正され，荷重軸は77％となった。しかしこの時点でも10°近い伸展制限があった。

c：撮影に同行し，ゆっくりと筋緊張をとりながら膝を完全伸展されて透視下に全長を撮りなおすと，荷重線は63％となった。

d：メスを入れる前に麻酔がかかって楽に完全伸展したところで，透視でもう一度荷重軸を確認しておく。荷重軸は60％でほぼ術前計画通りでよいことがわかる。

Fast Check
❶HTOとDFOの目標矯正角の違いと作図法の違いを理解する。
❷膝窩動脈損傷とヒンジ骨折を回避する手術手技の留意点を理解する。
❸プレート設置位置のチェックポイントを理解する。

1 皮切および深部の展開

皮切

最小侵襲手術（minimally invasive surgery；MIS）を目指した小皮切でも可能であるが，後述のように膝窩動脈損傷の危険性を考えると，最初は直視下にすべての操作をみながら安全に手術を進めるのがよい。

大きく展開する場合には，視野の取りやすさだけでなくTKA conversionのしやすさも考慮して，関節鏡の前内側ポータルから連続する15cm程度の内側傍膝蓋皮切を用いている **図3**。

内側広筋（vastus medialis；VM）の厚い症例では近位の1〜2孔のみをMISで行うこともある **図3**。

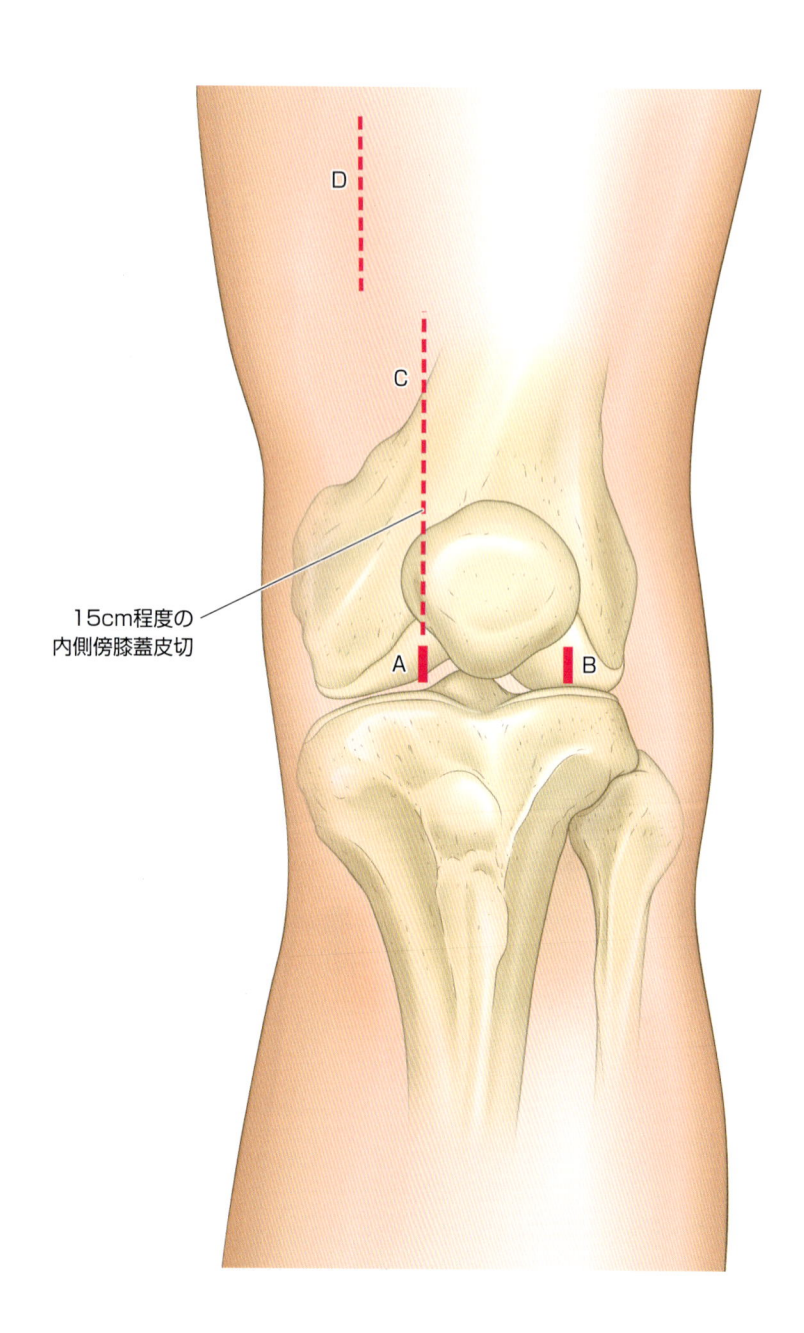

15cm程度の
内側傍膝蓋皮切

図3 DFOの皮切

A：関節鏡の前内側ポータル
B：関節鏡の前外側ポータル
C：骨切りの皮切はAをそのまま近位へと延長すればよい。この皮切だけですべてを完結する場合は，十分に近位方向へと延長すればよい。
D：内側広筋が分厚い症例などでは深部の展開が困難なこともあり，その場合は近位のスクリュー1〜2本を別皮切から挿入することも可能である。

深部の展開

深部の展開はmedial subvastus approachを使用する。内側広筋の後縁を同定し，筋膜ごと前方に持ち上げることもできるが，関節包を損傷することなく内側広筋後縁を剥離するのは意外と難しい。これに対していったん内側広筋筋膜を縦切して筋膜下で内側広筋を前方に持ち上げる方法は，侵襲はやや大きくなるが，確実かつ容易に，関節包を破ることなく骨切り部に到達することができる。

内側広筋の前方挙上によって骨切り部の前方部分は十分な展開ができるが，大内転筋（adductor magnus：AM）腱に邪魔されて後方部分の操作スペースは確保できない。そこで扇状に広がっている大内転筋腱付着部膜様部分を近位から切離していくと**図4a**，大腿骨後方を十分に展開することが可能となる。そこでCobbの骨膜剥離子などを使用して大腿骨後面を予想される骨切り線に沿ってヒンジポイントまで剥離するが，このときに膝を30°程度屈曲してハムストリングを緩めて下垂させておくと操作が容易になる。

駆血帯を使用しない場合，剥離した後方成分をよく観察すると，膝窩動脈の拍動を直視下に確認することができる。

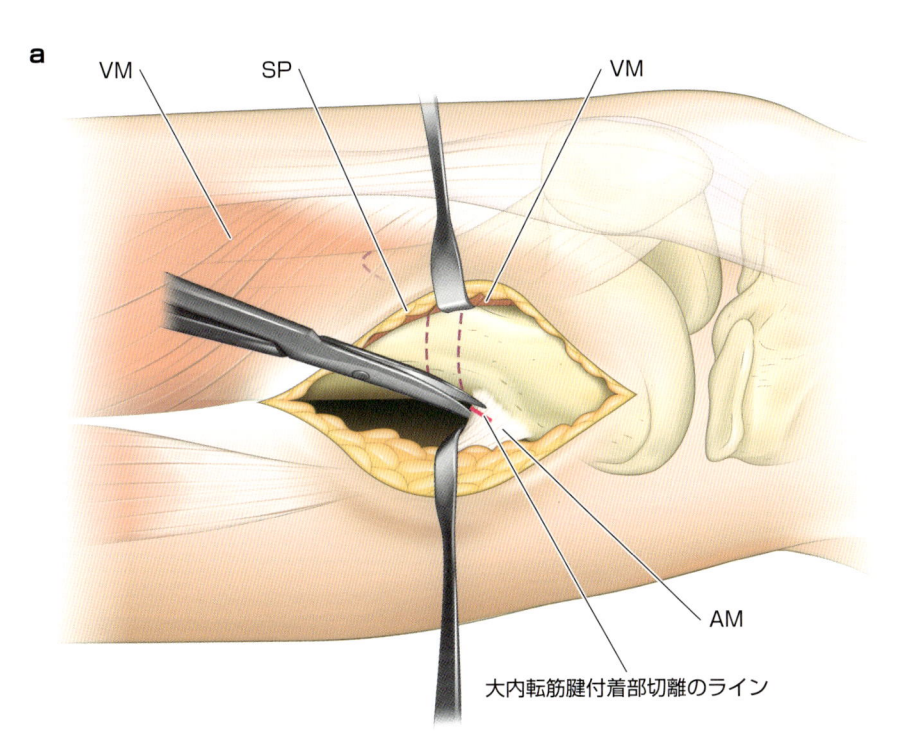

a

VM　　　　SP　　　　　VM

AM

大内転筋腱付着部切離のライン

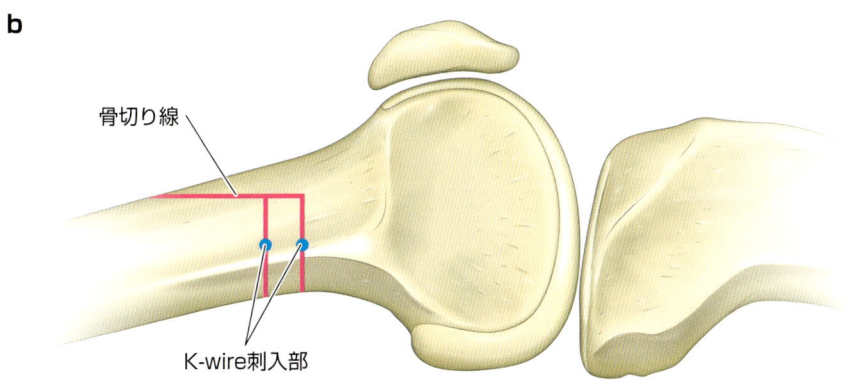

b

骨切り線

K-wire刺入部

図4 深部の展開と骨切り線

a：深部の展開。赤い破線が骨切りラインである。前方フランジの基部が1cm程度の厚さを確保できるよう，症例によって前後径の1/4〜1/3で設定する。

b：側面から見た骨切り線。30°程度の屈曲位で床面に平行に冠状骨切りを行うと適切な長さのフランジが作りやすい。K-wireの間を床面に垂直に切るとフランジと直行した骨切りができるため，wedgeを閉じる際にヒンジに捻れが加わりにくい。

Adductor magnus（AM；大内転筋腱）。付着部の近位が扇状に広がっている。この部分を大腿骨より切離することで後方の展開および骨切り操作が格段と容易になる。
Vastus medialis（VM；内側広筋），Suprapatellar pouch（SP；膝蓋上嚢）。DFOは原則的に関節外手術であるため，骨切り線にかかる場合も切除せずに，近位部を大腿骨前面から必要最小限の範囲で剥離する。

177

2 骨切り線の決定

　あらかじめ4cmに切ったKirschner鋼線（K-wire）を準備しておき，これを用いて透視下に内側上顆から4cmの骨切り開始ポイントを電気メスなどで印を付けておく 図5。ここから前述のヒンジポイントに向かって2.0mm径のK-wireを刺入する 図4b， 図5。このK-wireの上縁から，予定のウェッジ切除幅を計測し，その直上に同径のK-wireを刺入する 図4b， 図5。

　K-wireの刺入が終わった時点で前方フランジ（冠状骨切り）の予定骨切り線を電気メスなどで描く 図4b。フランジが薄くなりすぎると骨折を起こすため，フランジ厚が少なくとも1cmは確保できるように，症例に応じて前後径の1/4～1/3で設定している。また冠状骨切り面は骨軸と平行に行うとフランジが極端に長くなるため，後顆直上の後方骨皮質に平行に設定している[3] 図4b。

　骨切り操作をすべて屈曲30°程度で行うと，斜め骨切り線を床に垂直に，冠状骨切り線を床に平行に作製することで簡便にこの予定骨切り線を描くことができる（ただし，30°屈曲位での骨切りを行うと，予定骨切り幅にcos 15°（＝0.966）をかけた値が実際の骨切り量となる）。

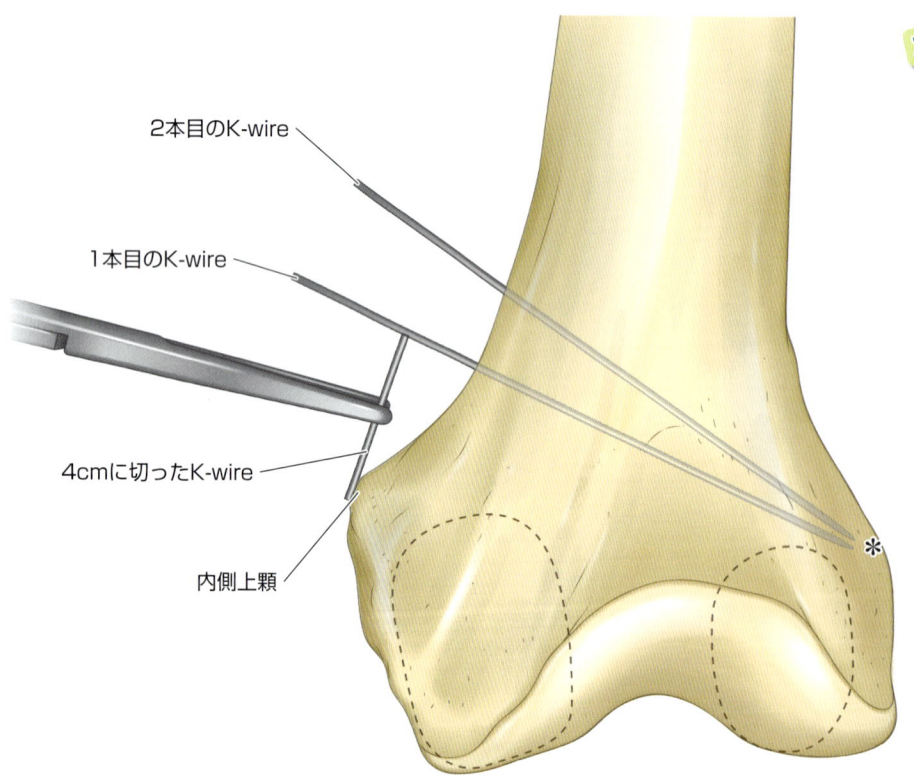

2本目のK-wire

1本目のK-wire

4cmに切ったK-wire

内側上顆

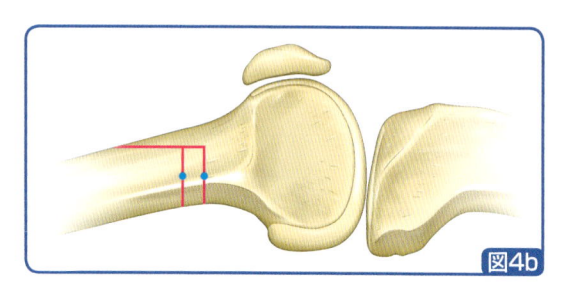

図4b

コツ&注意 NEXUS view

　2本のK-wireの先端（＊）は「ヒンジポイントで交わる」のではなく，ヒンジポイントにノミやボーンソーの刃が入るだけの間隔を開けるようにする 図5。以前は4本のK-wireを刺入していたが，狭い範囲にK-wireが密集することで骨切り操作の自由度が小さくなることから本数を減じた。

図5 K-wireの刺入法

4cmに切ったK-wireの一端を内側上顆に合わせ，その近位より1本目のK-wireを刺入する。K-wireの間が計画した骨切り幅になるように2本目のK-wireを刺入する。

3 冠状面内側の骨切り

　斜め骨切りを先に行う術者が多いが，著者は前方フランジの手前，つまりフランジの内側半分をまず切っている **図6**。フランジの骨切りはデリケートであるため，薄めのボーンソーを用いることを推奨する。ここに別のブレードなどを挿入すれば，斜め骨切りのボーンソーがフランジに切り込まないための目印のブロックにもなる。

　フランジを奥（外側）まで完全に切らないのは，外側の連続性を残しておくことで，斜め骨切りが完成した瞬間にウェッジが偶発的に閉じることでヒンジが折れるのを防ぐためである。

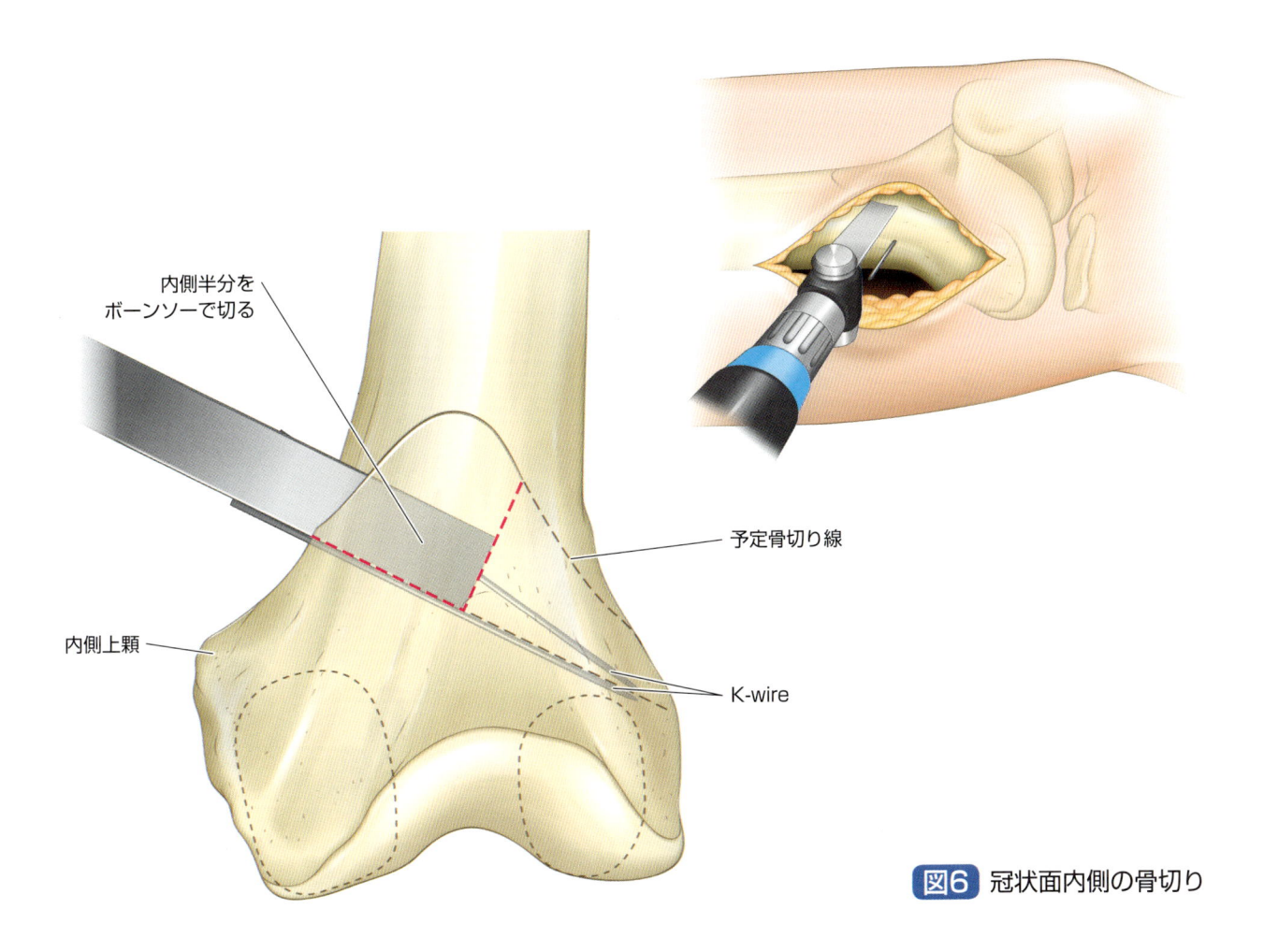

内側半分を
ボーンソーで切る

内側上顆

予定骨切り線

K-wire

図6 冠状面内側の骨切り

4 斜め骨切り

　前内側フランジの骨切りが終了した時点で，大腿骨後面に沿って放射線半透過性の
レトラクター（レトラクターTomoFix用，DePuy Synthes社）図7a を挿入する。こ
のレトラクターは半透過性のため透視画面上で若干ボーンソーやノミはみにくいが，
硬度が強いためにボーンソーに負けることなく確実なレトラクトが可能である。前方
にもラジオルーセントレトラクターを挿入しておくと，広い視野を得ながら透視も可
能となる。

　レトラクトが確実に行われたところでK-wireの間をボーンソーで切っていく
図7b。このとき，助手に下腿をしっかりと把持させ，膝30°屈曲位として後方軟部組
織を下垂して骨切りを行うと，後方の神経血管束と骨切り部の距離が長くなるためさ
らに安全である。

　後方骨皮質はレシプロケーティングソーを併用することも多いが，ソーを床面に対
して垂直に切り下ろすイメージで行えば，エラーを防ぐことができる。外側のヒンジ
までしっかりと切りきることが，ヒンジ骨折の予防につながる。

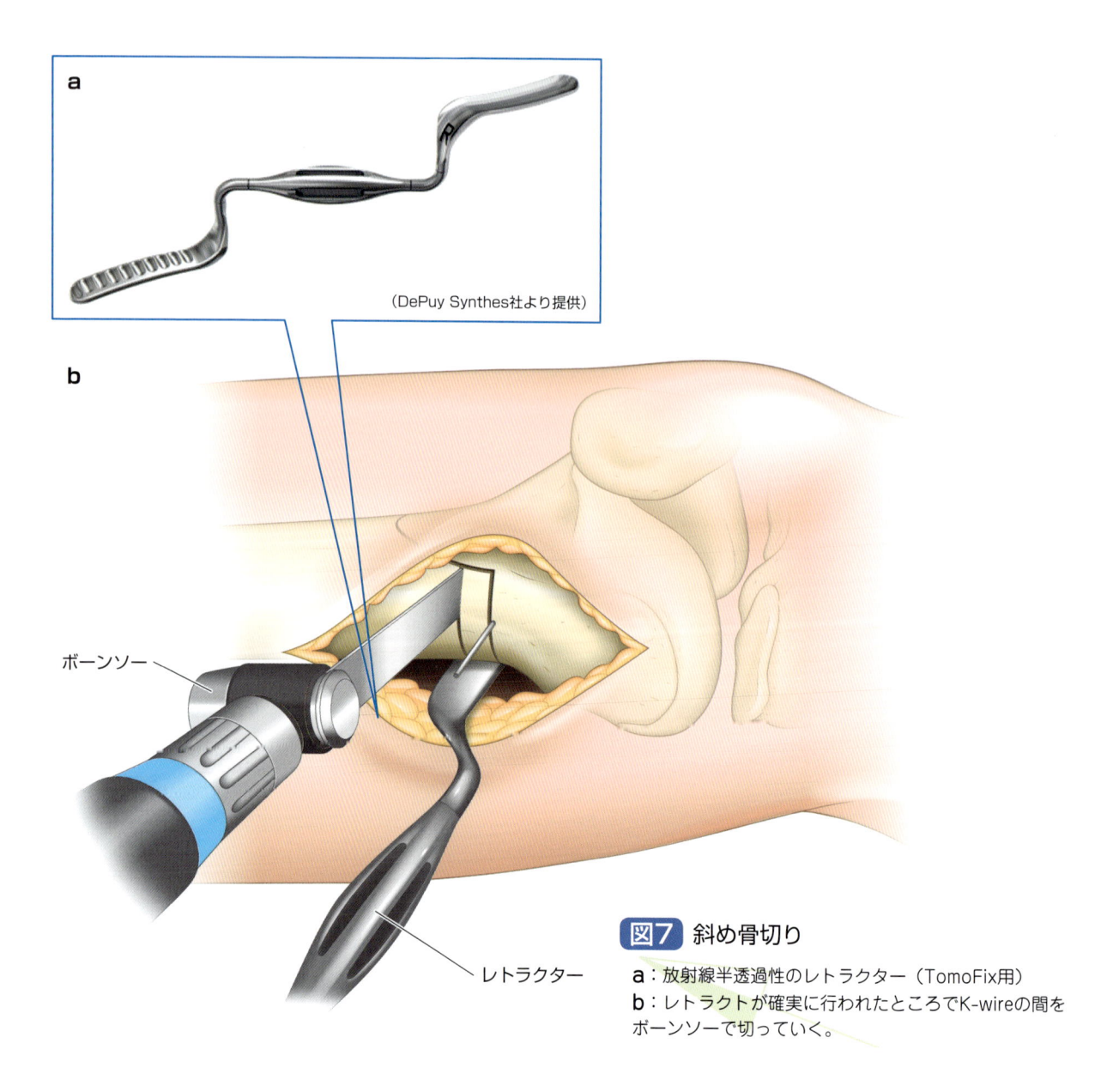

（DePuy Synthes社より提供）

ボーンソー

レトラクター

図7 斜め骨切り
a：放射線半透過性のレトラクター（TomoFix用）
b：レトラクトが確実に行われたところでK-wireの間を
ボーンソーで切っていく。

5 冠状面外側の骨切り

　ウェッジが完全に切れたところで膝を伸展位とし，フランジ骨切りの仕上げに移る。フランジ外側をヒンジ部分までしっかりとボーンソーで切り **図8**，ノミで骨切りを仕上げる。外側広筋を傷めないように，外側皮質よりもさらに外側にしっかりとラジオルーセントレトラクターをかけるとよい。

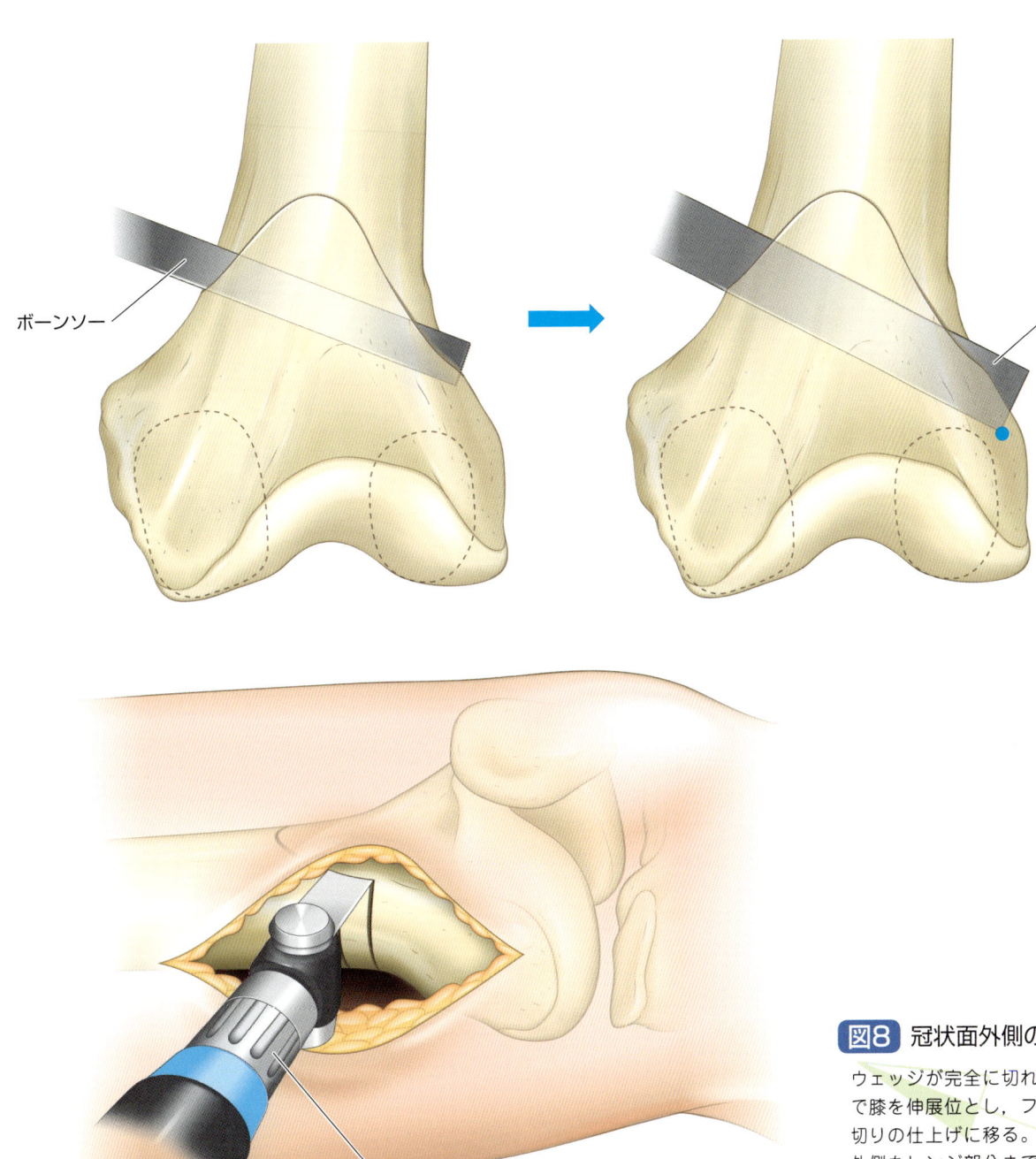

ボーンソー

ノミ

ボーンソー

図8 冠状面外側の骨切り

ウェッジが完全に切れたところで膝を伸展位とし，フランジ骨切りの仕上げに移る。フランジ外側をヒンジ部分までしっかりとボーンソーで切り，ノミで骨切りを仕上げる。

すべての骨切りが完了したところでゆっくりと軸圧をかけてウェッジを閉じていく。このとき少しでも抵抗を感じるようなら，どこかに骨の切り残しがあると考え，薄い金属メジャーなどを使用してチェックする。疑わしい場所は徹底的に切りなおし，抵抗なく閉じたら，プレートを仮固定する。著者らは左膝なら **図9a** のA，Bおよび4の位置にスリーブを立て，Bと4に2.0mm径K-wireで固定している **図9b**。

このとき，プレートの遠位端が内側上顆を踏んでいないこと，遠位から2列目（B, D）のスクリューが骨切り面に入らないことを確認しておく。慣れるまではここで透視のCアームを振り，側面を確認することを勧める。

プレートが望ましい位置に仮固定されたら **図9a** のA，Bにスクリューを挿入してロックし，次に1から皮質骨用大骨スクリューを用いてヒンジに圧迫力を加える **図9c**。スクリューを若干近位に向けることでヒンジに対して圧迫方向の力を加えることができる。あとは順次ロッキングスクリューを挿入してプレート固定は完成である。

コツ&注意 NEXUS view ////

駆血帯を用いないで手術を行っても，慣れてくれば術中にほとんど出血が止まるためドレーンは挿入していないが，最初のうちはドレーンを挿入することを勧める。

落とし穴 NEXUS view ////

不十分な骨切りでウェッジを閉じると思わぬヒンジ骨折を起こす。腓骨という支えのない大腿骨では，ヒンジ骨折が整復困難に陥ることがある。著者に経験はないが，ステープルや小さなロッキングプレートをスタンバイさせ，外側をあけることも想定しておくとよい。

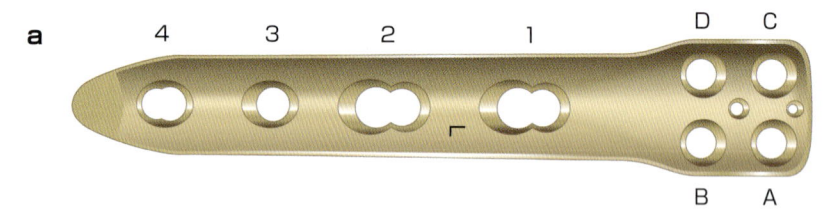

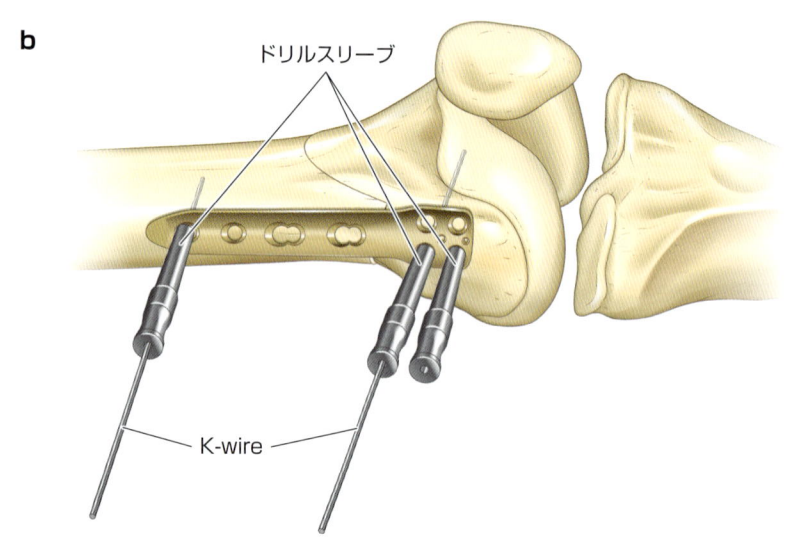

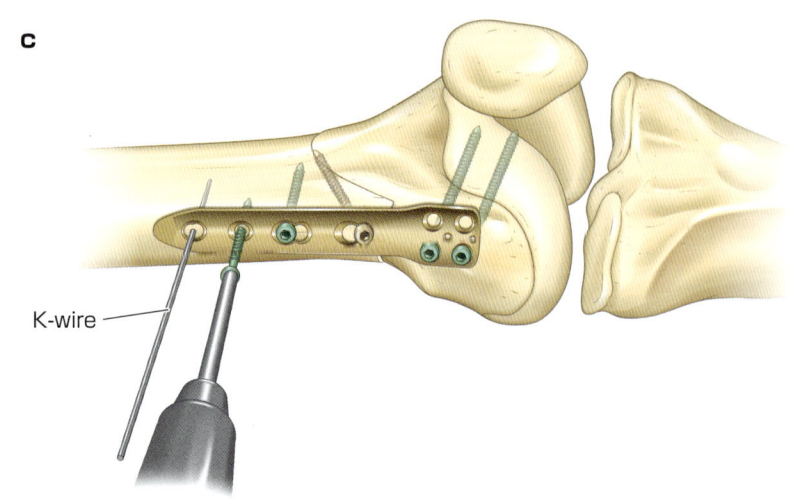

図9 プレート固定（左膝）

a：TomoFix MDFのスクリュー孔の呼称（左膝用）。

b：著者らは左膝なら **図9a** のプレートのA，Bおよび4の位置にスリーブを立て，Bと4に2.0mm径K-wireで固定する。

c：プレートが望ましい位置に仮固定されたらプレートのA，Bにスクリューを挿入してロックし，次に1から皮質骨用大骨スクリューを用いてヒンジに圧迫力を加える。その後，残りのスクリューを挿入後に皮質骨用のスクリューをロッキングスクリューに入れ換える。

7 後療法

　わが国においてDFO専用プレートが発売される以前は，脛骨外側近位用の多軸性ロッキングプレートであるNCB®-PT（Zimmer Biomet社）を上下翻転して使用していた。

　このときは術後3～4週の免荷とし，全荷重は術後6～8週間から許可していたが[2,3]，専用プレートであるTomoFix MDFが使用できるようになってからは，術翌日から可動域訓練のみならず疼痛に応じた荷重を許可している。

　大腿骨は脛骨に比較して，①股関節の影響で回旋力を受けやすい，②脛骨よりレバーアームが長い，③HTO骨切り部のような脛骨粗面－膝蓋腱－膝蓋骨という安定化機構がない，などの理由から骨切り後の生体力学的安定性を得にくい[3]。これはプレートの固定性と適合性が向上したからといってすべて解決するわけではない。

　従って早期荷重はあくまでも術後の不必要な筋萎縮を最小限にとどめ，骨癒合後の筋力やADLの到達レベルを上げるためであり，早期退院を目標とするものではない。まずはブレイス装着下の伸展位で歩行器を使用した「すり足歩行」から開始するなど，手術操作のみならず後療法も安全性を担保することが最優先である。

　ヒンジ骨折が明らかなら仮骨の程度をみながら荷重を考えることはいうまでもないが，思わぬ不顕性ヒンジ骨折なども考えられるため，症例を重ねるまでは荷重についてはゆっくりとした後療法が望ましい。

文献

1) Ranawat AS, Ranawat CS, Elkus M, et al. Total knee arthroplasty for severe valgus deformity. J Bone Joint Surg Am 2005；87 Suppl 1：271-84.

2) Nakamura R, Fujita K, Omi R, et al. Closed wedge distal femoral osteotomy with a polyaxial locking plate designed for the proximal tibia：minimum 5-year outcomes. Knee Surg Relat Res 2017；29：232-6.

3) 中村立一. 変形性膝関節症に対する大腿骨遠位部骨切り術およびdouble osteotomy. MB Orthop 2013；26（4）：23-31.

4) Paley D, Herzenberg JE, Tetsworth K, et al. Deformity planning for frontal and sagittal plane corrective osteotomies. Orthop Clin North Am 1994；25：425-65.

5) Halder A, Kutzner I, Graichen F, et al. Influence of limb alignment on mediolateral loading in total knee replacement：in vivo measurements in five patients. J Bone Joint Surg Am 2012；94：1023-9.

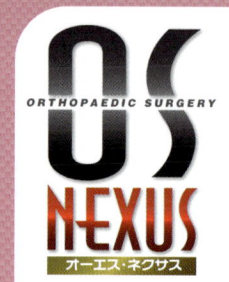

Ⅲ. 骨切り術

ロッキングプレートを用いた逆V字型高位脛骨骨切り術の落とし穴

北海道大学大学院医学研究院スポーツ先端治療開発医学分野　**近藤　英司**

八木整形外科病院附属スポーツ医学・関節鏡センター　**安田　和則**

Introduction

　北海道大学ではhemi-closing and hemi-opening wedge correctionに基づく独自の逆V字型高位脛骨骨切り術（high tibial osteotomy；HTO）を開発し **図1**，その良好な長期成績を報告した[1]。本法は，矯正支点が変形矯正の原則である下肢のcenter of rotation of angulation（CORA，大腿骨および脛骨の機能軸の交点）と近いため，最小の骨切除で大きな矯正が可能であり，他の術式よりも脛骨近位部の変形が少ない。しかし，正確な骨切りが難しく，また創外固定を使用するため長期の入院期間が必要であった。

　そこで著者ら[2〜4]は，新しい楔状骨切りガイドを開発して骨切りを正確かつ容易にした。また固定法をロッキングプレートに変更して早期の荷重を可能にした。

術前情報

●適応と禁忌

　適応は，日常生活の活動性が高い北大分類Ⅱ〜Ⅳ期の変形性膝関節症（osteoarthritis；OA），特発性膝骨壊死，および大腿骨内側顆軟骨損傷の患者で，年齢制限は設けてない。Blount病や骨系統疾患などによる著しい脛骨内反変形も適応となる。膝関節可動域は，伸展−20°以下，屈曲は130°以上，膝蓋大腿関節に中等度の関節症がある症例も適応となる。

　X線学的には，大腿脛骨角（femorotibial angle；FTA）が185°以上，medial proximal tibial angle（MPTA）が80°以下がよい適応である。

　禁忌は，外側関節に明らかなOAを認める症例，靱帯不全，関節リウマチや感染性関節炎などである。Mechanical lateral distal femoral angle（mLDFA）が91°以上の症例は，大腿骨の骨切りも考慮する。

●術前計画

　立位下肢全長X線正面像を用いて，下肢機能軸の通過点が，関節内側縁から60〜70％を通るように外側楔状骨片の切除角度および距離を決定する **図2**。

　本術式の実施に当たっては，適応を吟味し，周到な術前計画を立て，合併症への対策を十分にとりながら慎重に行うべきである。

●手術体位

　体位は仰臥位とし，駆血帯を装着する。術者は患側に立ち，Cアームは健側に設置する。

手術進行

1. 関節鏡による観察
2. 腓骨の展開と骨切り
3. 脛骨近位部の皮切と展開
4. 逆V字型骨切り面の設定
5. 骨切り
   ・脛骨粗面の骨切り
   ・脛骨外側面の楔状骨切り
   ・脛骨内側面の骨切り
6. 矯正
7. プレート固定
8. 内側骨切り部への骨移植
9. 後療法

●逆V字型HTOの利点と欠点

利点:

最大の利点は，矯正の支点がCORAと近いため，最小の骨切除で大きな矯正が可能であり，術後脛骨近位部の変形が少ないことである。

第2の利点は，外側からの切除骨片を内側開大間隙へ移植することにより，脛骨近位の骨量が温存されることである。

第3の利点は，脛骨近位中央部の頂点部は不全骨折によって矯正することにより骨癒合が得られやすいことである。

第4の利点は，脛骨長や脛骨後傾角の変化が少ないことである。

欠点:

相対的な欠点としては，腓骨骨切りが必要なこと，および内側開大式高位脛骨骨切り術（open wedge HTO：OWHTO）よりも荷重時期はやや遅れることなどである。

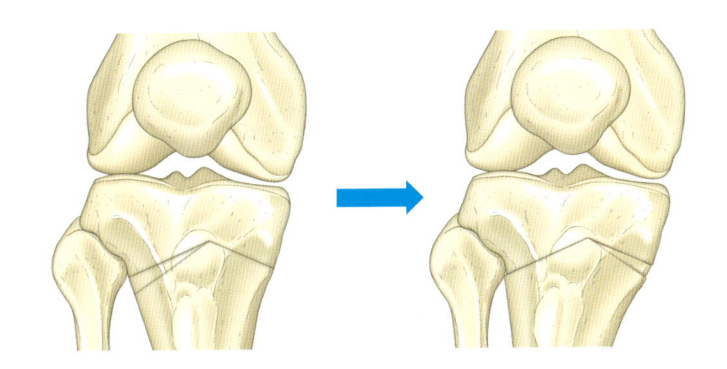

図1 北大式逆V字型HTOの手術概念

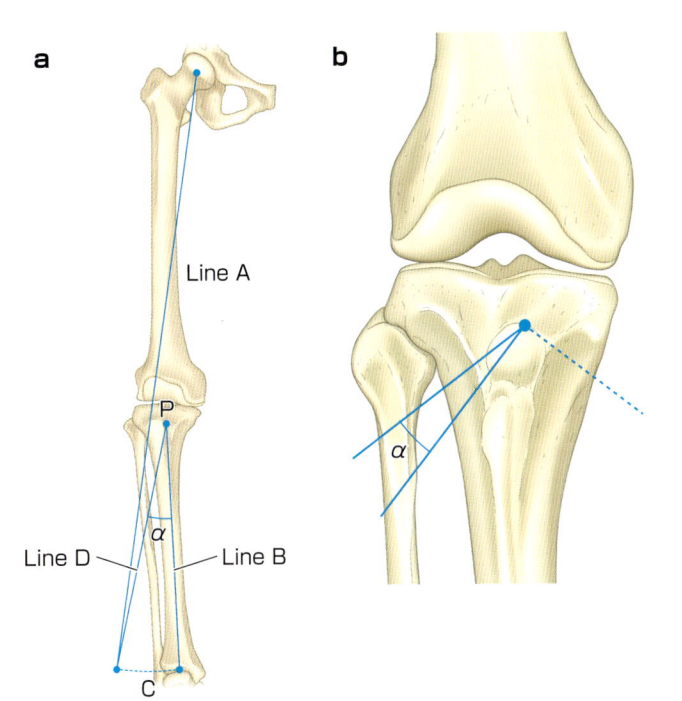

Line A：矯正後下肢機能軸
Line B：矯正支点〜足関節中心線
Line D：矯正支点〜矯正後下肢機能軸
P：矯正支点
C：矯正前〜矯正後足関節中心線
α：矯正角度

図2 術前計画

a：立位下肢全長X線正面像を用いて術前計画を立てる。
b：下肢機能軸（Line A）の通過点が関節内側縁から60〜70％を通るように，外側楔状骨片の切除角度および距離を決定する。

Fast Check
❶術前計画で正確に矯正角度を決定する。
❷矯正支点の設定（逆V字頂点）が最も重要である。
❸専用ガイドを用いて正確に外側楔状骨片を骨切りする。
❹矯正支点は完全に骨切りせず不全骨折にすることが肝要である。

1 関節鏡による観察

膝関節内の滑膜，関節軟骨，半月板，および靱帯の状態を観察し，必要に応じて処置を加える。広範な腰野分類Stage Ⅲ以上の骨壊死に対しては骨軟骨柱移植を行う。

> **コツ&注意 NEXUS view**
> 顆間窩の骨棘は切除し，伸展制限を矯正する。

2 腓骨の展開と骨切り

腓骨中央部後側方に約4cmの縦切開を加える。腓骨筋とヒラメ筋の間の筋膜を縦切開し，腓骨筋を前方に牽引して腓骨を展開する。腓骨前後の骨膜を剥離後，腓骨に2つのレトラクターを挿入し，腓骨を外側に牽引する。ボーンソー，ノミにて斜め骨切りを行い 図3，止血材を充填し，ドレーンを留置する。

> **コツ&注意 NEXUS view**
> コンパートメント症候群防止のため，筋膜切開は近位および遠位に十分に行い，レトラクターを用いて腓骨を外側に牽引して骨切りを行う。

> **落とし穴 NEXUS view**
> 腓骨後方内側には太い静脈が存在するため静脈損傷に注意しなければならない。もしも静脈損傷を起こした場合には止血材を充填し，止血は最後に行う。
> 安易な電気メスによる止血操作は，腓骨神経麻痺の原因となる。

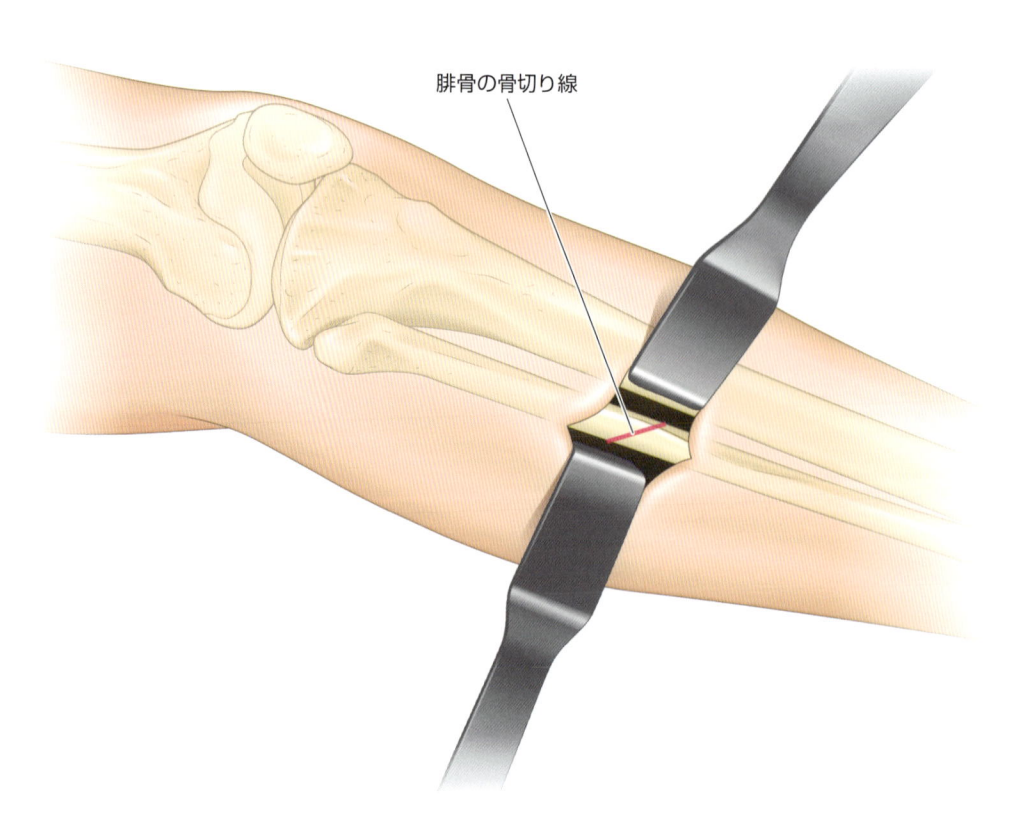

腓骨の骨切り線

図3 腓骨骨切り

3 脛骨近位部の皮切と展開

　前脛骨筋の脛骨付着部に沿った約10cmの弧状切開を加える **図4a**。膝蓋腱および脛骨粗面を展開し，その内・外側を切開する **図4b**。脛骨内側の骨膜，内側側副靭帯浅層の一部，および内側骨切り部後方の剥離を行う。

　次に前脛骨筋付着部，および外側骨切り部後方を剥離する。

a

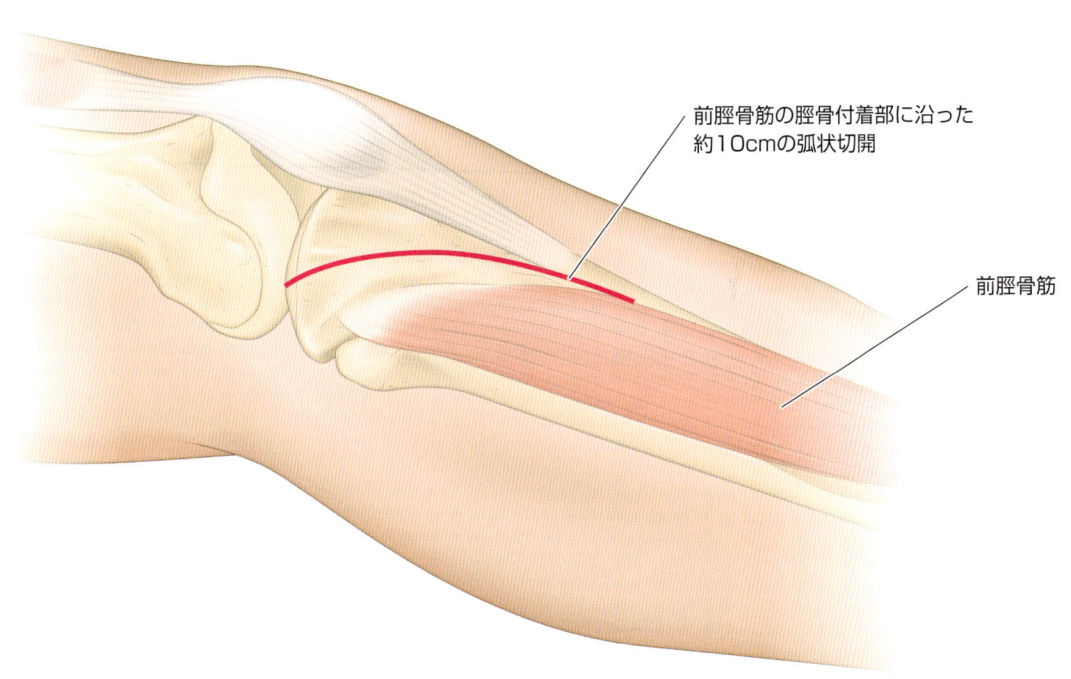

前脛骨筋の脛骨付着部に沿った
約10cmの弧状切開

前脛骨筋

b

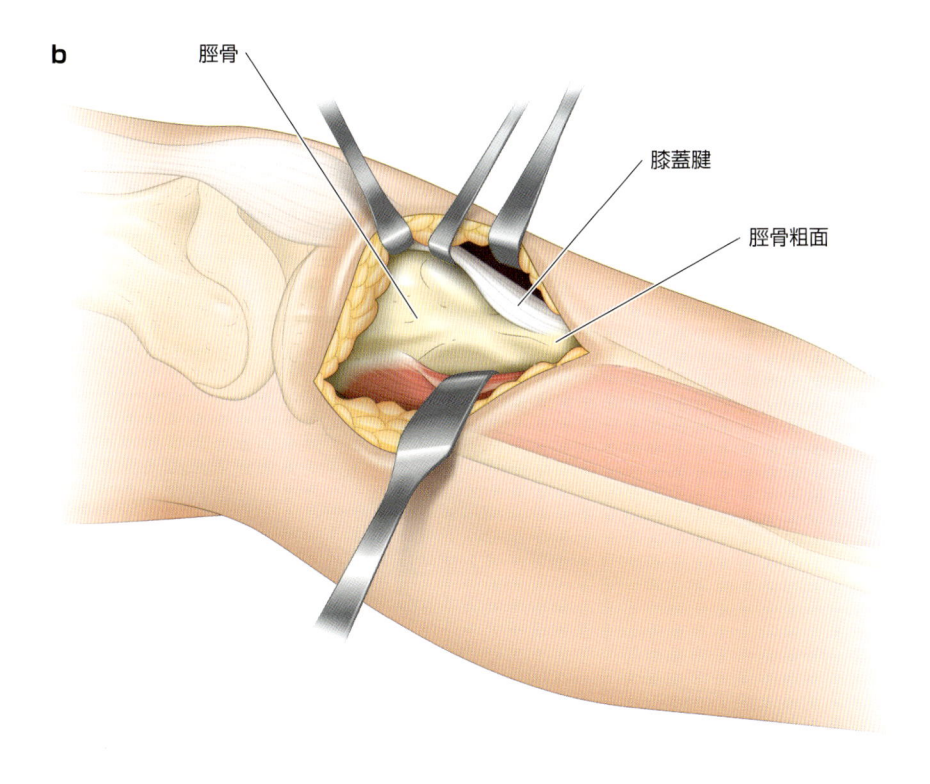

脛骨

膝蓋腱

脛骨粗面

図4 皮切，展開

a：皮切。前脛骨筋の脛骨付着部に
沿った約10cmの弧状切開を行う。
b：膝蓋腱および脛骨粗面の内・外
側骨切り部の展開を行う。

Cアームにて膝関節正面像を描出する。逆V字型骨切りの頂点は，膝蓋腱の脛骨付着部内側付近に存在する。透視下にプレート（TomoFix Lateral High Tibia Plate，Depuy Synthes社）を当て，プレートの近位から4本目のスクリュー孔より遠位（脛骨内側顆間隆起から約30mm遠位）に第1のワイヤーを脛骨骨軸に垂直に刺入する 図5a。

逆V字型骨切りの頂点の設定は，矯正の支点（ヒンジポイント）となるため最も重要である。この第1のワイヤーに特製の「楔状骨切りガイド」（オリンパス テルモ バイオマテリアル社）を設置し，外側の楔状骨切り位置を設定する 図5b。

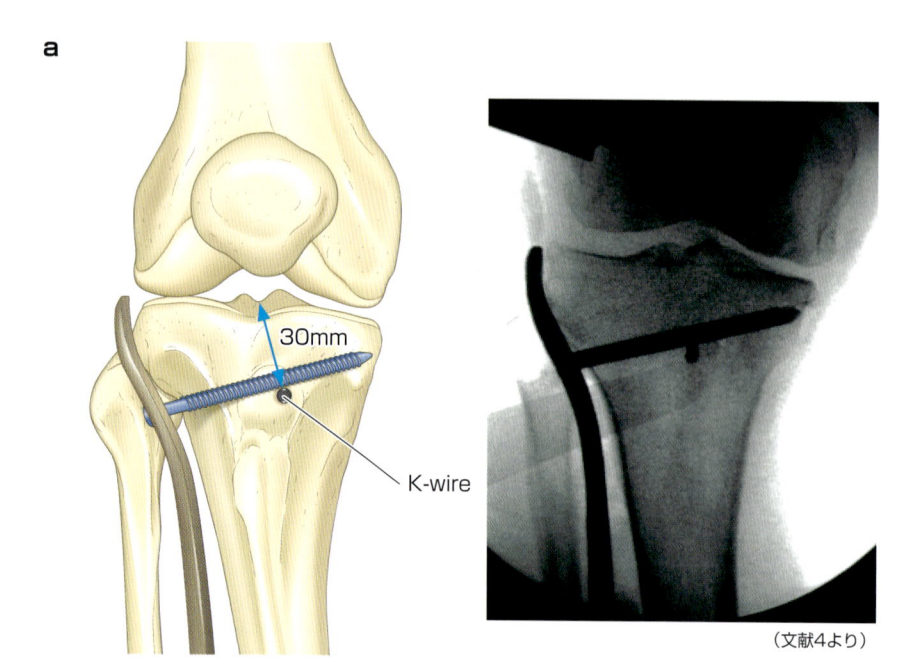

a

30mm

K-wire

（文献4より）

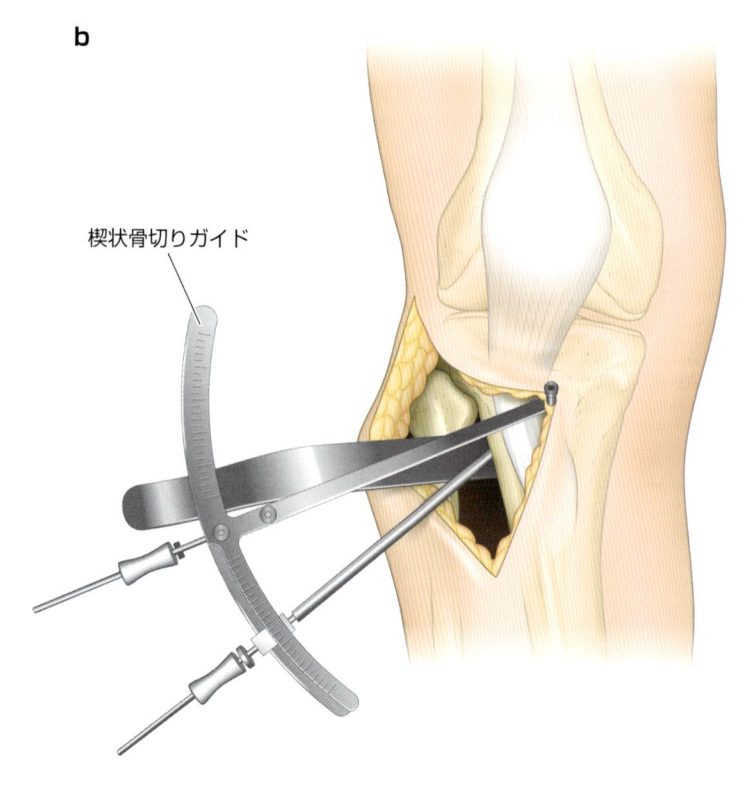

b

楔状骨切りガイド

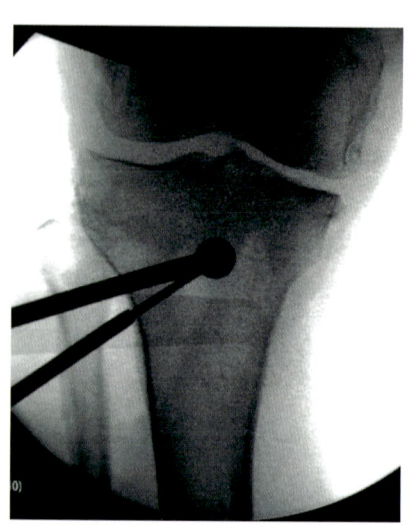

（文献4より）

図5 逆V字型骨切り面の設定

a：プレートの仮設置と逆V字型骨切りの頂点（矯正支点）へK-wireを刺入する。
b：楔状骨切りガイドを設置する。

5 骨切り

脛骨粗面の骨切り

膝蓋腱を前方に挙上し，脛骨粗面から約15mm後方で脛骨骨軸に対して約10°前方に傾け，脛骨粗面の骨切りを行う **図6a**。

脛骨外側面の楔状骨切り

レトラクターを脛骨外側の骨切り部後方に設置し，神経血管束を保護する。脛骨外側から刺入したワイヤーの遠位および近位部で骨切りを行う **図6b**。切除した楔状骨片は内側の開大部の移植用に保存する **図6c**。

> **コツ&注意 NEXUS view**
>
> 逆V字型骨切り部の頂点付近は完全に骨切りせず，一部皮質骨の連続性を残すようにする。中央部の海綿骨は完全に切除する必要はない。
>
> 神経血管束を保護するため，膝関節は屈曲位とし脛骨後方にレトラクターを挿入する。

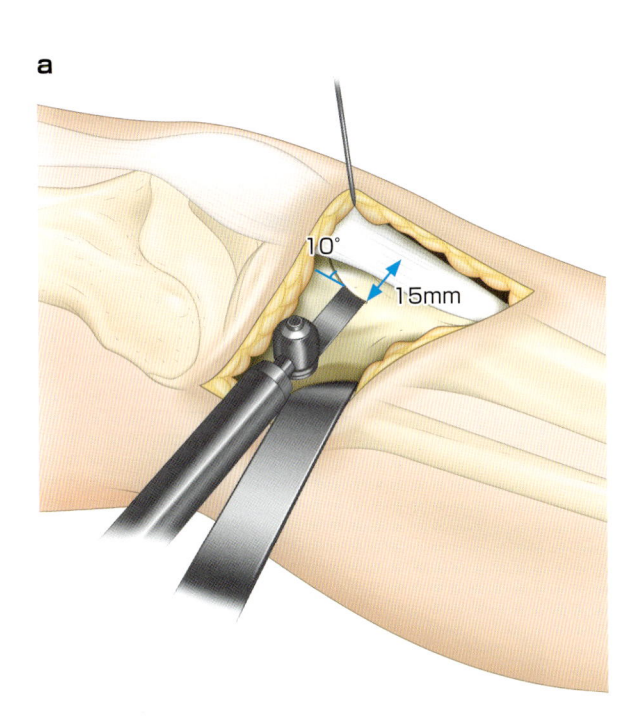

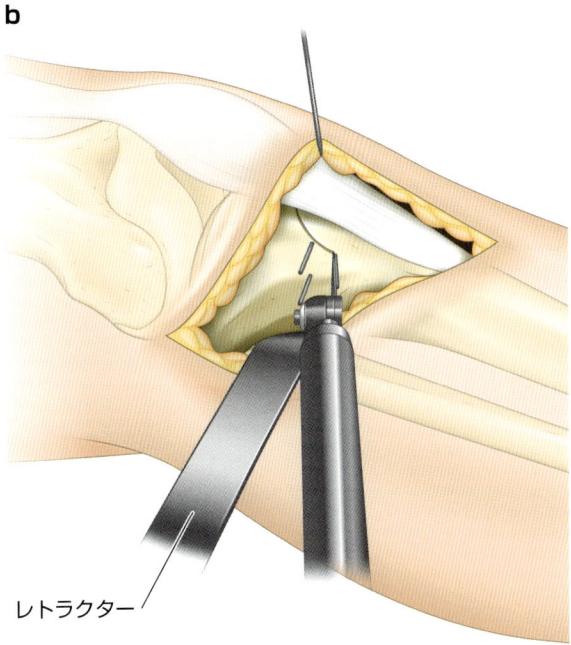

レトラクター

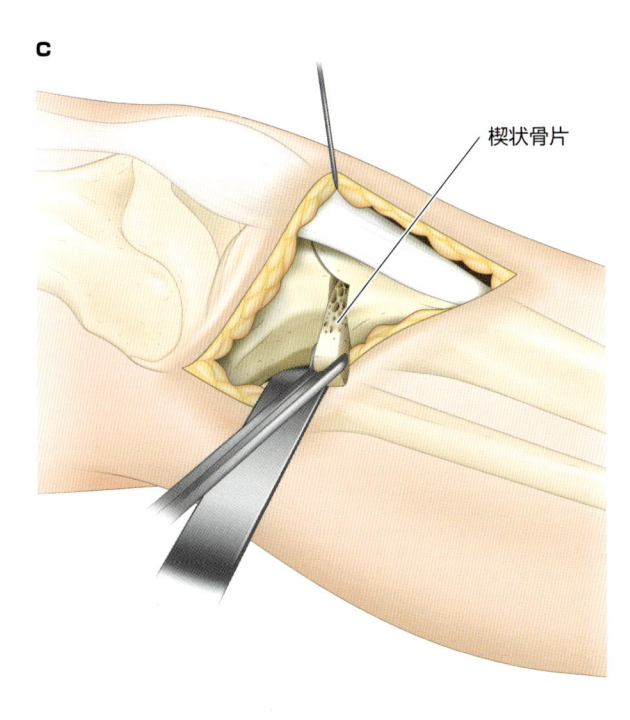

楔状骨片

図6 脛骨外側面の楔状骨切り

a：膝蓋腱を前方に挙上し，脛骨粗面から約15mm後方で脛骨骨軸に対して約10°前方に傾け，脛骨粗面の骨切りを行う。

b：脛骨外側から刺入したワイヤーの遠位および近位部で骨切りを行う。

c：楔状骨片の切除を行う。

189

脛骨内側面の骨切り

「逆V字型パラレルドリルガイド」（オリンパス テルモ バイオマテリアル社）を第1のワイヤーに設置する **図7a**。角度計を約100°に設定後，内側面にワイヤーを刺入し，ガイドを固定する。

a

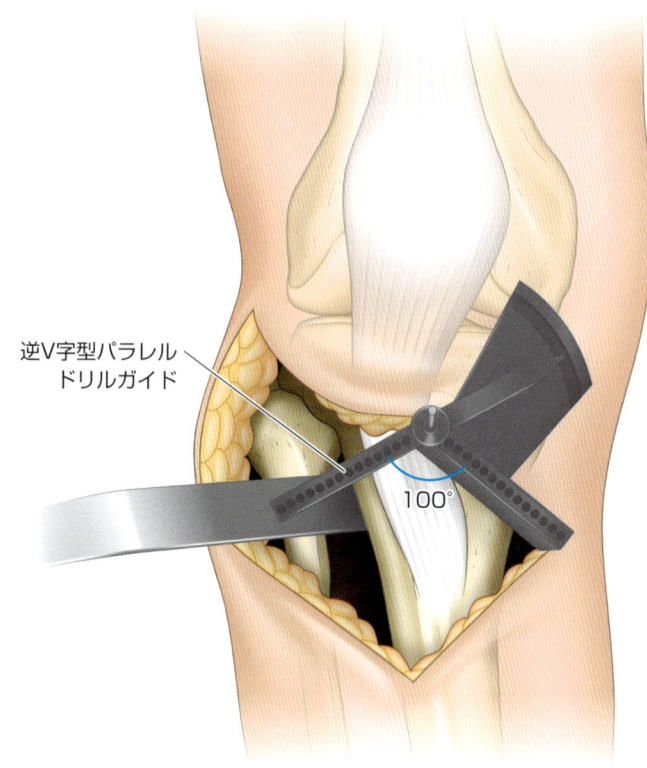

逆V字型パラレル
ドリルガイド

100°

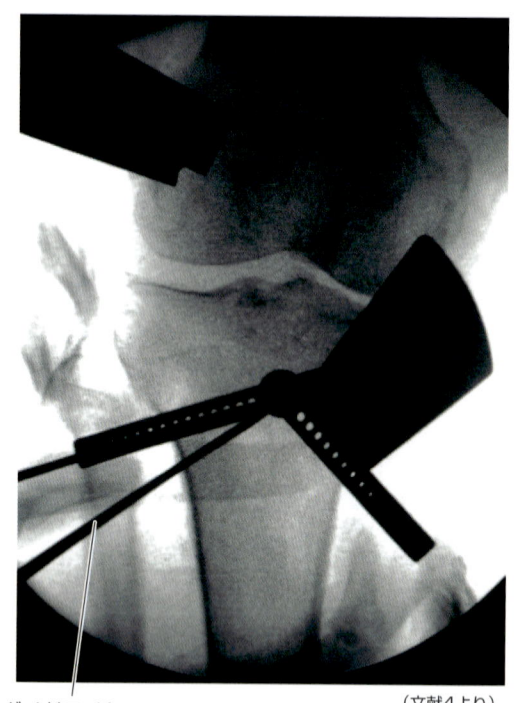

ガイドワイヤー

（文献4より）

図7 脛骨内側面の骨切り

a：逆V字型パラレルドリルガイドを設置する。

　次に前方からドリリングを行う **図7b**。ドリリング後，脛骨の内側に並んだ孔に合わせて薄刃のノミを用いて内側部の骨切りを行う **図7c**。

落とし穴　NEXUS view
脛骨後方の骨皮質は薄いため，神経血管束に刺入しないように注意が必要である。膝関節を屈曲位とし，骨切り面にエレバトリウムを挿入して神経血管束を保護する。

コツ&注意　NEXUS view
逆V字型骨切り部の頂点付近は完全に骨切りせず，一部皮質骨の連続性を残すようにする。

b

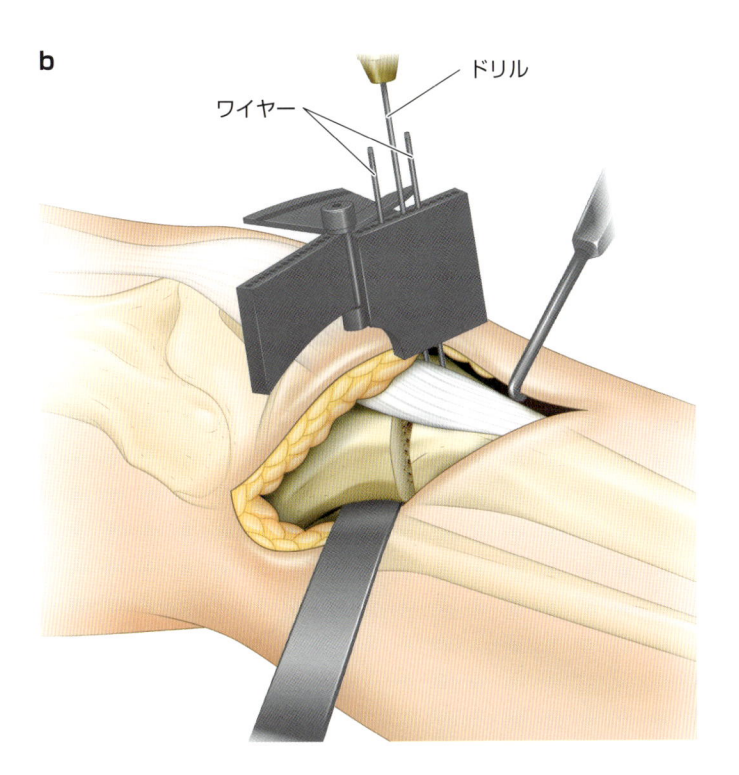

ワイヤー　ドリル

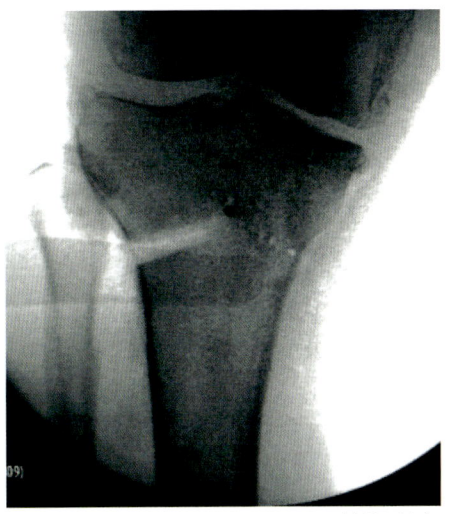

（文献4より）

c

薄刃ノミ

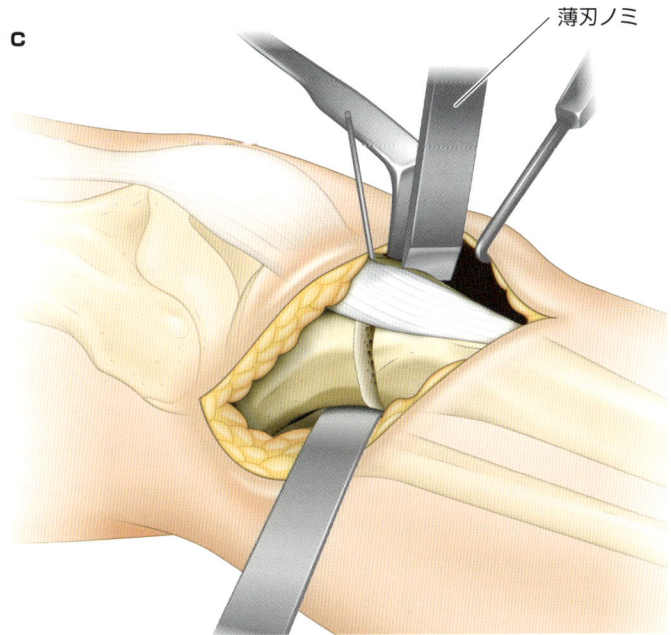

図7　脛骨内側面の骨切り（つづき）

b：角度計を約100°に設定後，内側面にワイヤーを刺入し，ガイドを固定する。次に前方からドリリングを行う。
c：ドリリング後，脛骨の内側に並んだ孔に合わせて薄刃ノミを用いて内側部の骨切りを行う。

6 矯正

術者は，患肢に軸圧をかけながら徒手的に外反力を与え，徐々に矯正を行う。

助手は，外側から骨切り部に外反力を与え，外側の骨切り部が完全に閉鎖し，内側の骨切り部が開大したことを確認後，ワイヤーにて仮固定する 図8a。

透視下に完全伸展位にてアライメントロッドを用いて下肢機能軸を確認する 図8b。

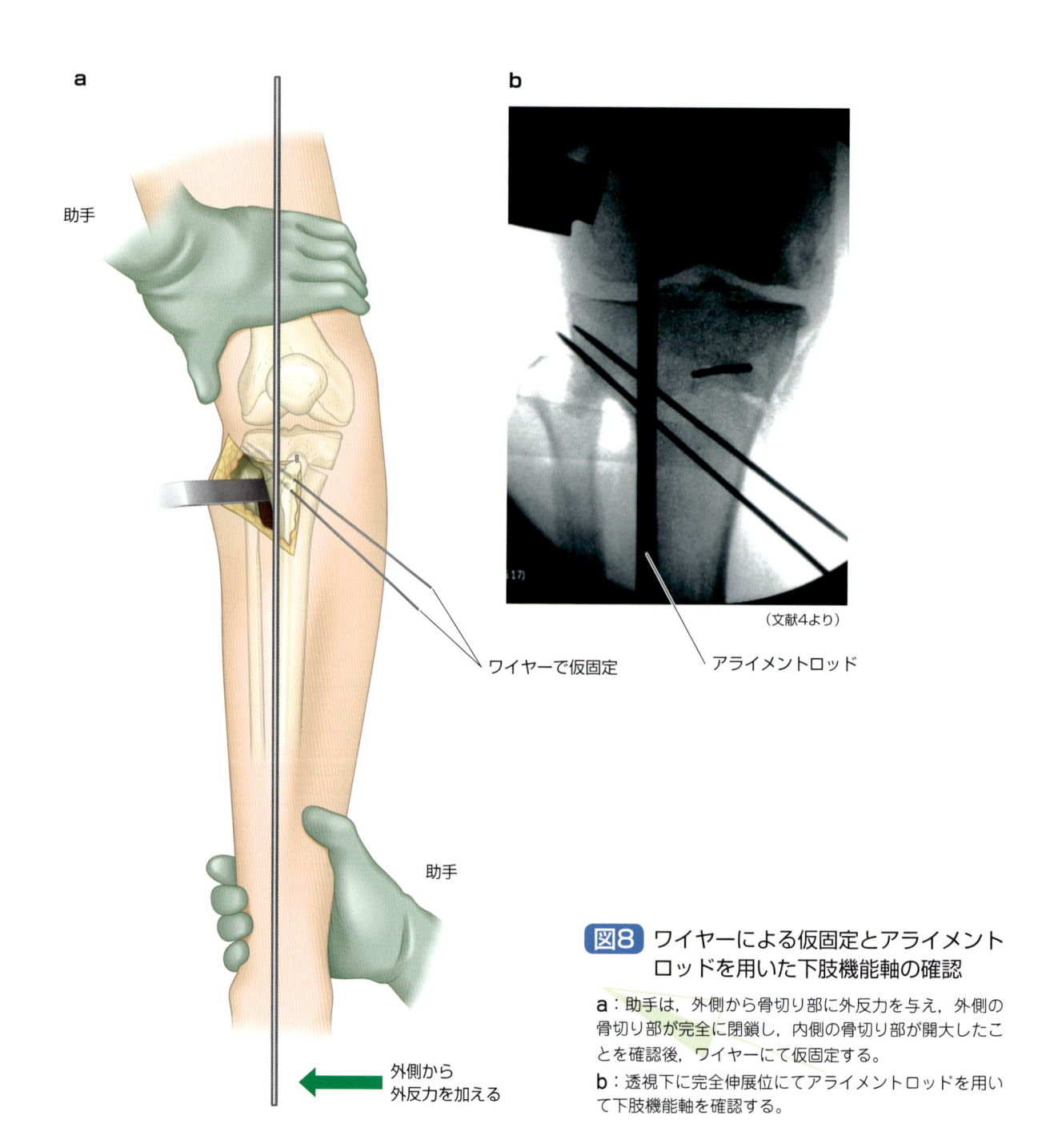

a

助手

ワイヤーで仮固定

助手

外側から
外反力を加える

b

（文献4より）

アライメントロッド

図8 ワイヤーによる仮固定とアライメントロッドを用いた下肢機能軸の確認

a：助手は，外側から骨切り部に外反力を与え，外側の骨切り部が完全に閉鎖し，内側の骨切り部が開大したことを確認後，ワイヤーにて仮固定する。

b：透視下に完全伸展位にてアライメントロッドを用いて下肢機能軸を確認する。

7 プレート固定

　プレート（TomoFix Lateral High Tibia Plate）の最近位および2番目のコンビホールにドリルスリーブを装着し，プレートを前脛骨筋内側に挿入する。最近位のガイドピンは関節面と平行，最近位のコンビホールは骨切り面より遠位になるようにプレート位置を調整する 図9 。

> **コツ&注意　NEXUS view**　///
>
> プレートは正面で近位，側面で脛骨後方に設置する。

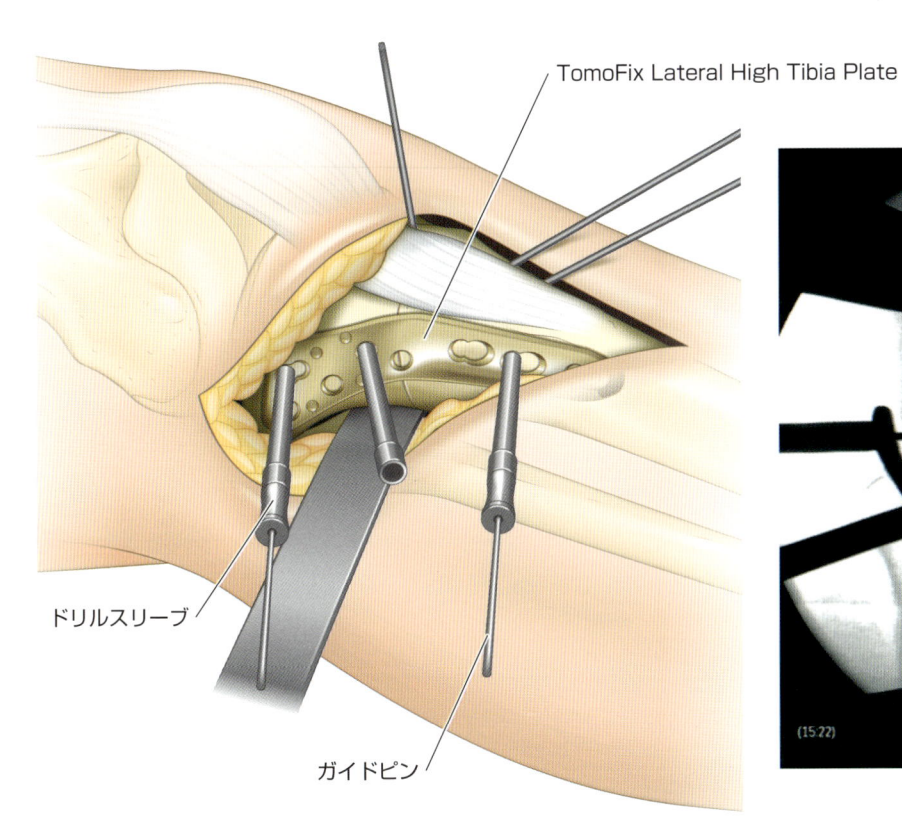
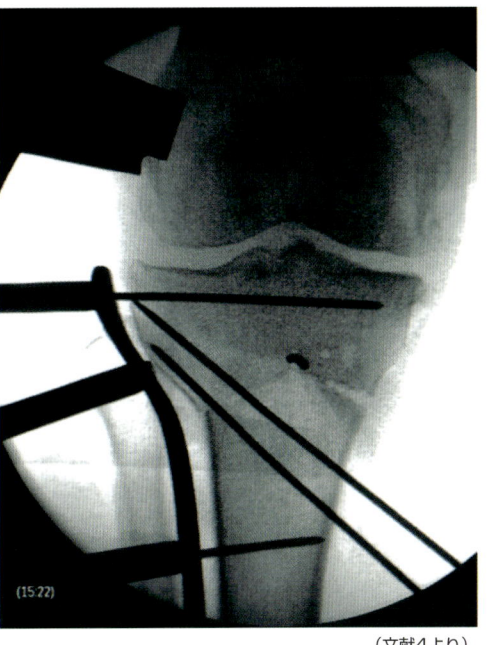

TomoFix Lateral High Tibia Plate

ドリルスリーブ

ガイドピン

(15:22)

（文献4より）

図9 プレートの挿入と位置の調整

プレート（TomoFix Lateral High Tibia Plate）の最近位および2番目のコンビホールにドリルスリーブを装着し，プレートを前脛骨筋内側に挿入する。最近位のガイドピンは関節面と平行，最近位のコンビホールは骨切り面より遠位になるようにプレート位置を調整する。

ガイドピンを刺入しプレートを仮固定後，中実ドリルにて近位部をドリリングする。デプスゲージにてスクリュー長を決定後，3本のロッキングスクリューを近位部に設置する。

　次に最近位のコンビホールにドリリングを行い，皮質骨用スクリューを挿入し，外側骨切り部に圧迫力を加える 図10a 。残りのホールにすべてロッキングスクリューを設置後，皮質骨用スクリューを抜去し，ロッキングスクリューを挿入する 図10b 。

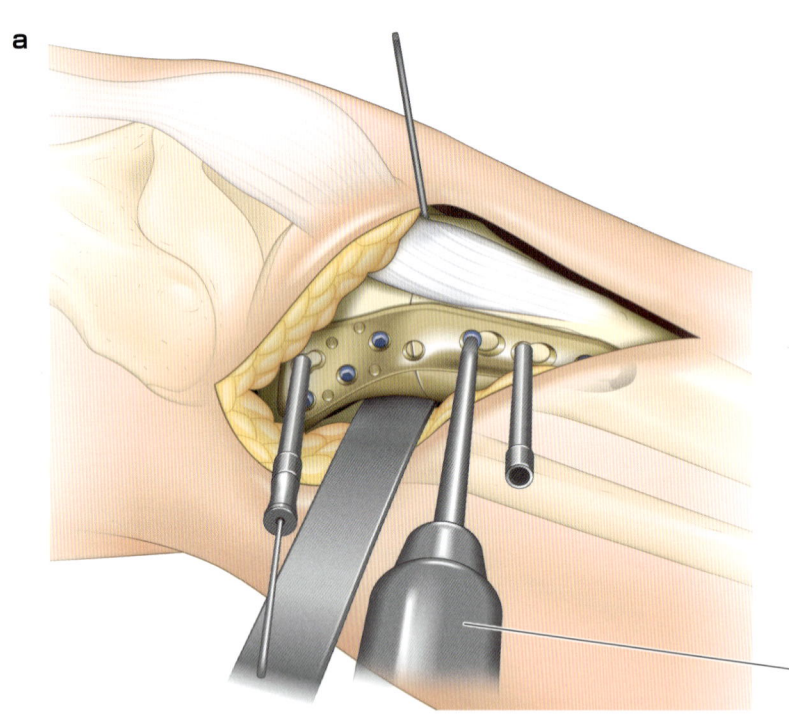

a

中実ドリルでドリリングを行う

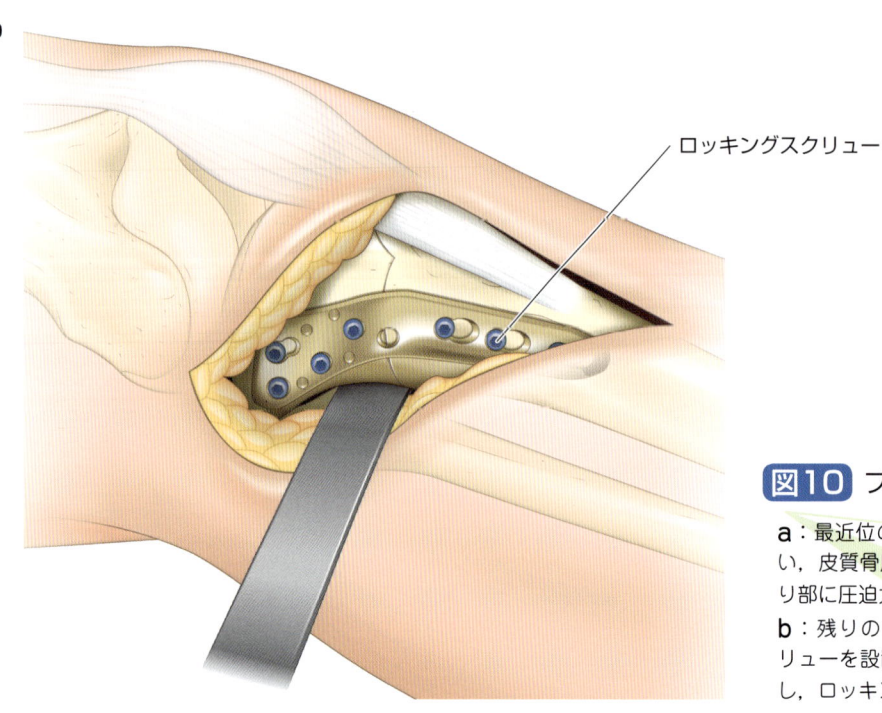

b

ロッキングスクリュー

図10 プレート固定

a：最近位のコンビホールにドリリングを行い，皮質骨用スクリューを挿入し，外側骨切り部に圧迫力を加える。
b：残りのホールにすべてロッキングスクリューを設置後，皮質骨用スクリューを抜去し，ロッキングスクリューを挿入する。

8 内側骨切り部への骨移植

外側から切除した骨片を内側開大部に移植し，骨膜を縫合する。

洗浄後，ドレーンを挿入し，皮下を縫合する 図11 。

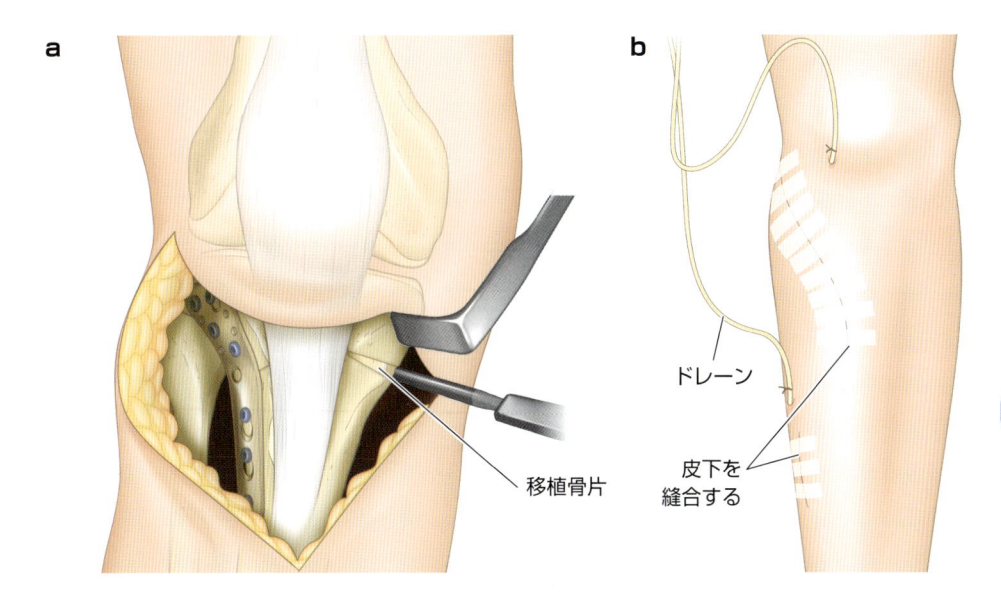

a

移植骨片

b

ドレーン

皮下を
縫合する

**図11 内側骨切り部
への骨移植**

a：内側骨切り部への骨移植
を行う。
b：皮膚の閉鎖を行う。

9 後療法

ドレーン抜去後，関節可動域訓練を開始する。

術後4週から部分荷重を開始し，術後6週から全荷重歩行を許可する 図12 。

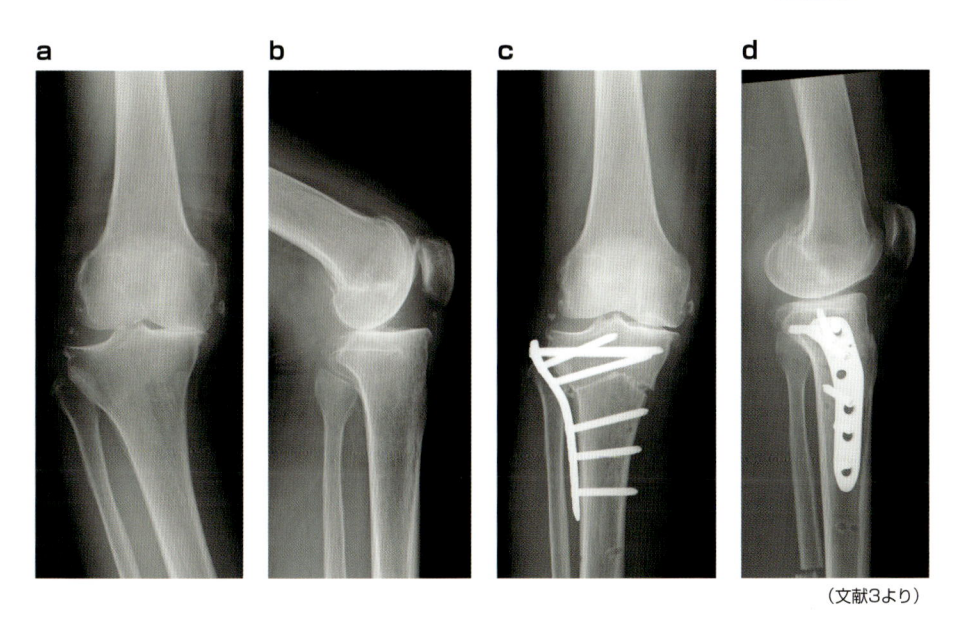

a **b** **c** **d**

（文献3より）

図12 術前・後のX線像

a，b：術前
c，d：術後

文献
1）Aoki Y, Yasuda K, Mikami S, et al. Inverted V-shaped high tibial osteotomy compared with closing-wedge high tibial osteotomy for osteoarthritis of the knee. Ten-year follow-up result. J Bone Joint Surg Br 2006；88：1336-40.
2）青木喜満，安田和則，眞島任史. TomoFix Plateを用いた逆V字型脛骨高位骨切り術. MB Orthop 2013；26（4）：17-22.
3）近藤英司，安田和則. 逆V字型高位脛骨骨切り術. ゼロから始めるKnee Osteotomyアップデート. 日本Knee Osteotomyフォーラム編. 東京：全日本病院出版会；2018. p.154-9.
4）Kondo E, Yasuda K, Yabuuchi K, et al. Inverted V-shaped high tibial osteotomy for medial osteoarthritic knees with severe varus deformity. Arthros Tech. in press.

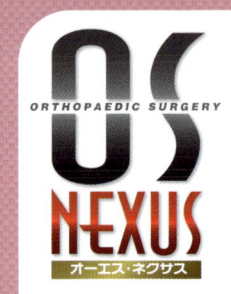

Ⅲ. 骨切り術

膝周囲骨切り術（AKO）の落とし穴

横須賀市立市民病院関節外科・人工関節センター　竹内　良平

Introduction

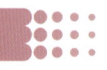

　膝周囲骨切り術（around the knee osteotomy；AKO）は最近徐々に定着してきた言葉である。これまでは高位脛骨骨切り術（high tibial osteotomy；HTO）が下肢のリアライメント手術の代表であった[1,2]。

　膝関節は大腿骨，脛骨，膝蓋骨よりなる複合関節で，変形の場所が脛骨近位のみとは限らない。例えば外側半月板損傷やその摘出術後に生じる外側型変形性膝関節症（osteoarthritis；OA）である。下肢アライメントは外反となりほとんどの症例に大腿骨遠位外側関節角（mechanical lateral distal femoral angle；mLDFA）の異常を伴う[3]。このような症例には大腿骨遠位内反骨切り術が適応となる。

　また，高度内反変形膝を治療する場合，人工膝関節全置換術（total knee arthroplasty；TKA）を行わずしてアライメントを整えるためには，大腿骨遠位と脛骨近位の両方で同時に矯正骨切りを行うdouble lebel osteotomy（DLO）が推奨される[4,5]。

　HTOのみでは脛骨関節面の外方傾斜が強くなり，荷重時に関節面に剪断力が発生し膝痛の残存やスポーツ活動などの低下をきたすおそれがある。近い将来AKOが一般的な膝手術法の仲間入りすることは必至である。

　AKOは決して難しい手術ではないが，ある程度慣れないと合併症を起こすこともあるため，注意点と予防法について解説する。さらに，どのタイプの骨切り術においてもボーンソーは必須のアイテムであるので，その使用に関しては習熟しておく必要がある。特に刃先の振れ幅の強弱やそのスピードをコントロールできなければ余計な場所を切ってしまったり，あるいはレトラクターにはじき返されて血管や神経を含む軟部組織を損傷したりするおそれがあることを理解していただきたい。また，ボーンソーにもさまざまなものがあり，適材適所の使用が求められる。

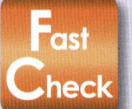

❶DFO：膝窩動脈損傷を避けること。ヒンジ骨折を起こさないこと。
❷OWHTO：ヒンジ骨折を起こさないこと。ロングプレートを使用すること。
❸HCWHTO：厳密な作図と正確な手術操作を行うこと。

手術手技

大腿骨遠位骨切り術（DFO）の落とし穴

　DLOの症例数が増えるに伴って大腿骨遠位骨切り術（distal femoral osteotomy；DFO）を施行する頻度も増加するため，是非習熟していただきたい術式である。

1　膝窩動脈損傷

　骨切り部の後方には膝窩動脈が位置する。大腿骨後面からの距離は約10〜15mm程度である 図1。大腿骨と膝窩動脈との間には脂肪組織しか介在しないため，注意を怠るとボーンソーで損傷しかねない。

　損傷した場合には早期の血流再開が絶対であり，緊急に動脈吻合またはバイパス術が必要となる。

　血管損傷を防ぐためには後方の防御を完璧にする以外にはない。

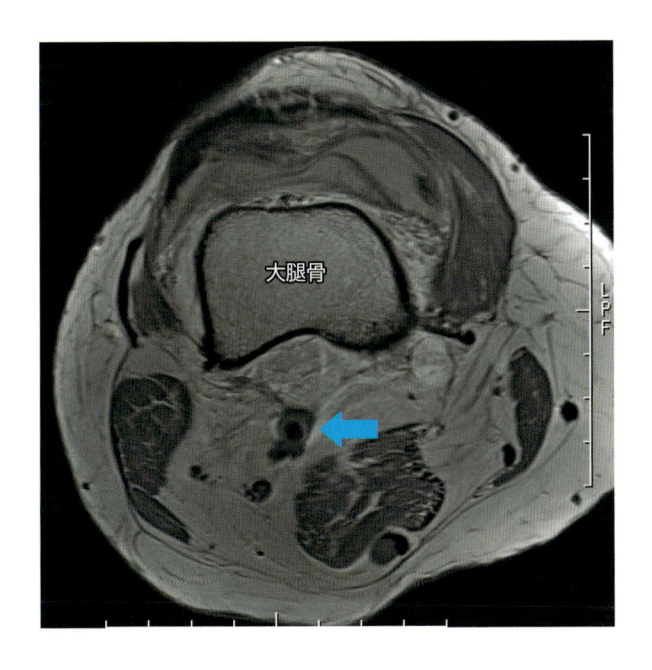

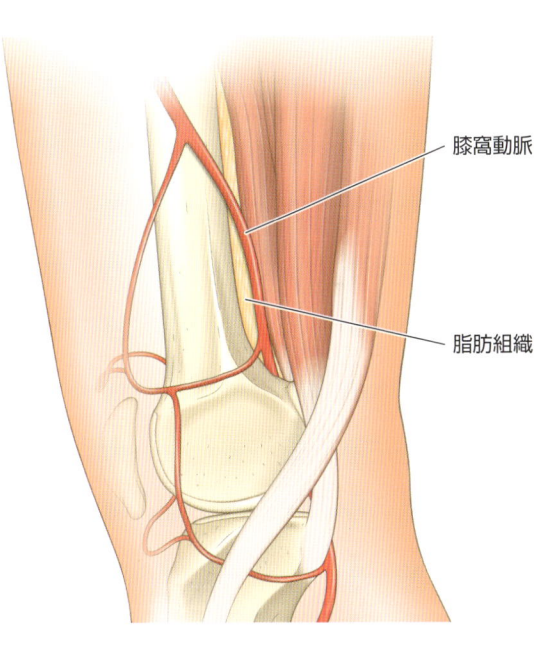

図1　DFOにおける骨切り部付近のMRI断面像

大腿骨後面と膝窩動脈（矢印）の間には脂肪組織しかない。ボーンソーの操作に注意が必要である。

膝窩動脈損傷の回避法

　日本人，特に小柄な女性の大腿骨遠位部の前後方向の幅は小さく，特にオシレーターソーを使用する場合にはワーキングスペースが少なくなり，骨切りが容易ではない。推奨される方法は，DePuy Synthes社の内側開大高位脛骨骨切り術（medial open wedge HTO；OWHTO）用に作製されたレトラクターを使用することである 図2a 。断面が浅いU字型であり，ステンレス製であるがイメージで刃先を確認することが可能な工夫がなされている 図2b 。

　また，ヒンジは大腿骨内側または外側顆部の直上を狙い，骨切りの開始位置をやや近位にするとレトラクターが容易に配置でき 図2c ，さらにはヒンジ骨折の防止にもなりうる。骨切り線が遠位になりすぎると内側または外側後顆部の後方への張り出しのためにレトラクターの挿入が困難 図2d となる。

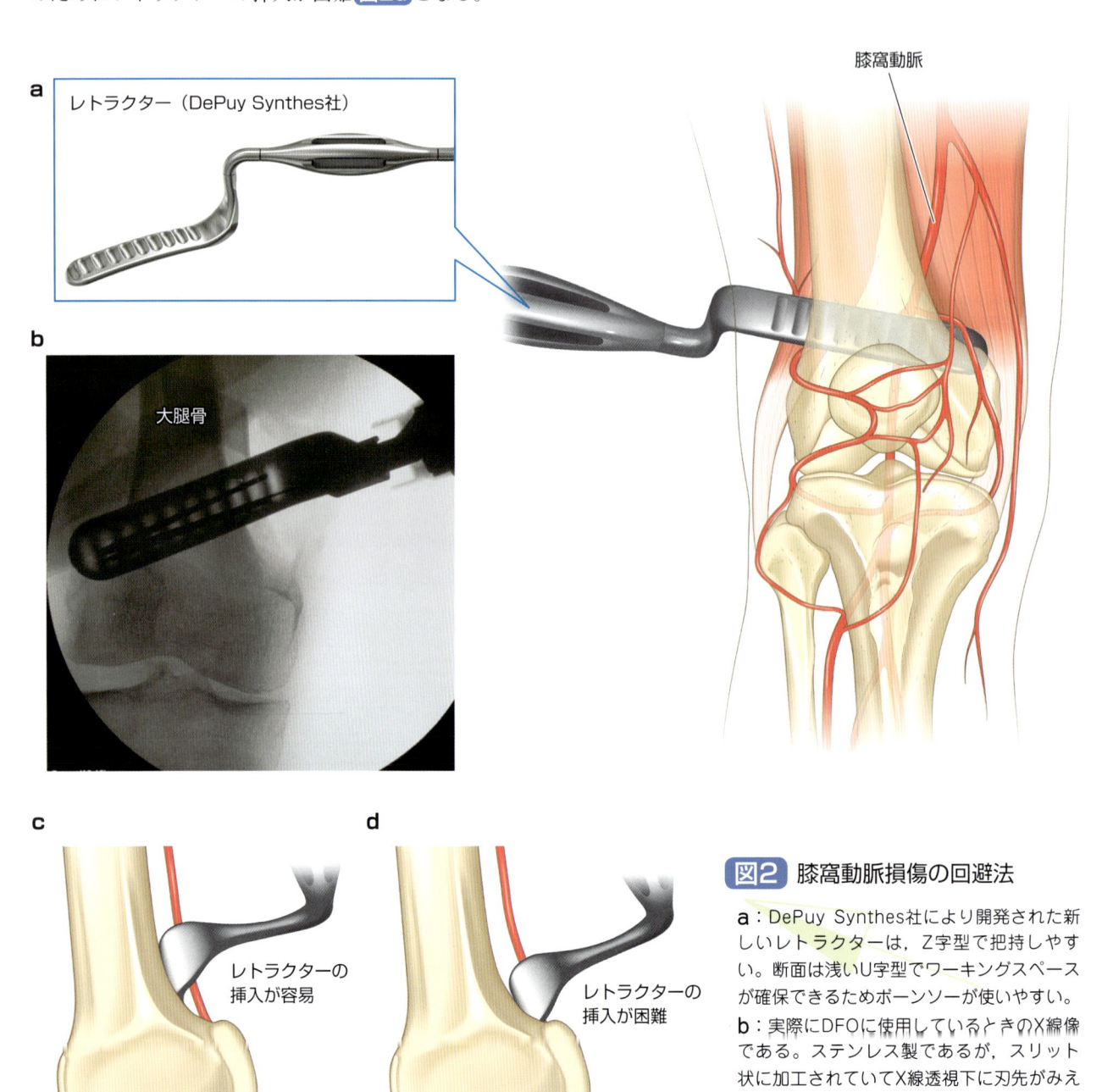

a　レトラクター（DePuy Synthes社）

膝窩動脈

b　大腿骨

c　レトラクターの挿入が容易

d　レトラクターの挿入が困難

図2　膝窩動脈損傷の回避法

a：DePuy Synthes社により開発された新しいレトラクターは，Z字型で把持しやすい。断面は浅いU字型でワーキングスペースが確保できるためボーンソーが使いやすい。

b：実際にDFOに使用しているときのX線像である。ステンレス製であるが，スリット状に加工されていてX線透視下に刃先がみえる。（白丸はヒンジ部）

c：骨切り線がやや近位の場合。

d：骨切り線が遠位の場合。

大腿骨遠位プレート抜釘時の注意

下行膝動脈，内側上膝窩動脈，外側上膝窩動脈が瘢痕組織のなかに埋もれており，安易な抜釘は大出血の原因となるため十分に気を付ける必要がある 図3 。

2 ヒンジ骨折

OWHTOのヒンジ部分に比べて周囲の軟部組織が粗であるために，ヒンジ骨折が生じると不安定になりやすい。

ヒンジ骨折の回避法

骨切り部が不安定となった場合には反対側にもプレートまたはステープルなどを当てることを推奨する 図4 。ヒンジ骨折を避けることが重要であるので十分な術前計画とボーンソーやノミの使用に習熟することが望ましい。

3 DLOにおける骨切り術の順番

膝OAであっても日本人のmLDFAは正常の場合が多い。下肢アライメントの内反が強く，矯正角度が大きい場合にはHTOのみではmedial proximal tibial angle（MPTA）の過度の増大を招くためにDLOを選択しなければならない症例もある。

「大腿骨と脛骨どちらを先に骨切りするか？」という疑問が出ることもあるが，大腿骨骨切りが「先」が定石である。前述したようにmLDFAは正常なことが多いので，HTOを先に施行すると大腿骨側で調節しなければならなくなり，mLDFAが正常下限を逸脱する例が出てくる。MPTAは95°まで許容されるために，HTOでアライメントを調節したほうが無難であることが大腿骨ファーストの理由である。

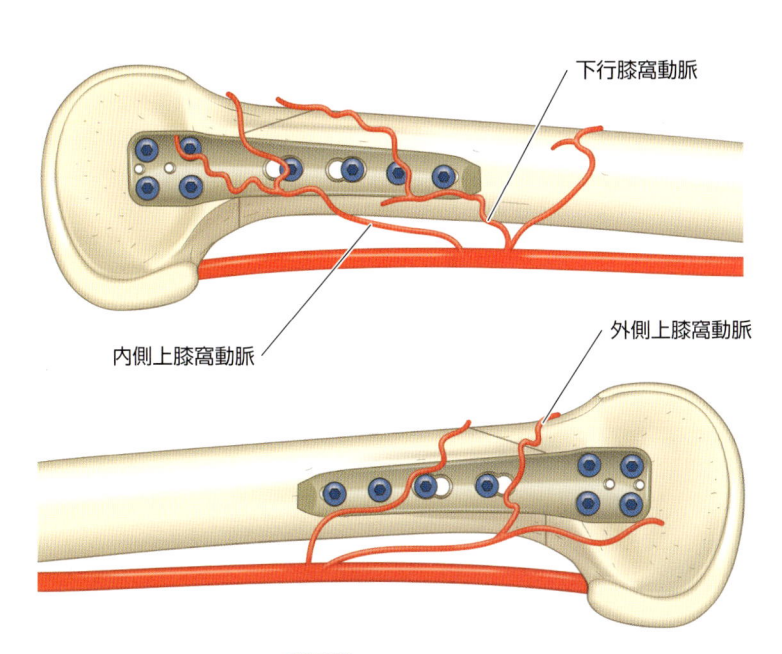

図3 大腿骨遠位プレート抜釘時の注意

抜釘の際，下行膝窩動脈，内側上膝窩動脈，外側上膝窩動脈を損傷しないように気をつける。

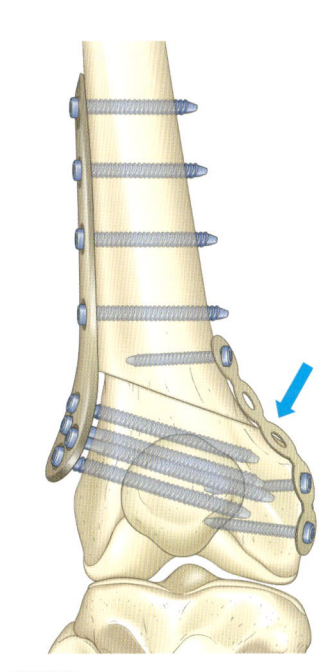

図4 ヒンジ骨折の回避法（1つの例）

骨切り部が不安定となった場合，内側にもプレートを当てる（矢印）。

内側開大高位脛骨骨切り術 (OWHTO) の落とし穴

　この手術は近年一般的なものとなりつつあるが，油断すると落とし穴に嵌り，脱出に困難を要することもありうるので気を抜かずに取り組む必要がある[6,7]。

1 外側ヒンジ骨折

　ヒンジ周囲の軟部組織がしっかりしているために，大腿骨遠位骨切りに比べればヒンジ骨折が生じても術中に大きく不安定となることはない。骨折のタイプによっては，不安定性のために術後に骨癒合遷延や偽関節に至ることもある[8]。

　Type Ⅰ 図5a は安定していて問題ないが，Type Ⅱ 図5c およびⅢ 図5d は避けるべきである。Type Ⅰ' 図5b は骨折線が脛骨プラトーではないが，その辺縁に及ぶタイプで関節内骨折である。不安定性があり，癒合遷延を起こしやすいので注意を要する[9]。

外側ヒンジ骨折の回避法

　外側ヒンジ骨折を回避するためには，①外側近傍まで十分に骨切りをすることと，②外側後方および外側前方骨皮質も切っておくことである。中途半端な骨切りが最も危険である 図6a，図6b。

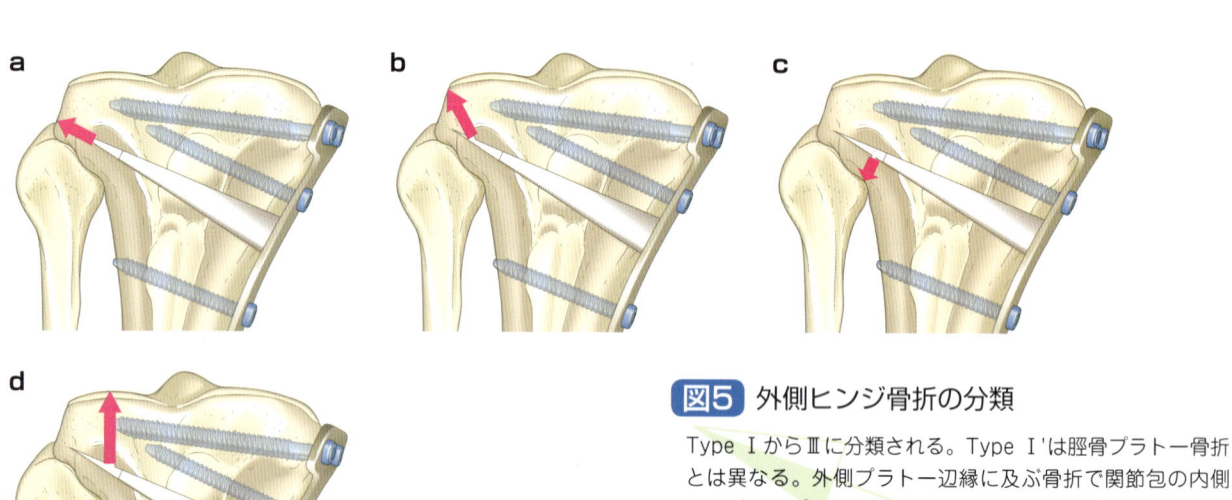

図5 外側ヒンジ骨折の分類

Type ⅠからⅢに分類される。Type Ⅰ'は脛骨プラトー骨折とは異なる。外側プラトー辺縁に及ぶ骨折で関節包の内側に及ぶタイプで，関節内骨折である。矢印は骨折線。
a：Type Ⅰ
b：Type Ⅰ'
c：Type Ⅱ
d：Type Ⅲ

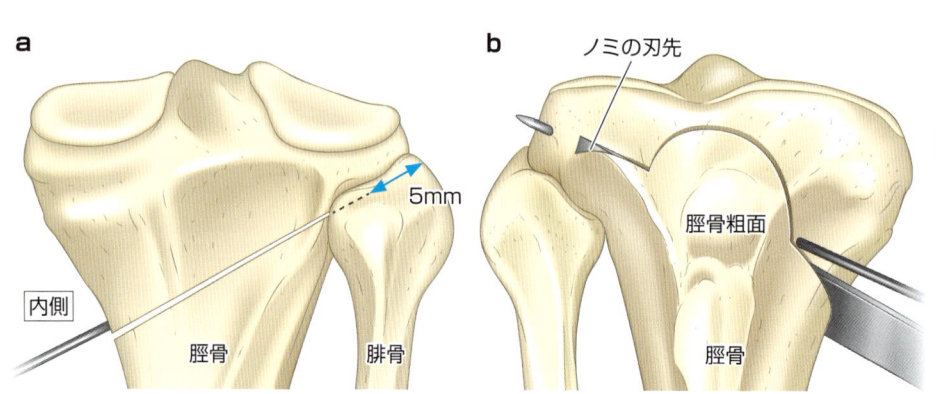

図6 外側ヒンジ骨折の回避法

a：脛骨後面。骨切りは外側皮質から5mmくらいのところまでしっかりと切ることが必要である。

b：脛骨前外側の骨皮質も切り忘れないように注意する。

200

NEXUS view

Type Ⅱ骨折の対処法

Type Ⅱ骨折は骨切り線または骨折線が近位脛・腓関節の遠位に及ぶもので不安定性が強い。対処法は骨折が術後に生じた場合には長下肢ギプス固定や骨癒合が得られるまで部分荷重歩行とすることが好ましい。術中に生じて骨切り部が不安定となった場合には，外側にステープルやプレート固定を追加することも1つの方法である **図7**。

Type Ⅲ骨折の対処法

Type Ⅲ骨折はほとんど術中に生じる。転位は小さいことが多く，プレートの近位スクリューに長いものを選択して骨折部を跨ぐように固定することがよい **図8**。荷重は通常より2〜3週間遅らせたほうが無難である。

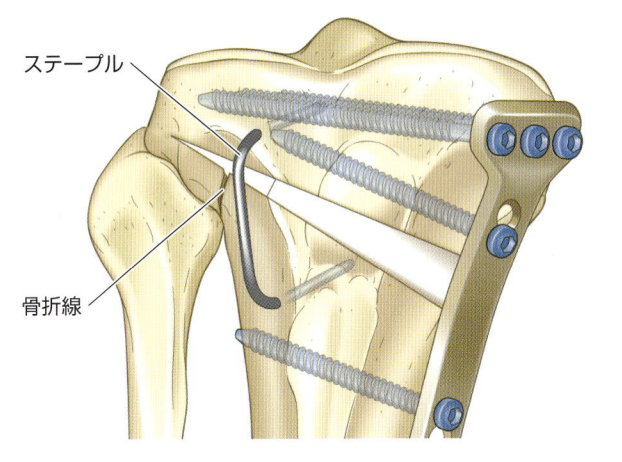

図7 Type Ⅱ骨折の対処法（1例）

術中に骨切り部が不安定となった場合には，脛骨外側にステープル，プレートまたはスクリュー固定を行う方法がある。

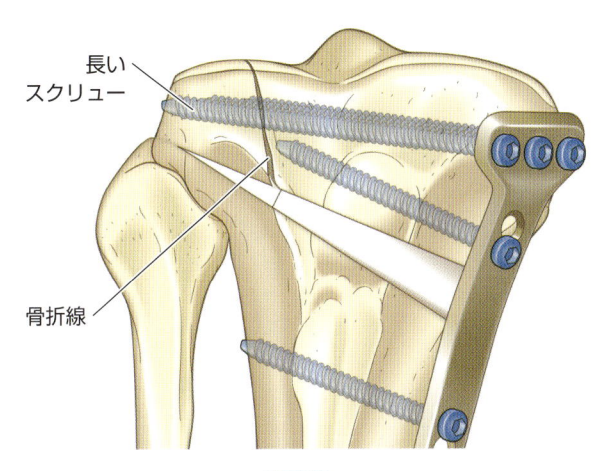

図8 Type Ⅲ骨折の対処法

近位に長いスクリューを選択し，骨折部を跨ぐように固定する。

2 脛骨プラトー後方傾斜角（TPS）の増大

脛骨プラトー後方傾斜角（tibial posterior slope；TPS）を意識しないで手術を行うと術後のTPSは術前に比べて大きくなっていることが多い。TPSが大きくなるとACLの緊張が高まり，将来断裂する危険性がある。

TPS増大の回避法

これを防ぐためには骨切り開大部の後方距離を前方よりも大きく保つことである。人工骨を使用する場合には，ともすればその挿入方向が前内方から後外方へと向かいやすい。骨切り部を真横からみて脛骨の後面に対して水平に人工骨を挿入すればTPSの増加を防ぐことができる[10]。

3 膝窩動脈損傷

　脛骨近位部の膝窩動脈の位置は中央よりやや外側にある。この部分では脛骨後面と動脈の間には厚さ1cmの膝窩筋が存在するために大腿骨遠位骨切り部よりは安全である。しかし常に血管損傷の危険は付きまとうので，特に脛骨後方骨皮質を切るときには注意を要する 図9 。

膝窩動脈損傷の回避法

　OWHTO用のレトラクター（DePuy Synthes社）を脛骨後面と膝窩筋の間に挿入して使用するとよい。

　サブマリンノミ（オリンパス テルモ バイオマテリアル社）は軟部組織を避けて保護するためのフィンが先端に付随しているため，安全かつ確実に後外側の骨皮質を切ることができる 図10 。最終的な骨切りの完成や確認に使用すると有益である。

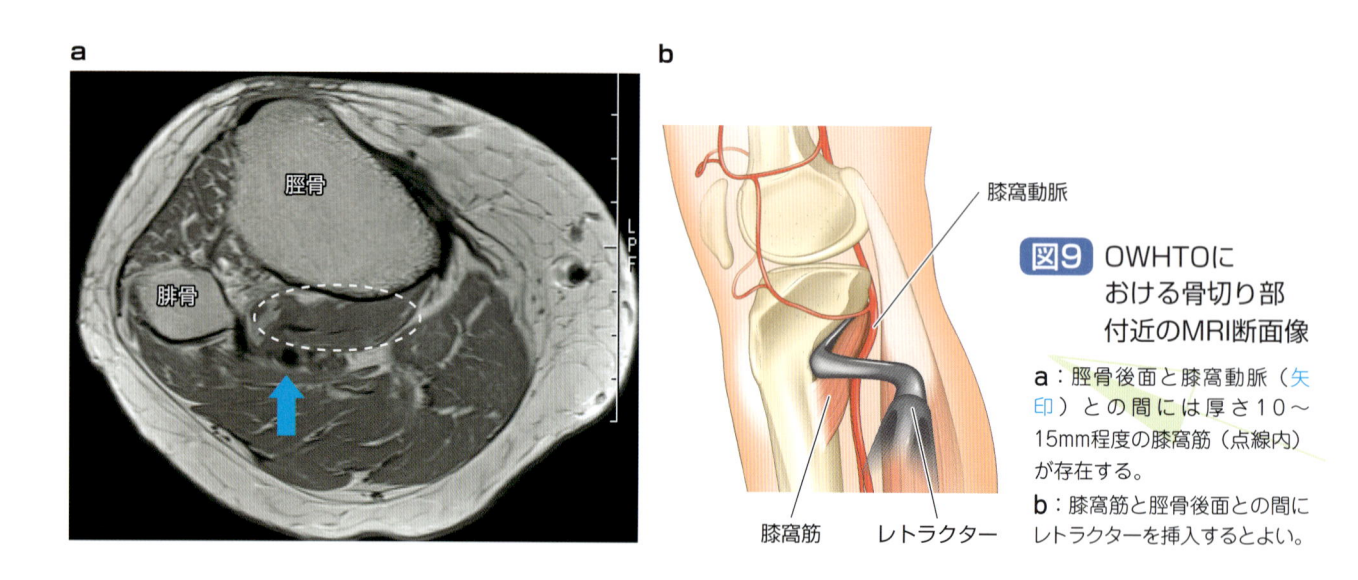

図9 OWHTOにおける骨切り部付近のMRI断面像

a：脛骨後面と膝窩動脈（矢印）との間には厚さ10〜15mm程度の膝窩筋（点線内）が存在する。
b：膝窩筋と脛骨後面との間にレトラクターを挿入するとよい。

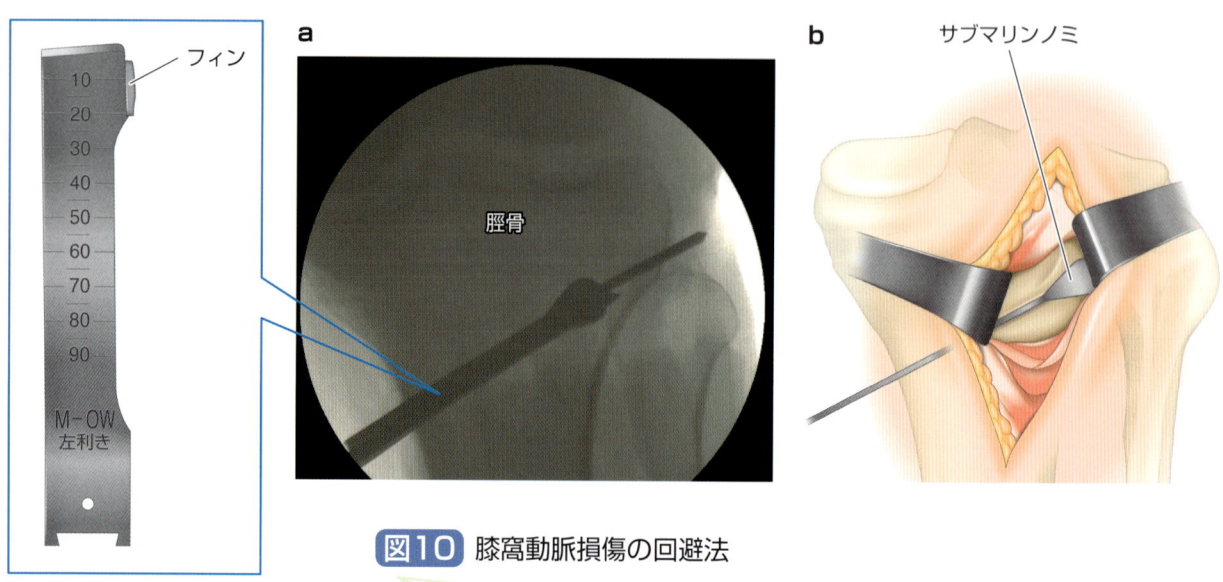

図10 膝窩動脈損傷の回避法

サブマリンノミを使用すれば脛骨近位後方の骨皮質を安全確実に切ることができる。
a：サブマリンノミとX線透視像。ノミの先に小さなフィンが付いていて軟部組織損傷を防ぐ。
b：脛骨後方の骨皮質をフィンがとらえることで確実に切ることができる。

4 骨切り部への圧迫を加えるラグスクリュー法

　ラグスクリュー法は骨切りヒンジ部に圧迫を加えたり，プレートと脛骨表面との間に大きな間隙ができた場合に使用されることが多いが，注意を要するテクニックである。

　骨切り部全体に圧迫が加わるので，開大部に閉じる力が働き矯正不足が起こることがある。また締め過ぎると逆にヒンジ骨折が生じる場合や外側皮質骨の緊張が過度に高まり，それより遠位のスクリューを締結する際に縦に亀裂や骨折を起こすことがある 図11 。

> **コツ&注意 NEXUS view**
>
> 　Two fingerテクニックといわれるように母指と示指とで締められる範囲の圧迫にとどめたほうがよい。また，ヒンジ骨折がなければ特にラグスクリューを使用する必要はない。

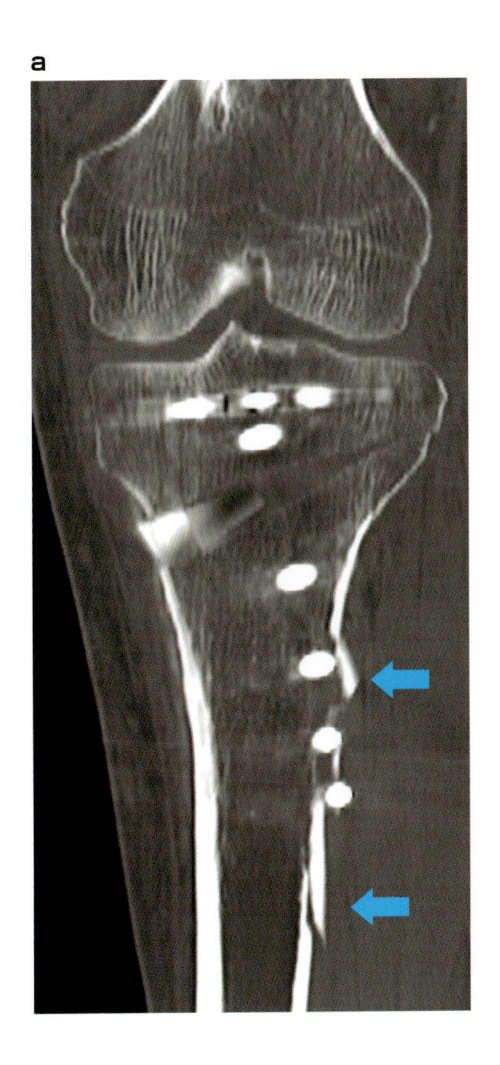

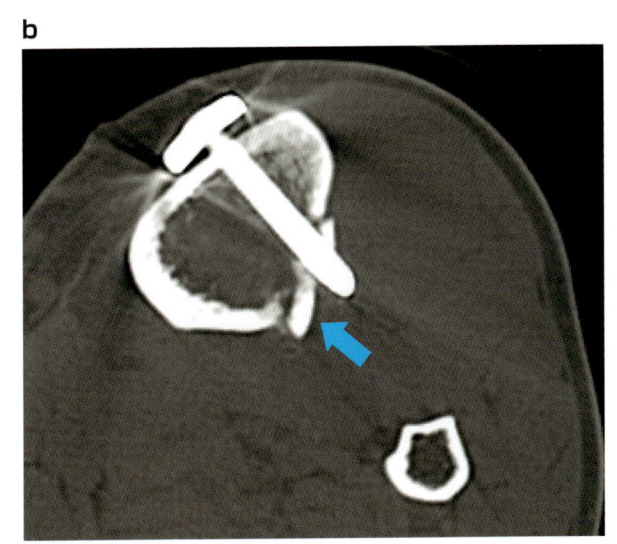

図11 脛骨近位部外側に生じた骨折のCT

a：冠状断面像。TomoFix™（DePuy Synthes社）の遠位第2から4番スクリューにかけて外側骨皮質の骨折がみられる（矢印）。
b：体軸断面像。第2スクリュー部の画像であるが，外側骨皮質の骨折がみられる（矢印）。

5　深腓骨神経損傷

　OWHTOは内側からのアプローチであるために腓骨神経麻痺は発生しないと考えがちであるが，まれに深腓骨神経損傷をきたすおそれがあることを念頭に置くべきである。著者らは過去に2例の深腓骨神経麻痺を経験した。

　総腓骨神経から分岐した深腓骨神経は，前脛骨筋と総趾伸筋との間を前脛骨動脈とともに下降する。第1〜4のスクリューの軌跡はこの神経血管束の方向にあたり，特にドリル操作において損傷する可能性がある **図12**。

深腓骨神経損傷の回避法

　前脛骨動脈を損傷すればコンパートメント症候群を誘発する危険がある。また長母趾伸筋（extensor hallucis longus；EHL）への枝を損傷すれば永久的な麻痺を引き起こす可能性もあるため，脛骨外側骨皮質の向こう側には危険なエリアが存在することを頭に浮かべながらドリル操作を行うべきである[11]。

　日本人の骨質は欧米人に比べて悪いため，プレートの固定性と神経血管損傷のリスクを天秤にかけて考えると，プレート遠位のスクリューは第1，2がbi-cortical screw，第3，4がmono-cortical screwが無難となる。

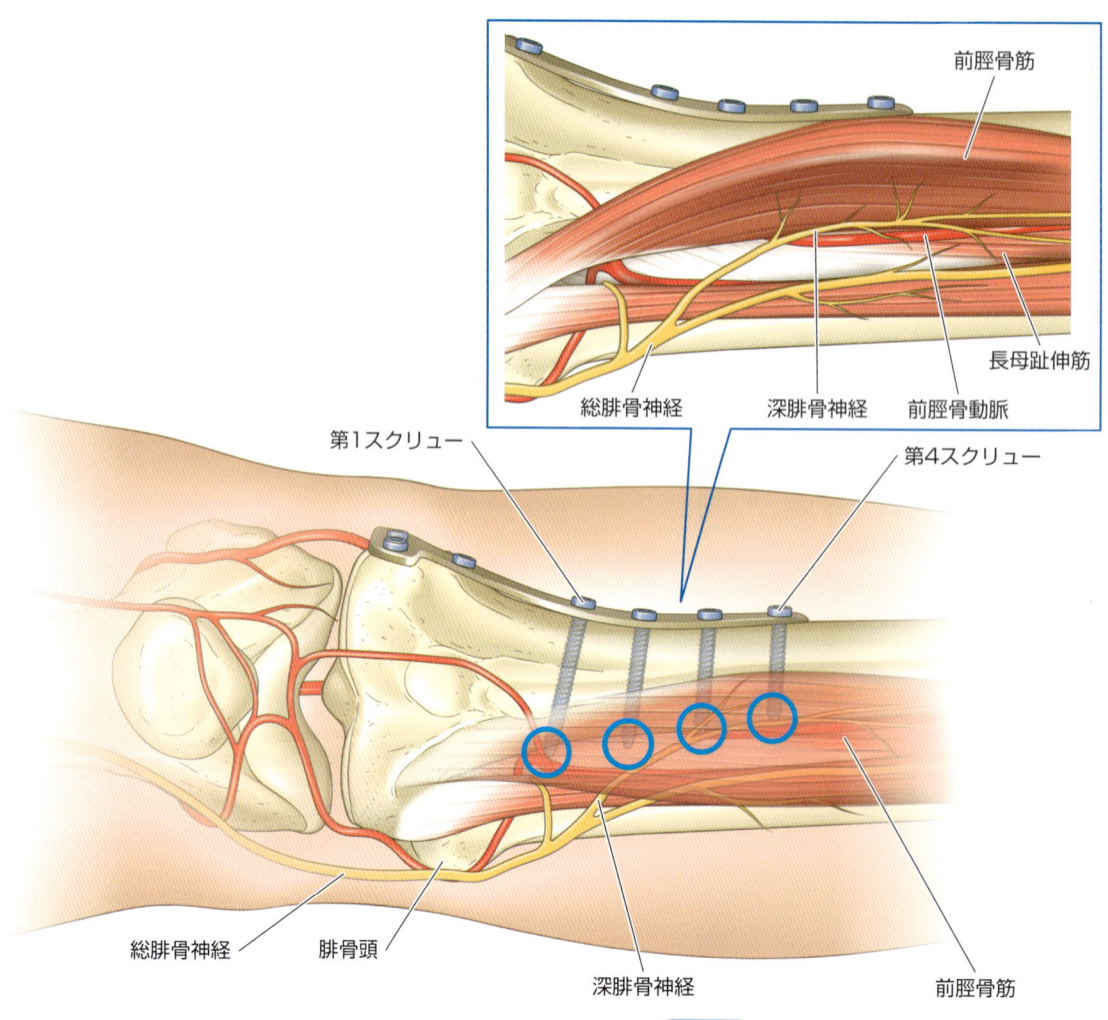

図12　深腓骨神経損傷の要因

青丸の先に前脛骨動脈があり，そこに伴走して深腓骨神経が存在する。深腓骨神経から分かれた長母趾伸筋（EHL）に至る細い神経枝がみられる。第1から4番スクリューの方向はこの血管・神経束に向かう。

6 伏在神経損傷

皮切の位置が伏在神経の内側から外側へ伸びる枝を損傷する位置にあるため，術後に下腿近位外側の皮膚知覚異常をきたすことが多い **図13**。

7 プレートによる刺激と創部感染

脛骨内側近位は皮下軟部組織が薄いため，プレートによる刺激が原因で抜釘まで痛みが継続することがある。また，プレートと皮膚との間に滑液包を形成し，ときに炎症が生じることもある。特に退院後，活動性が上がった時期に起こりやすい。

症状は疼痛の悪化，患部の熱感，発赤など一見感染を疑わせるものであるが，患者に安静と冷却を指示すると症状は軽快するため感染とは区別できる。しかし，炎症が長期間にわたって継続すれば感染の原因になるため注意が必要である。

創部感染の回避法

感染を防ぐためには，皮膚を含む軟部組織の丁寧な処置を，また人工骨を使用する場合には，一度切離し翻転した鵞足で人工骨を完全に覆うように縫合してバリアを作ることを勧める **図14**。

コツ&注意 NEXUS view ////

この知覚異常は数年にわたり継続するため，インフォームドコンセントの際に説明しておくとよい。また皮膚知覚の異常は術後長期間にわたっての不定愁訴の原因となりやすい。

コツ&注意 NEXUS view ////

創部感染の対処法

感染の頻度は少ないが一定の確率で起こりうる。浅層感染の場合にはプレートを抜去するだけで容易に鎮静化するが，深部感染の場合には人工骨を使用していればそれを除去する必要があり，創外固定やギプス固定などが必要となる。感染が確実であれば漫然と抗菌薬で様子をみるのではなく早期の外科的介入が必要である。

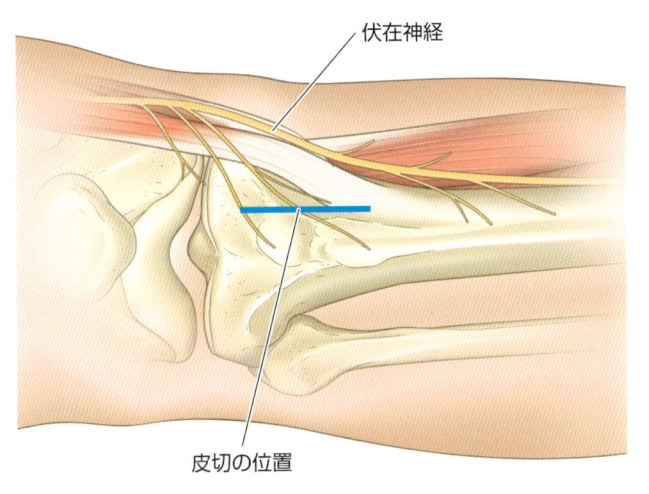

伏在神経

皮切の位置

図13 皮切による伏在神経損傷

皮切の位置が伏在神経の枝を損傷する位置にあり，術後に下腿近位外側の皮膚知覚異常をきたすことがあるため注意を要する。

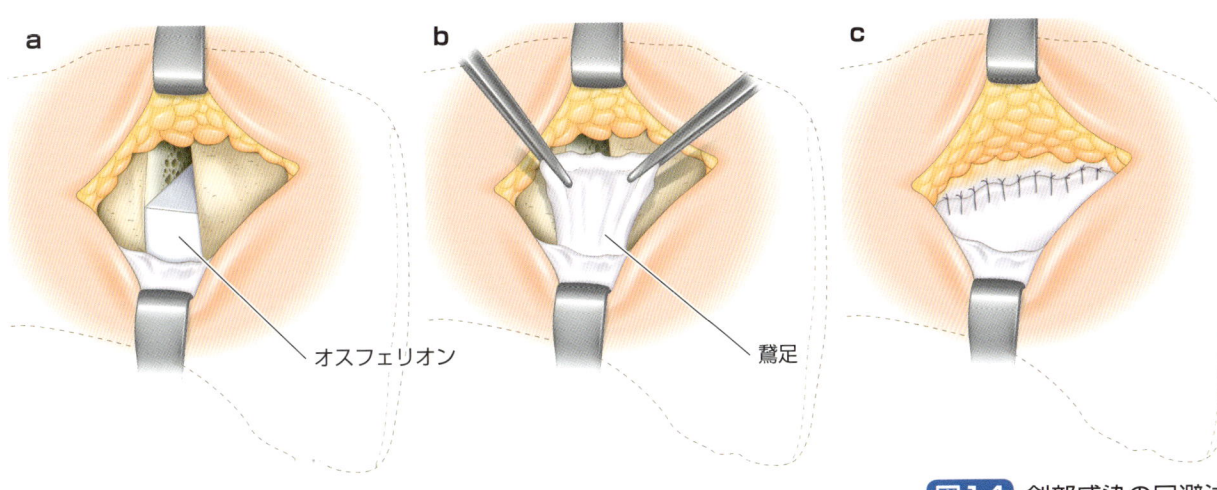

a オスフェリオン

b 鵞足

c

図14 創部感染の回避法

a：人工骨を挿入
b：鵞足で人工骨を完全に覆う
c：縫合

205

8 術後後療法の誤解

　著者らはOWHTO術後の早期荷重歩行を勧めてきたが，これが可能であるためには骨切り開大部に人工骨を使用することが前提である。人工骨を使用する利点は過去の論文を参照にしていただきたい[12〜14]。特にヒンジ骨折が生じた場合での早期荷重については人工骨を使用したほうが圧倒的に有利である。

　現在は複数の人工骨が使用可能であるが，信頼性が高くこれまでの臨床実績があるものを選ぶことを推奨する。

> **コツ&注意　NEXUS view**
>
> 　人工骨は感染の原因になるとの主張もあるが，それはまったくの誤解であり手術操作（清潔操作が完全に履行されたかなど）や手術時間なども大きく関係する。

9 ボーンソーの厚さによるトリック

　骨切りに際しては通常刃の厚みが0.8〜1.0mmの物を使用することが多い。そのため骨切り幅に刃の厚みだけのロスが生じる。例えば，開大目標が10mmの場合には刃の厚さを追加して11mmとしなければならない。

外側閉鎖高位脛骨骨切り術（HCWHTO）の落とし穴

進行した膝OAは膝蓋大腿（patello-femoral；PF）関節のOAを伴うことが多く，外側閉鎖高位脛骨骨切り術（hybrid closed wedge HTO；HCWHTO）のよい適応となる[15]。また，矯正角度が大きな症例にはOWHTOは不向きでありHCWHTOを勧める。

1 コンパートメント症候群

本法は内側膝蓋型膝OAやOWHTOでは対応できない大きな変形を有する症例に適応がある[16]。脛骨骨切り術の前に腓骨は切断または切除する必要があるため，腓骨神経麻痺の可能性を伴う。

コンパートメント症候群の回避法

麻痺を避けるためには腓骨をその中央部にて処置することを推奨する 図15 。この位置には麻痺の原因となる運動神経は存在しないため麻痺は起こらない。ただし，この付近の腓骨周囲には静脈叢があり，術後の出血をコントロールするためには注意深い操作が要求される。術後のコンパートメント症候群の可能性もあるため出血コントロールは確実にすべきである。また腓骨をその近位部にて処置を行うと常に神経麻痺の危険がつきまとう。

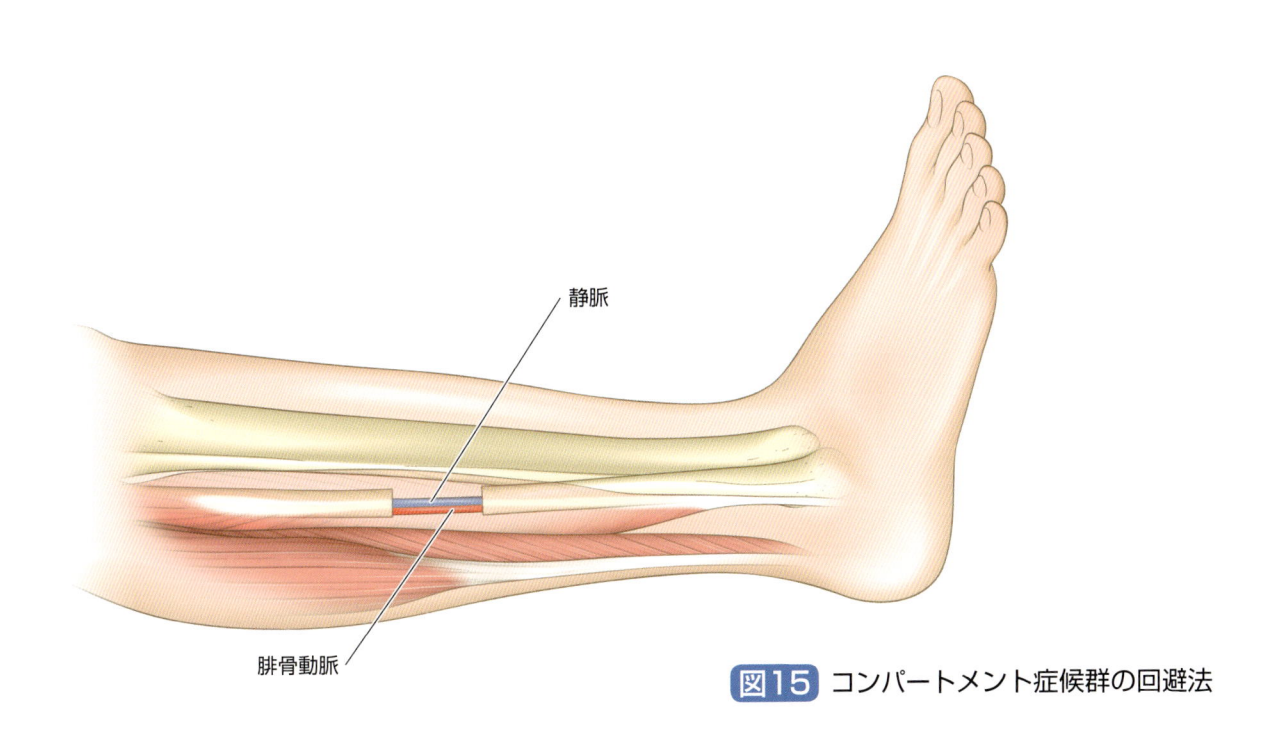

静脈

腓骨動脈

図15 コンパートメント症候群の回避法

2 深腓骨神経麻痺

次にEHLの麻痺であるが，深腓骨神経から分岐する長母趾伸筋への分枝は直径1mm程度であり，軽率な操作によって容易に損傷される 図16a 。特にプレート遠位のスクリューを別の皮切により固定する際のドリル操作などによって障害されうる。

深腓骨神経麻痺の回避法

前脛骨筋を大きく剥離して翻転させれば危険はないが，最小侵襲操作の場合にはドリルガイドの無理な操作は禁物である。トロッカーを使用した侵襲の少ない操作が要求される 図16b 。

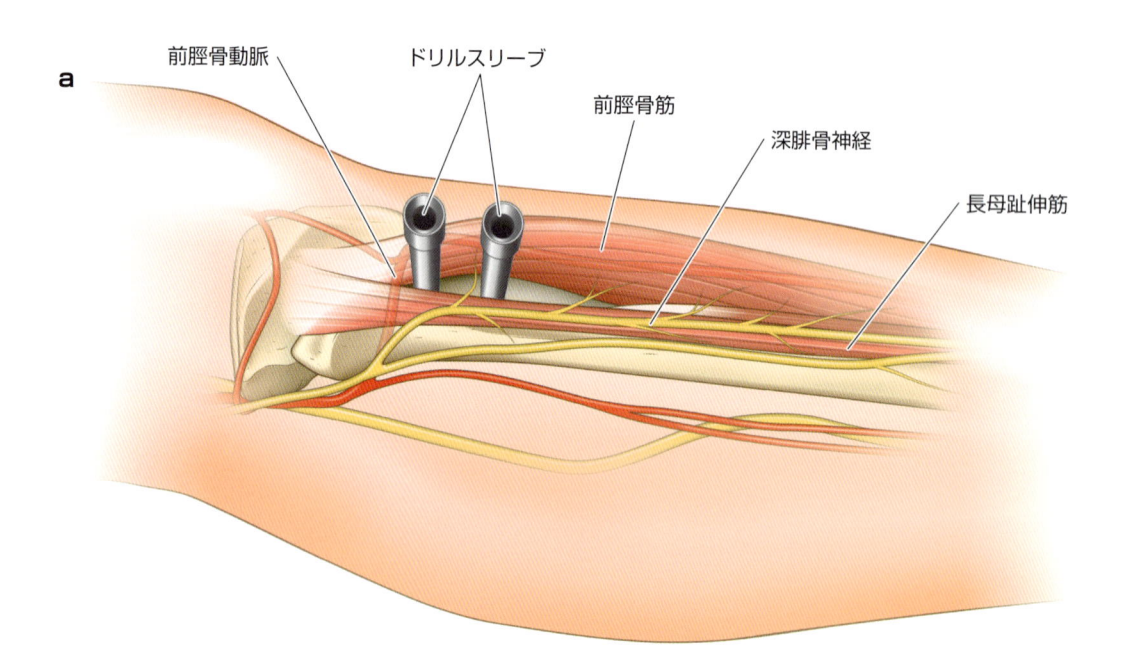

a

前脛骨動脈　ドリルスリーブ　前脛骨筋　深腓骨神経　長母趾伸筋

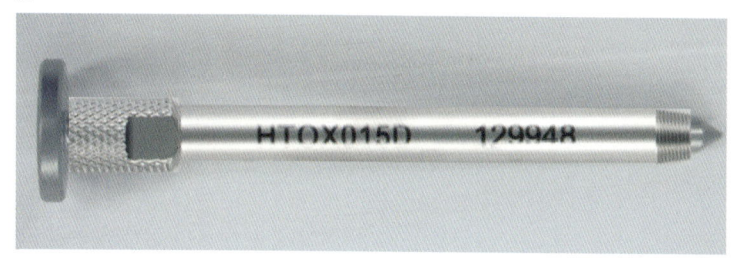

b

図16 深腓骨神経麻痺の要因

a：外側プレートを最小侵襲法で固定するために，前脛骨筋を貫いてドリルスリーブを暴力的に挿入すると深腓骨神経や前脛骨動脈を損傷することがある。
b：ドリルガイドにトロッカーを挿入して使用したほうが安全である。

　HCWHTOはOWHTOに比べて皮膚の知覚異常を伴う合併症が少なく，PF関節の障害を伴った例にも適応があるために，今後はさらに症例数が増えることが期待される。またDLOとの使い分けが検討されるべきである。

文献

1）Coventry MB. Osteotomy of the upper portion of the tibia for degenerative arthritis of the knee. A preliminary report. J Bone Joint Surg Am 1965；47：984-90.

2）Koshino T, Yoshida T, Ara Y, et al. Fifteen to twenty-eight years' follow-up results of high tibial valgus osteotomy for osteoarthritic knee. Knee 2004；11：439-44.

3）Paley D, author. Principles of Deformity Correction. Berlin：Springer；2002. p61-97.

4）Benjamin A. Double osteotomy for the painful knee in rheumatoid arthritis and osteoarthritis. J Bone Joint Surg Br 1969；51：694-9.

5）Babis GC, An KN, Chao EY, et al. Double level osteotomy of the knee：a method to retain joint-line obliquity. Clinical results. J Bone Joint Surg Am 2002；84：1380-8.

6）Staubli AE, De Simoni C, Babst R, et al. TomoFix：a new LCP-concept for open wedge osteotomy of the medial proximal tibia--early results in 92 cases. Injury 2003；34（Suppl 2）：55-62.

7）Lobenhoffer P, Agneskirchner JD. Improvements in surgical technique of valgus high tibial osteotomy. Knee Surg Sports Traumatol Arthrosc 2003；11：132-8.

8）Takeuchi R, Ishikawa H, Kumagai K, et al. Fractures around the lateral cortical hinge after a medial opening wedge high tibial osteotomy：a new classification of lateral hinge fracture. Arthroscopy 2012；28：85-94.

9）Lobenhoffer P, Heerwaarden R, Takeuchi R, et al, authors. Kniegelenknahe Osteotomien. Stuttgart：Thieme；2014. p150-8.

10）Ogawa H, Matsumoto K, Ogawa T, et al. Effect of Wedge Insertion Angle on Posterior Tibial Slope in Medial Opening Wedge High Tibial Osteotomy. Orthop J Sports Med 2016；4：2325967116630748.

11）Kirgis A, Albrecht S. Palsy of the deep peroneal nerve after proximal tibial osteotomy. An anatomical study. J Bone Joint Surg Am 1992；74：1180-5.

12）Takeuchi R, Ishikawa H, Aratake M, et al. Medial opening wedge high tibial osteotomy with early full weight bearing. Arthroscopy 2009；25：46-53.

13）Takeuchi R, Bito H, Akamatsu Y, et al. In vitro stability of open wedge high tibial osteotomy with synthetic bone graft. Knee 2010；17：217-20.

14）Takeuchi R, Woon-Hwa J, Ishikawa H, et al. Primary stability of different plate positions and the role of bone substitute in open wedge high tibial osteotomy. Knee 2017；24：1299-306.

15）Otsuki S, Nakajima M, Okamoto Y, et al. Correlation between varus knee malalignment and patellofemoral osteoarthritis. Knee Surg Sports Traumatol Arthrosc 2016；24：176-81.

16）Takeuchi R, Ishikawa H, Miyasaka Y, et al. A novel closed wedge high tibial osteotomy procedure to treat osteoarthritis of the knee：hybrid technique and rehabilitation measures. Arthrosc Tech 2014；3：e431-7.

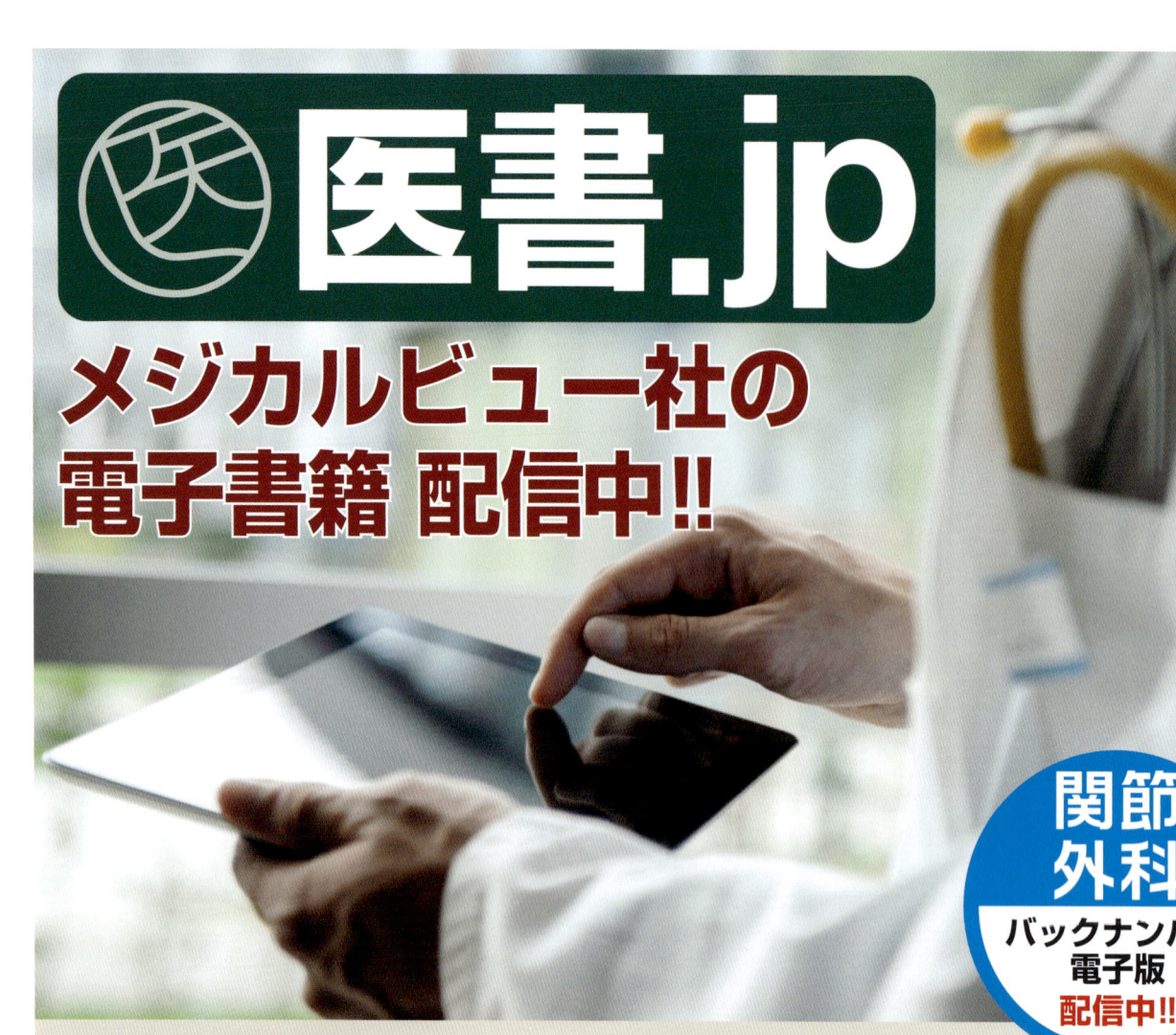
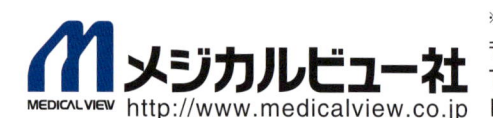

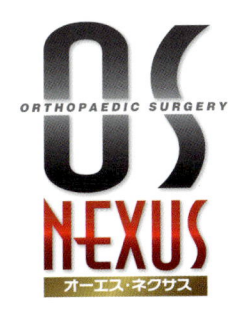

次号予告
2018年10月刊行予定

No.16

小児の四肢手術
ーこれだけは知っておきたいー

編集担当　中村　茂

＊項目は一部変更になる場合がございます。

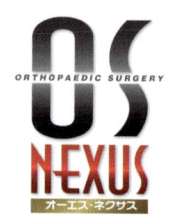

バックナンバーのご案内

■**年間購読お申し込み・バックナンバー購入方法**

　年間購読およびバックナンバー申し込みの際は，最寄りの医書店または小社営業部へご注文ください。
　・小社ホームページまたは本誌付属の綴じ込みハガキでもご注文いただけます。
　　ホームページでは，本誌に紹介されていないバックナンバーの目次の詳細・サンプルページもご覧いただけます。

【お問い合わせ先／ホームページ】
　株式会社メジカルビュー社　〒162-0845 東京都新宿区市谷本村町2-30　Tel：03（5228）2050
　E-mail：eigyo@medicalview.co.jp（営業部）URL：http://www.medicalview.co.jp

OS NEXUS No.15
膝関節手術の落とし穴　陥らないためのテクニック

2018年8月10日　第1版第1刷発行

■編集委員　宗田　大・中村　茂・岩崎倫政・西良浩一
　　　　　　むねた　たけし　なかむら　しげる　いわさきのりまさ　さいりょうこういち

■担当編集委員　宗田　大　むねたたけし

■発行者　三澤　岳

■発行所　株式会社メジカルビュー社
　〒162-0845 東京都新宿区市谷本村町2-30
　電話　03(5228)2050(代表)
　ホームページ http://www.medicalview.co.jp/

　営業部　FAX 03(5228)2059
　　　　　E-mail eigyo@medicalview.co.jp

　編集部　FAX 03(5228)2062
　　　　　E-mail ed@medicalview.co.jp

■印刷所　シナノ印刷株式会社

ISBN978-4-7583-1394-0 C3347

©MEDICAL VIEW, 2018. Printed in Japan

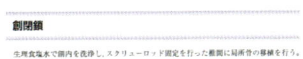
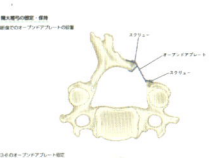
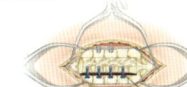

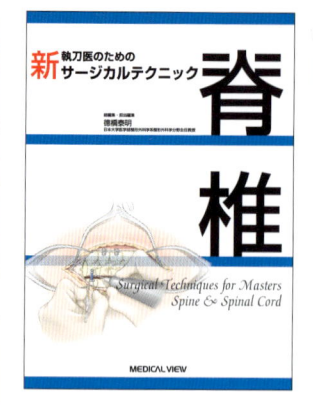